अलौकिक जीवनशैली

राधेश्याम मोरे

पूर्व नौसैनिक

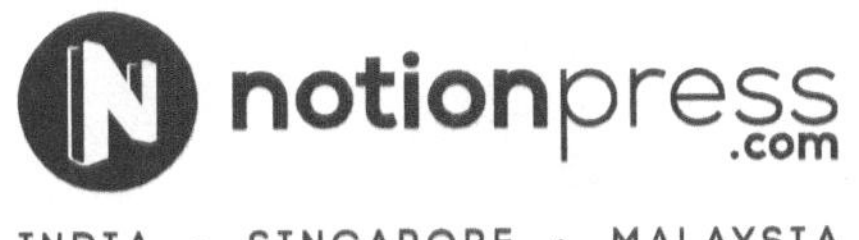

INDIA · SINGAPORE · MALAYSIA

Made with ♥ on the Notion Press Platform
www.notionpress.com

ऐसा प्रतीत होता है कि किसी साहसी व्यक्ति की आवश्यकता है जो स्पष्ट रूप से कह सके कि क्या सर्वोत्तम है... सबसे शक्तिशाली वासनाओं का विरोध करे और केवल तर्क का अनुसरण करे। - प्लेटो, कानून, VIII, 835.

विषय सूचि

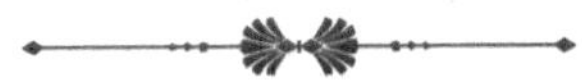

लेखक का नोट   7

1.   सुख की खोज का चक्र   9

2.   नकारात्मक सुखों का अंधकारमय पक्ष   12

3.   ब्रह्मचर्य की सहायता से अनंत आनंद   16

4.   ब्रह्मचर्य से सर्वोच्च कार्य निष्पादन करने की रूपरेखा   18

5.   ब्रह्मचर्य एवं आधुनिक रसायन शास्त्र का अनावरण   22

6.   आयुर्वेद के अनुसार वीर्य के पौष्टिक गुण   30

7.   ब्रह्मचर्य एक खतरा नहीं , बल्कि एक वरदान है   32

8.   यौन ओर्गास्म के हानि कारक प्रभाव और यौन आवश्यकता का भ्रम   35

9.   हस्तमैथुन मनुष्य की आवश्यकता एक मिथक है   41

10. मस्तिष्क और वीर्य के बीच आश्चर्यजनक संबंध   44

11. दुख और कामुकता का एक अंतर-सांस्कृतिक अध्ययन   47

12. अत्यधिक यौन सुख के हानि कारक प्रभावों का खुलासा   55

13. यौन स्वास्थ्य के चिंताजनक तथ्य   61

14. यौन इच्छा के अपराधों का विश्लेषण   76

15. यौन दुर्व्यवहार का शरीर पर अदृश्य प्रभाव   80

16.	मैथुन का दीर्घायु पर नकारात्मक प्रभाव	89
17.	किशोर गर्भावस्था के जोखिम कारक	98
18.	ब्रह्मचर्य पालन करने की चुनौतियाँ और समाधान	107
19.	ब्रह्मचर्य की शिक्षा क्यों नहीं दी जाती	118
20.	ब्रह्मचर्य जीवनशैली की परिवर्तनकारी शक्ति	122
21.	युजनिक्स मानव के अध:पतन के लिए एक दिव्य समाधान	132
22.	चक्र - मानव शरीर की गुप्त शक्ति	140
23.	अलौकिक ब्रह्मचर्य जीवन शैली का अनुसरण कैसे करें	150
24.	ब्रह्मचर्य के लिए योगासन और प्राणायाम	156
25.	ब्रह्मचर्य के लिए क्या और कैसे खाएं	189
26.	ब्रह्मचर्य के बारे में गलत धारणाओं का खंडन	194
27.	स्त्रियाँ और ब्रह्मचर्य	201
28.	विवाह के बाद ब्रह्मचर्य का अभ्यास कैसे जारी रखें	204
29.	विपरीत परिस्थितियों पर विजय पाने की मेरी युक्तियाँ	209
30.	मठवासी और योगिक परंपराओं में ब्रह्मचर्य की भूमिका	214
31.	आध्यात्मिक गुरु और धर्मग्रंथों से प्रेरक उदाहरण और विचार	226
	अंतिम विचार	235
	संदर्भ (References)	237

लेखक का नोट

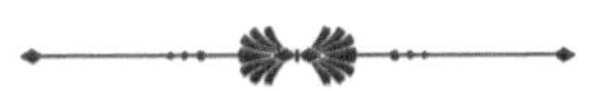

इस अविश्वसनीय पुस्तक के साथ जीवन बदलने वाली यात्रा पर निकलें, यह हर किसी के लिए एक खजाना है, चाहे उनकी उम्र, पृष्ठभूमि , विश्वास या नौकरी कुछ भी हो । यह एक पुल की तरह है जो हमें आज अतीत के ज्ञान और भविष्य के वादे से जोड़ता है। हमारे जीवन को कड़ी मेहनत, बलिदान, प्रेम और हमसे पहले आए लोगों की बुद्धिमता द्वारा आकार दिया जाता है। इन मूल्यों को आगे बढ़ाने के लिए, हमें उनके अनुसार जीने की ज़रूरत है | हमारे बुजुर्गों की शिक्षा, अनुशासन, स्वास्थ्य नुस्खे , आनंद, महत्वाकांक्षा और उद्देश्य के साथ जीवन बनाना सिर्फ़ एक अच्छा विचार नहीं है; यह अत्यंत महत्वपूर्ण भी है। अगर हम ऐसा नहीं करते हैं, तो जीवन दर्द, चिंता , तनाव और अन्य चुनौतियों से भर सकता है। यह पुस्तक ब्रह्मचर्य की प्राचीन अवधारणा की खोज करती है, जो प्राचीन भारत के बुद्धिमान ऋषियों की जीवनशैली है, जो वेदों , उपनिषदों , भगवदगीता , महाभारत और अन्य ग्रंथों में पाई जाती है।

मैंने यह किताब क्यों लिखी ? यह सब तब शुरू हुआ जब मैंने "दिव्य प्रेरणा प्रकाश " नामक एक जीवन बदलने वाली किताब पढ़ी । इस किताब ने मुझे ब्रह्मचर्य के बारे में सिखाया , मेरे जीवन में सकारात्मक परिवर्तन को प्रेरित किया । इस ज्ञान को वैश्विक स्तर पर साझा करने के लिए उत्सुक होकर , ब्रह्मचर्य कैसे जीवन को बेहतर बना सकता है, इस पर मैंने शोध किया । उस यात्रा से निकली यह किताब आज की दुनिया में ब्रह्मचर्य जीवनशैली को समझने और अपनाने के महत्व पर जोर देती है, जिसे हमने अलौकिक जीवनशैली (सुपरह्मन लाइफस्टाइल) नाम दिया है क्योंकि इसमें आपके जीवनको सामान्य से अलौकिक (सुपरह्मन) स्तर पर बदलने की शक्ति है।

इस पुस्तक के पीछे की मंशा स्पष्ट है—आजकी पीढ़ी द्वारा ब्रह्मचर्य की अनदेखी के गंभीर प्रभाव को दिखाना । सात साल के शोध और लाखों युवाओं की कहानियों के आधार पर, यह पुस्तक हस्तमैथुन, पोर्न की लत और विवाह से पहले शारीरिक सम्बन्ध जैसी अस्वास्थ्यकर आदतों के नुकसान पर प्रकाश डालती है। स्कूलों में ब्रह्मचर्य शिक्षा की कमी इसके लिए जिम्मेदार है, क्योंकि साहित्य, फिल्मों , विज्ञापनों और ऑनलाइन प्लेटफ़ॉर्म, खासकर स्मार्टफ़ोन के कारण हमारे जीवन में अश्लील सामग्री भर जाती है।

स्मार्टफोन अब युवा लोगों के जीवन का एक बड़ा हिस्सा बन गए हैं, जो अस्वास्थ्यकर आदतों को बढ़ावा देते हैं और व्यवस्थित जीवन, समय संचालन , स्पष्ट सोच और पुरानी पीढ़ियों से सीखने की क्षमता को बाधित करते हैं। मार्गदर्शन से विमुख युवा लोग अक्सर अस्थायी सुखों को प्राथमिकता देते हैं, जीवन के महत्वपूर्ण पहलुओं की उपेक्षा करते हैं। इस समस्या से निपटने के लिए, हमारे समाज को 12 वर्ष की आयु से ही बच्चों को ब्रह्मचर्य की शिक्षा देनी चाहिए। हालाँकि इसे स्कूली पाठ्यक्रमों में शामिल करना आज के चुनौती पूर्ण माहौल में बहुत कठिन जान पड़ता है , फिर भी अपने स्तर पर व्यक्तिगत शिक्षा संभव है।

इस पुस्तक का उद्देश्य है ब्रह्मचर्य की अवधारणा को स्पष्ट करना , इसके विभिन्न पहलुओं और दैनिक जीवन में इसके लागू होने के बारे में जानकारी प्रदान करना । ब्रह्मचर्य के पालन के साथ अगली पीढ़ी के लिए स्वस्थ, उत्पादक और उद्देश्यपूर्ण जीवन का वादा किया जाता है। मैं अपनी टीम का खुब खुब धन्यवाद करता हूँ और मंथनहब के दस लाख सदस्यों की सराहना करता हूँ जिन्होंने अपने सकारात्मक और नकारात्मक दोनों तरह के अनुभव साझा करके इस पुस्तक को व्यावहारिक, वैज्ञानिक और अभूतपूर्व बना दिया है। उम्मीद है कि यह पुस्तक हर युवा, माता-पिता, शिक्षक और पेशेवर तक पहुंचे।

विनीत

राधेश्याम मोरे

सुख की खोज का चक्र

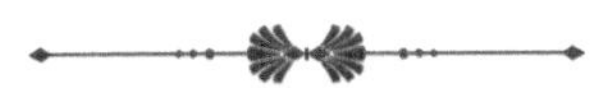

हम जो काम करते हैं, उसमें आनंद की अपेक्षा क्यों करते हैं ? हम सुख, दुख, क्रोध या भय क्यों महसूस करते हैं ? ये कुछ ऐसे प्रश्न हैं जिन्होंने सदियों से दार्शनिकों, मनोवैज्ञानिकों और तंत्रिका वैज्ञानिकों को आकर्षित किया है। लेकिन हमारी भावनाओं और इच्छाओं की प्रकृति को पूरी तरह से समझने के लिए, हमें अपने मस्तिष्क और शरीर से परे देखने की ज़रूरत है और यह पता लगाना होगा कि कैसे आनंद बढ़ सकता है। और हानिकारक भी हो सकता है। आनंद मानव अनुभव के सबसे बुनियादी पहलुओं में से एक है। यह हमें भोजन, सम्भोग, सामाजिक बंधन, कला , संगीत और संतुष्टि के कई अन्य रूपों की तलाश करने के लिए प्रेरित करता है। लेकिन आनंद कहाँ से आता है? यह हमारी भावनाओं, प्राथमिकताओं और व्यवहारों को कैसे आकार देता है ?

मुख्य वैज्ञानिक कारणों में से एक यह है कि आनंद हमारे मस्तिष्क में गहराई से जुड़ा हुआ है। आनंद हमारे मस्तिष्क की प्रतिफल प्रणाली (Reward center) को सक्रिय करता है, जो डोपामाइन नामक न्यूरोट्रांसमीटर को रिलीज़ करता है जो हमें अच्छा महसूस कराता है और हमें उस व्यवहार को दोहराने के लिए प्रेरित करता है जिसने इसे प्रेरित किया था । डोपामाइन सीखने की कला यादशक्ति और जीवित रहने के लिए आवश्यक है, लेकिन यह एक फीडबैक लूप भी बना सकता है जो हमारी लालसा और आदतों को मजबूत करता है। डोपामाइन हमारी भावना, ध्यान और निर्णय लेने को भी प्रभावित करता है, जिससे हम आनंद की तलाश में अधिक उत्साही और कम तर्कसंगत बन जाते हैं।

इस पुस्तक में, मैं आपको दिखाऊँगा कि कैसे आनंद जीवों को जीवित रहने और प्रजनन करने के लिए प्रेरक के रूप में विकसित हुआ, और इसने उनके व्यवहार, अनुभूति और संस्कृति को कैसे प्रभावित किया । मैं यह भी बताऊँगा कि कैसे आनंद एक निश्चित या

सार्वभौमिक घटना नहीं है, बल्कि एक गतिशील और संदर्भ-आधारित घटना है जो हमारे जीवन ,पर्यावरण और सामाजिक अंतः क्रियाओं पर निर्भर करता है।

हम यह भी देखेंगे कि आनंद हमारे दिमाग के अन्य पहलुओं, जैसे उपलब्धि, स्मृति , सीखना और निर्णय लेने के साथ कैसे संपर्क करता है। अंत में, हम इस बात पर विचार करेंगे कि आनंद हमारे सामाजिक और सांस्कृतिक जीवन के साथ-साथ हमारे स्वास्थ्य और कल्याण को कैसे प्रभावित करता है ।

आनंद के विकास को समझकर, हम अपने जीवन में इसकी भूमिका और हमारे भविष्य के लिए इसके निहितार्थों की गहरी समझ हासिल कर सकते हैं। हम संभावित नुकसान और खतरों के शिकार हुए बिना ,अधिक समझदारी और जिम्मेदारी से आनंद लेना भी सीख सकते हैं।

हम सुख के जाल से कैसे मुक्त हो सकते हैं? एक तरीका यह है एक अलग तरह की खुशी को विकसित करना : यूडेमोनिया । यूडेमोनिया एक ग्रीक शब्द है जिसका अर्थ है "मानव उत्कर्ष" या "अच्छी तरह से जीना "। यूडेमोनिया सुख पर आधारित नहीं है बल्कि अर्थ, उद्देश्य, गुण और विकास पर आधारित है। यूडेमोनिया को हमारी वास्तविक प्रकृति और क्षमता के अनुसार जीने, अपनी प्रतिभा और जुनून को व्यक्त करने, स्वयं से बड़ी किसी चीज में योगदान देने, अपने चरित्र और ज्ञान को विकसित करने, सकारात्मक संबंधों और भावनाओं को विकसित करने, तथा मंजिल के बजाय जीवन की यात्रा में आनंद खोजने से प्राप्त किया जाता है।

इस पुस्तक के अंत तक, आपको अपने और दूसरों के बारे में गहरी और समृद्ध समझ होगी , साथ ही जीवन की विविधता और सुंदरता की कदर भी होगी । आप यह भी सीखेंगे कि अपने स्वास्थ्य, खुशी और रिश्तों को बेहतर बनाने के लिए आनंद की शक्ति का उपयोग कैसे करें और आप महसूस करेंगे कि आनंद कोई पाप या बुराई नहीं है, बल्कि प्रकृति का एक उपहार है जिसका हमें उत्सव मनाना चाहिए और उसे बाटना चाहिए। क्या होता है जब आनंद एक समस्या बन जाता है ? क्या होता है जब हम अपने आवेगों और लालसाओं पर नियंत्रण खो देते हैं, और खुद को या दूसरों को नुकसान पहुँचाते हैं? यह आनंद का अंधा रूप है,जो बुरी लत के लिए मजबूर करता है।

हम यह पता लगाएंगे कि किस प्रकार व्यसन और मजबूरी हमारे मस्तिष्क पर कब्ज़ा कर लेते हैं, तथा उसके तंत्र और रसायन को इस प्रकार बदल देते हैं कि हम पुनः व्यसन के प्रति

अधिक झुकाव हो जाएं और किसी प्रलोभन के अति शिकार ना हो जाए । हम यह भी जांच करेंगे कि आनुवांशिकी , पर्यावरण, तनाव और आघात जैसे विभिन्न कारक किस प्रकार नशे की लत जैसे अनावश्यक व्यवहार के प्रति हमारी संवेदनशीलता को प्रभावित कर सकते हैं।

अंत में, हम कुछ मौजूद उपचार , जीवनशैलि और रणनीतियों पर चर्चा करेंगे जो हमें इन चुनौतियों पर काबू पाने और हमारे संतुलन और भलाई को वापस लाने में मदद कर सकते हैं।

इन अवधारणाओं को स्पष्ट करने के लिए, हम व्यसन और मजबूरी से जूझ रहे लोगों के वास्तविक जीवन के कुछ उदाहरणों का उपयोग करेंगे। हम देखेंगे कि विभिन्न बुरे अभ्यासों के माध्यम से महत्वपूर्ण ऊर्जा की हानि ने लाखों लोगों के जीवन को कैसे नारकीय बना दिया है। ये उदाहरण हमें व्यसन और मजबूरी के विभिन्न रूपों के सामान्य स्वरुप और तंत्रों को समझने में मदद करेंगे, साथ ही प्रत्येक व्यक्ति को अपनी पुनः प्राप्ति प्रक्रिया में आने वाली अनूठी चुनौतियों और पडाव को भी समझेंगे।

अध्याय 2

नकारात्मक सुखों का अंधकारमय पक्ष

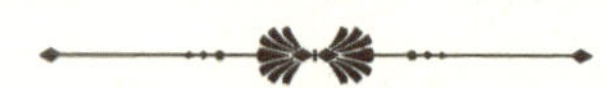

हम सभी ने अपने जीवन में कभी न कभी नकारात्मक सुखों का अनुभव किया है। ऐसी गतिविधियाँ या व्यवहार जो हमें थोड़े समय ही खुशी देते हैं लेकिन वो लंबे समय तक नकारात्मक परिणाम देते हैं। उदाहरण के लिए, किसी शो को लगातार देखना, जंक फ़ूड का अधिक सेवन करना, किसी काम को टालना, सिगरेट पीना, शराब पीना, जुआ खेलना, पोर्न देखने की लत, हस्तमैथुन की लत और यौन गतिविधियों में अत्यधिक लिप्त होना आदि। ये नकारात्मक सुख उस समय लाभदायी या आनंददायक लग सकते हैं, लेकिन इनका हमारे स्वास्थ्य, खुशी, प्रतिभा , संबंध और आत्मसम्मान पर गंभीर असर हो सकता है।

हम नकारात्मक सुख में क्यों लिप्त रहते हैं ? इसके कई संभावित कारण हो सकते हैं, जैसे कि उदासी , तनाव, चिंता, अवसाद, अकेलापन, साथियों का दबाव, आदत, लत, या आत्म-नियंत्रण की कमी । कभी-कभी हमें अपने कार्यों के नकारात्मक परिणामों के बारे में पता भी नहीं होता है, या हम उन्हें तर्कसंगत बना देते हैं। हम सोच सकते हैं कि एक कठिन दिन के बाद हम पुरस्कार के हकदार हैं, या हम बाद में अपने भोग-विलास की भरपाई कर सकते हैं। हम खुद से कह सकते हैं कि यह कोई बड़ी बात नहीं है, हर कोई ऐसा कर रहा है। हालाँकि , ये बहाने आपकी स्थिति की वास्तविकता को नहीं बदलते हैं। नकारात्मक सुखों का हमारे स्वास्थ्य पर संचयी प्रभाव (cumulative effect) पड़ता है। वे हमारे शारीरिक और मानसिक स्वास्थ्य को ख़राब कर सकते हैं, हमारी ऊर्जा को कम कर सकते हैं, प्रेरणा और आत्मविश्वास को कम करते हैं , हमारे रिश्ते और प्रतिष्ठा को नुकसान पहुंचाते हैं, हमारे अवसर और उपलब्धियों को कम करते हैं, और हमारे अपराध बोध और पछतावे को बढ़ाते हैं। वे निर्भरता और असंतोष का एक दुष्चक्र भी बना सकते हैं। जितना अधिक हम अपनी

समस्या या भावनाओं से निपटने के लिए नकारात्मक सुखों पर निर्भर होते हैं, उतना ही हमें अच्छा महसूस करने के लिए उनकी आवश्यकता होती है। जितना अधिक हम उनमें लिप्त होते हैं, उतना ही कम हम उनका आनंद लेते हैं। जितना कम हम उनका आनंद लेते हैं, उतना ही हम उनकी मांग करते हैं।

नकारात्मक आनंद और व्यवहार के कुछ और उदाहरणों में व्यसन, हिंसा ,आत्म-क्षति , शोषण, पोर्नोग्राफ़ी , यौन आकर्षण को बढ़ावा देना और समाज का यौनिकरण शामिल है। इन व्यवहारों का व्यक्ति पर , परिवार और पूरे समाज पर हानि कारक प्रभाव पड़ सकता है। यह समझाने के लिए कि कैसे आनंद हानिकारक हो सकता है और समाज में अशांति बढ़ाने के लिए इसका इस्तेमाल किया जा सकता है, मैं डॉ. मिरियम ग्रॉसमैन का एक व्यावहारिक उदाहरण देना चाहूँगा , जो एक कैंपस मनोचिकित्सक(campus psychiatrist) हैं, जिन्होंने अपनी पुस्तक "अनप्रोटेक्टेड"(Unprotected) में अपने पेशे में राजनीतिक शुद्धता के हानिकारक परिणामों को उजागर किया है। उनका तर्क है कि कैंपस स्वास्थ्य और परामर्श सेवाएँ छात्रों को यौन संचारित संक्रमणों , गर्भपात और संकीर्णता के जोखिमों के बारे में गुमराह कर रही हैं, और उन्हें आस्था और परिवार के लाभ के बारे में सच्चाई बताने में लापरवाही बरत रही हैं। हम यहाँ उनकी पुस्तक अनप्रोटेक्टेड से लिए गए कुछ चौंकाने वाले आँकड़े दे रहे हैं, जैसे:

- अमेरिका में हर साल यौन संचारित संक्रमण के 1 करोड़ 50 लाख नए मामले सामने आते हैं, और उनमें से आधे मामले 15 से 24 वर्ष की आयु के लोगों में होते हैं।

- संयुक्त राष्ट्र अमेरिका में हर साल दस लाख से अधिक गर्भपात होते हैं,और ५२ प्रतिशत पच्चीस वर्ष से कम उम्र की महिलाओं में होते हैं।

- नेशनल मैरिज प्रोजेक्ट के एक सर्वेक्षण से पता चला है कि 81% युवा वय ने कहा कि उनके लिए विवाह एक महत्वपूर्ण लक्ष्य था , लेकिन केवल 26% ही 30 वर्ष की आयु तक विवाहित थे।

डॉ. ग्रॉसमैन का तर्क है कि कैंपस काउंसलर और स्वास्थ्य प्रदाताओं को छात्रों के लिए "सुरक्षित सेक्स" और "पसंद" के बारे में बकवास करना बंद कर देना चाहिए, और इसके बजाय उन्हें उनके निर्णयों के शारीरिक, भावनात्मक और आध्यात्मिक परिणामों को समझने में मदद करनी चाहिए।

डॉ ग्रॉसमैन माता-पिता, शिक्षकों और नीति निर्माताओं से उन कट्टरपंथी सामाजिक एजेंडों को चुनौती देने का भी आग्रह करती हैं जिन्होंने कैंपस संस्कृति पर कब्जा कर लिया है और मनुष्य के यौन व्यवहार और रिश्तों के बारे में अधिक संतुलित और सत्यवादी दृष्टिकोण को बढ़ावा दिया है।[1]

मैं आपको बाद के अध्यायों में अपने लाखों छात्रों द्वारा किए गए विभिन्न नकारात्मक व्यवहार के विभिन्न भयावह अनुभनुव और प्रभावों के बारे में बताऊँगा।

सबसे महत्वपूर्ण सवाल यह है कि हम नकारात्मक सुखों से कैसे मुक्त हो सकते हैं? पहला कदम उन्हें पहचानना और स्वीकार करना है। हमें खुद के साथ ईमानदार होना चाहिए कि हम क्या कर रहे हैं और क्यों कर रहे हैं। हमें उन प्रेरक (triggers) और अंतिम परिणाम (rewards) की पहचान करने की ज़रूरत है जो हमारे व्यवहार को संचालित करते हैं। हमें अपनी पसंद और लाभ का मूल्यांकन करने की ज़रूरत है। हमें अपने कार्यों के परिणामों की वास्तविकता का सामना अवश्य करना चाहिए।

दूसरा कदम नकारात्मक सुखों को सकारात्मक सुखों से बदलना है। सकारात्मक सुख ऐसे गतिविधियाँ या व्यवहार हैं जो हमें दीर्घकालिक संतुष्टि देते हैं लेकिन अल्पकालिक चुनौतियाँ देते हैं। उदाहरण के लिए, व्यायाम करना, ध्यान लगाना, किताब पढ़ना, कोई नया कौशल सीखना, कोई प्रोजेक्ट पूरा करना, आध्यात्मिक अभ्यास की ज़रूरत वाले किसी व्यक्ति की मदद करना आदि। ये सकारात्मक सुख उस समय मुश्किल या उबाऊ(Boring) लग सकते हैं, लेकिन ये हमारे स्वास्थ्य, खुशी, उत्पादकता (Productivity), रिश्तों और आत्म-सम्मान के लिए स्थायी लाभ हो सकते हैं।

हमें यह स्वीकार करना चाहिए कि सकारात्मक सुखों का हमारे स्वास्थ्य पर संचयी प्रभाव (cumulative effect) पड़ता है। वे हमारे शारीरिक और मानसिक स्वास्थ्य को बेहतर बना सकते हैं, हमारी प्रेरणा और आत्मविश्वास को बढ़ा सकते हैं, हमारे संबंध और प्रतिष्ठा को बेहतर बना सकते हैं, हमारे अवसर और उपलब्धियों का विस्तार कर सकते हैं, और हमारे अपराधबोध और पछतावे को कम कर सकते हैं। वे स्वतंत्रता और संतुष्टि का एक पुण्य चक्र(virtuous cycle) भी बना सकते हैं। हम अपनी समस्या या भावनाओं से निपटने के लिए जितना कम नकारात्मक सुखों पर निर्भर होंगे, उतना ही कम हमें अच्छा महसूस करने के लिए उनकी आवश्यकता होगी।

हम सकारात्मक सुख कैसे प्राप्त कर सकते हैं ?

तीसरा कदम है, उसकी योजना बनाना और उसका अभ्यास करना। हमें इस बारे में सजग और सक्रिय होना होगा कि हम क्या करना चाहते हैं और क्यों करना चाहते हैं। हमें अपनी गतिविधियों के लिए समय और स्थान निर्धारित करने की आवश्यकता है, तथा व्यर्थ के पागलपन और प्रलोभनों को दूर करना चाहिए। हमें अपनी प्रगति पर नज़र रखते हुए अपने प्रयासों के लिए खुद को अभिवादन करने की आवश्यकता है। हमें उन लोगों से समर्थन और प्रतिक्रिया लेने की आवश्यकता है जो हमारी रूचि या मूल्यों को साझा करते हैं। हमें चुनौतियों को स्वीकार करने और असफलताओं से सीखने की आवश्यकता है। हमें सफलताओं की ख़ुशी मनाने और अनुभवों का आदर करने की आवश्यकता है।

अंत में समझना है , नकारात्मक सुख आकर्षक होते हैं लेकिन हानिकारक होते हैं, और सकारात्मक सुख चुनौतीपूर्ण होते हैं लेकिन फायदेमंद होते हैं। हमारे हाथ में उनके बीच चयन करने की शक्ति और जिम्मेदारी है। हम या तो अल्पकालिक संतुष्टि के आगे झुक सकते हैं या दीर्घकालिक संतुष्टि के लिए प्रयास कर सकते हैं। हम या तो पछतावे में या खुशी में जी सकते हैं। चुनाव हमारा है । आगे आने वाले अध्यायों में, आप उस अभ्यास के बारे में जानेंगे जो आपके मस्तिष्क के नकारात्मक आदतों को सकारात्मक आदतों में बदलने के लिए आपकी बहुत मदद कर सकता है, जो बदले में अलौकिक गुणों का विकास करता है।

अध्याय 3

ब्रह्मचर्य की सहायता से अनंत आनंद

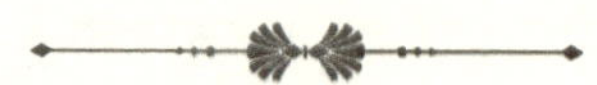

ब्रह्मचर्य एक संस्कृत शब्द है जिसका अर्थ है "ब्रह्म के अनुरूप आचरण" या "ब्रह्म का मार्ग"। यह आत्म-संयम और ब्रह्मचर्य का अभ्यास है जिसका उद्देश्य शारीरिक, मनोवैज्ञानिक और आध्यात्मिक लाभ और सद्भाव प्राप्त करना है। ब्रह्मचर्य का व्यक्ति, परिवार और पूरे समाज पर सकारात्मक प्रभाव पड़ता है। इनमें से कुछ प्रभाव इस प्रकार हैं:

- यह व्यक्ति के शारीरिक, मानसिक और भावनात्मक स्वास्थ्य को सुरक्षित और दिशा प्रदान करके महत्वपूर्ण ऊर्जा बढ़ाता है।

- यह वैराग्य, पवित्रता और भक्ति की भावना को बढ़ावा देता है जो व्यक्ति को व्यर्थ की बुराइ, सांसारिक प्रलोभन और आसक्ति को छोड़ने में मदद करता है।

- यह व्यक्ति के नैतिक चरित्र, स्वयं पे नियंत्रण और इच्छा शक्ति को मजबूत करता है, जिससे व्यक्ति अधिक सक्रिय, अपने कर्तव्य और जिम्मेदारियों को पूरा करने में सक्षम बनता है।

- यह ईश्वर के साथ गहरा संबंध विकसित करता है, जिससे उच्च ज्ञान, शांति और परम आनंद प्राप्त होता है।

- यह परिवार में सद्भाव, विश्वसनीयता और सम्मान को बढ़ावा देता है जिससे सभी सदस्यों के लिए एक सहायक और पोषक वातावरण बनता है।

- यह वासना, लालच और स्वार्थ के कारण होने वाले संघर्ष, हिंसा और शोषण को कम करके सामाजिक कल्याण और न्याय में योगदान देता है।

मैंने ब्रह्मचर्य के वैज्ञानिक सिद्धांत पर गहन शोध किया है और मैं यह दावा कर सकता हूँ कि ब्रह्मचर्य आपके जीवन को बदलने और सदा रहनेवाली खुशी प्राप्त करने के लिए सबसे

शक्तिशाली तरीकों में से एक है। ब्रह्मचर्य का मतलब सिर्फ़ ब्रह्मचर्य या यौनक्रिया से दूर रहना नहीं है, बल्कि आनंद के सच्चे स्रोत के बारे में ऊँची जागरूकता पैदा करना है, जो आपके भीतर है। ब्रह्मचर्य का अर्थ है ब्रह्म के साथ सामंजस्य में रहना, वह सर्वोच्च वास्तविकता है जो हर चीज़ में व्याप्त है। इसका अर्थ है अपने विचार, शब्द और कार्यों को अपने अस्तित्व के सर्वोच्च सत्य और उद्देश्य के साथ जुड़े रहना। इसका अर्थ है बाहरी वस्तुओं में संतुष्टि की खोज करने वाला मन, शरीर की निचली प्रवृत्तियों से ऊपर उठना और अपने भीतर के आत्म में आनंद और शांति पाना।

ब्रह्मचर्य आपके नकारात्मक सुखों को कम करने और जीवन में सकारात्मक सुखों के प्रभाव को बढ़ाने में मदद करता है। ब्रह्मचर्य का अभ्यास करके, आप धीरे-धीरे इंद्रियों के नकारात्मक सुखों से अपना ध्यान हटा कर उसे स्वयं के सकारात्मक सुख पर केंद्रित कर सकते हो। आप यह भेद करना सीख सकते हैं कि क्या सत्य है और क्या असत्य, क्या लाभदायक है और क्या हानिकारक, क्या आवश्यक है और क्या अनावश्यक। आप उन हानिकारक सांसारिक आकर्षण और पागलपन के लिए त्याग की भावना विकसित कर सकते हैं जो आपको आपके अपने स्व से दूर रखता हैं। आप आध्यात्मिक मूल्य और सद्गुणों के लिए उच्च स्वाद विकसित कर सकते हो जो आपके जीवन को समृद्ध करते हैं और आपकी आत्मा को ऊपर उठाते हैं। ब्रह्मचर्य सुख का निषेध या दमन नहीं है, बल्कि इसका पुनर्निर्देशन और उदात्तीकरण है (Redirection and Sublimation)। यह जीवन का अस्वीकार या समधन नहीं है, बल्कि इसका स्वामित्व और संवर्धन है। यह सुख का त्याग नहीं है, बल्कि इसकी खोज और अभिव्यक्ति है।

अगले अध्यायों में, मैं आपके साथ ब्रह्मचर्य के मूल विज्ञान, ब्रह्मचर्य की पूर्व-आवश्यकता, आधुनिक विज्ञान और आयुर्वेद के अनुसार ब्रह्मचर्य के महत्व और इसके अनगिनत व्यावहारिक लाभों के साथ-साथ अपने दैनिक जीवन में ब्रह्मचर्य का अभ्यास करने के कुछ व्यावहारिक सुझाव और तकनीकें(Tips) साझा करूँगा। मैं आपको दिखाऊँगा कि आत्म-नियंत्रण और ब्रह्मचर्य के अभ्यास की दिशा में आनेवाली चुनौतियों और बाधाओं को कैसे दूर किया जाए। मैं आपके साथ कुछ प्रेरक कहानियाँ और ऐसे लोगों के उदाहरण भी साझा करूँगा जिन्होंने सफलतापूर्वक ब्रह्मचर्य का अभ्यास किया है और मानव जीवन में स्थायी और न मिटनेवाला आनंद की उच्चतम अवस्था प्राप्त की है।

अध्याय 4

ब्रह्मचर्य से सर्वोच्च कार्य निष्पादन करने की रूपरेखा

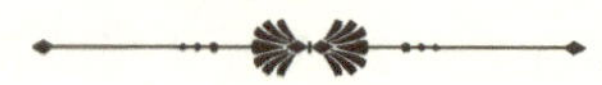

ब्रह्मचर्य बहुमूल्य ऊर्जा को बचाने और संग्रहीत करने का एक तार्किक (Logical) तरीका है ताकि यह अन्य महत्वपूर्ण कार्यों के लिए इस्तेमाल किया जा सके । अगर उसे इस तरह से बचाया जाए, तो काफी बदला जा सकता है, जैसे ठोस, सघन पानी सूक्ष्म भाप में बदल जाता है। फिर यह आश्चर्यजनक चीजें कर सकता है। एक नदी में अपने आप में बहुत अधिक शक्ति नहीं होती है। आप इसे नाव से या तैरकर आसानी से पार कर सकते हैं। लेकिन, अगर इसे रोक दिया जाए और इसके पानी को संग्रहित किया जाए, तो इसमें ऐसी शक्ति होती है, जब ठीक से निर्देशित किया जाए, तो बड़ी टर्बाइनों को घुमाने और बिजली पैदा करने में समर्थ है । तेज धूप, गर्मियों में भी, आमतौर पर आग नहीं लगती है, लेकिन अगर आप इसकी किरणों को लेंस के माध्यम से केंद्रित करते हैं, तो वे किरणें जिस चीज पर भी केंद्रित होंगी , उसे तुरंत जला देंगी। यही ब्रह्मचर्य है और ब्रह्मचर्य के पीछे यही तर्क(Logic) है। अगर आप इस महत्वपूर्ण ऊर्जा को एकत्रित करके उसे आध्यात्मिक प्रक्रिया में लगा दें, जैसे कि चिंतन, अध्ययन , दर्शन, मंथन , तथा ध्यान करना , तो आपको उसमें सफल परिणाम मिलते हैं , क्यों कि आपने अपनी शक्ति को केंद्रित कर दिया है, और इसी प्रकार आप अपनी सुषुप्त शक्ति को आध्यात्मिक साधनाओं पर केंद्रित करके निर्देशित कर सकते हैं। यदि इसे बचाया जाए, केंद्रित किया जाए, तथा एक विशिष्ट प्रवाह में मोड़ा जाए, तो यह अद्त काम करता है।

इस पुस्तक के माध्यम से *आध्यात्मिक जीवन में ब्रह्मचर्य की भूमिका* (The Role of Celibacy in Spiritual Life) के बारे में एक छात्र और स्वामी चिदानंद के बीच हुई एक महत्वपूर्ण बातचीत का उदहारण दूंगा।

प्रश्न: आधुनिक समय में पश्चिम के देशों में ब्रह्मचर्य को अक्सर एक पुरानी, पुराने जमाने की प्रथा के रूप में देखा जाता है। इसे अक्सर दमनकारी, जीवन को अस्वीकार करने वाला माना जाता है - यहां तक कि आध्यात्मिक अभ्यास के अंतिम उद्देश्य को विपरीत भी माना जाता है। पश्चिम में कई आध्यात्मिक विशेषज्ञ अब यह सिखा रहे हैं कि मानव के रूप में अपनी पूरी क्षमता का एहसास करने के लिए, हमें अपनी कामुकता को किसी भी तरह से टालने या दबाने के बजाय उसे स्वीकार करना चाहिए। ये विचार महान परंपराओं द्वारा हमेशा सिखाई गई बातों के बिल्कुल विपरीत हैं। आप इस बारे में क्या सोचते हैं ?

स्वामीजी ने कहा: मेरा दृष्टिकोण अभी साझा किए गए दृष्टिकोण से अलग है। मुझे लगता है कि उन्होंने आध्यात्मिक यात्रा में ब्रह्मचर्य की भूमिका को नहीं समझा है। यह पुराना नहीं है। यह एक तरह का ढांचा है, और यह प्रतिबंधात्मक या नकारात्मक नहीं है। बल्कि, यह शाश्वत और अनंत जीवन प्राप्त करने का एक साधन है। जीवन के बारे में उनकी दृष्टि बहुत सी मिथ्या और संकीर्ण लगती है। जीवन में इससे कहीं अधिक है। जब आपको वास्तविक जीवन की झलक या विचार मिलेगा, तो आप चकित हो जाएंगे। यह वर्तमान जीवन अपने उद्देश्य के बारे में जागरूकता के बिना अर्थहीन है। अगर इसे उस महान जीवन की तैयारी के रूप में नहीं देखा जाता है तो यह एक तुच्छ चीज है, कुछ भी नहीं है।

यह जीवन मानव अस्तित्व के उत्कृष्ट, भव्य, महानलक्ष्य और उद्देश्य को प्राप्त करने का एक साधन है। इस जीवन में एक दिव्य जीवन को प्राप्त करना है, जो ईश्वर की सत्ता , स्वर्ग के राज्य के साथ सामंजस्य रखता है। कोई भी व्यक्ति जिसके पास कुछ धार्मिक ज्ञान और जागरूकता या आध्यात्मिक दृष्टि कोण है, वह कभी भी ब्रह्मचर्य के महत्व को अस्वीकार नहीं करेगा। यह एक वैज्ञानिक विषय है और विज्ञान कभी अप्रचलित या पुराना नहीं होता । ब्रह्मचर्य का अर्थ न तो कामुकता से बचना है और न ही कामुकता का दमन करना। इसका अर्थ है कि कामुकता से ऊपर उठना ताकि यौन प्रक्रिया की क्षमता और शक्ति का उपयोग अब अद्भूत जीवन के लिए किया जा सके जिसके सामने संभोग महत्वहीन हो ।

ब्रह्मचर्य का मतलब है यौन ऊर्जा को उच्च उद्देश्य के लिए निर्देशित करना, ऐसा कुछ जो हमें संभोग से कहीं ज़्यादा आनंद और संतुष्टि दे सकता है। यह हमारी मानवीय प्रकृति की गलतफहमी या इंकार नहीं है। यह हमारी सच्ची प्राकृतिक मान्यता है, जो मानव से परे है। हम मात्र नश्वर नहीं हैं; हम दिव्य चिंगारी है। हमारा मानवीय अस्तित्व हमारी वास्तविक पहचान का केवल एक धुंधला प्रतिबिंब है।

हमारे मानवीय अस्तित्व का एकमात्र मूल्य यह है कि यह हमारे दिव्य भाग्य और उस राज्य तक पहुँचने के लिए एक पुल के रूप में काम कर सकता है, जिसके हम जन्मजात अधिकारी हैं । ब्रह्मचर्य के अभ्यास को आधुनिक विचारधारा के रूप से समझाने के लिए, एक ओलंपिक एथलीट के बारे में सोचें, जिसकी स्वर्ण पदक जीतने की तीव्र इच्छा है। वह खुशी-खुशी एक कोच के मार्गदर्शन का पालन करेगा। अगर कोच कहता है, "अब और पार्टी नहीं, अब और सेक्स नहीं, अब और जंक फूड नहीं, अब और शराब नहीं," तो खिलाड़ी खुशी-खुशी उसका पालन करेगा। वह कहता है: "आप मुझसे जो भी करने को कहेंगे, मैं वो करूंगा।" क्यों? क्योंकि उसे स्वर्ण पदक चाहिए। कोई उससे सवाल नहीं करता, कोई उसकी आलोचना नहीं करता। क्यों? क्योंकि स्वर्ण पदक इन सभी तथा कथित "प्रतिबंधों" को सही ठहराता है। आप यह नहीं कह सकते कि वह खुद को नुकसान पहुंचा रहा है या खुद को दबा रहा है, क्योंकि वह इसे उस तरह से नहीं देखता। वह कुछ भी करने को तैयार है जो कोच उससे चाहता है। उसे दूसरों द्वारा मजबूर नहीं किया जाता है। हम उसकी प्रेरणा को समझते हैं और हम इसका सम्मान करते हैं।

यह पश्चिमी धारणा है कि ब्रह्मचर्य दमन का एक रूप है, जो पूरी तरह निराधार नहीं है। अपनी प्रकृति के आवेग या क्षमता को रोकने या दबाने से व्यक्ति के व्यक्तित्व पर नकारात्मक प्रभाव पड़ सकता है। किसी ऐसे व्यक्ति पर ब्रह्मचर्य थोपना जो इसे नहीं चाहता या इसके लिए तैयार नहीं है, मनोवैज्ञानिक समस्याएं पैदा कर सकता है, क्योंकि व्यक्ति अपनी आंतरिक इच्छा और चाह के विरुद्ध काम कर रहा है, या तो बाहरी दबाव, सामाजिक मापदंडों या समय से पहले लिए गए निर्णय के कारण जो अच्छी तरह से सोचे-समझे नहीं थे।

लेकिन यदि एक विवेकवान व्यक्ति जीवन के उद्देश्य पर गहराई से विचार करने के बाद यह निर्णय लेता है कि: "मैं कुछ महान, कुछ श्रेष्ठ हासिल करना चाहता हूँ, और मैं अपनी ऊर्जा को बर्बाद नहीं कर सकता। जितना अधिक मैं संरक्षण करूंगा, उतना ही अधिक मैं उस लक्ष्य की ओर जा सकूंगा और सफलता की संभावना उतनी ही अधिक होगी।" इस तर्क और समझ के साथ, तथा परिणाम की स्पष्ट दृष्टि के साथ, यदि वे स्वेच्छा से, खुशी से, और उत्साहपूर्वक ब्रह्मचर्य को अपनाते हैं, तो दमन का प्रश्न ही कहां उठता है ?

बल्कि, जो प्रतिबंध लगता है वह आपके अस्तित्व के उच्च आयाम का पूरा प्रदर्शन है जिसमें आप अब प्रवेश कर चुके हैं। इसलिए, आत्म-प्रदर्शन को नकारने के बजाय, यह इसे बढ़ा रहा है, क्योंकि अब आप अपने संपूर्ण व्यक्तित्व के निचले पहलू से जुड़े नहीं हैं। आप उच्च पहलू के साथ जुड़े हुए हैं। यह एक तरह की मुक्ति और उच्च स्तर की ओर विकास

है। यह कुछ सकारात्मक, रचनात्मक है, न कि कुछ नकारात्मक। यह अस्वीकार नहीं है, बल्कि एक मजबूत आकांक्षा और एक शानदार महत्वाकांक्षा के रूप में खुद की वास्तविक अभिव्यक्ति है। [2]

सर्वोच्च वास्तविकता की खोज के लिए व्यक्ति को अपनी निम्न इच्छा और आसक्तियों का पूर्ण समर्पण और त्याग करना पड़ता है। यह ब्रह्मचर्य का प्राचीन और समय से परे मार्ग है, जो फ्रायड और अन्य लोगों के संकीर्ण और तुच्छ विचारों से परे है, जो ऐसे श्रेष्ठ लक्ष्य की कल्पना नहीं कर सकते थे। कामुकता और भौतिकवादी आवेश के इस युग में, ब्रह्मचर्य का अभ्यास पहले से कहीं अधिक उचित और जरूरी है। यह न केवल एक नैतिक गुण है, बल्कि महत्वपूर्ण ऊर्जा का पोषण करने और इसे आत्म-साक्षात्कार (self realisation) की ओर मोड़ने का एक वैज्ञानिक तरीका भी है। ब्रह्मचर्य के लाभ शारीरिक और मानसिक दोनों के लिए अनेक हैं, लेकिन इसका अंतिम पुरस्कार आत्मा का आनंद है, जिसे केवल वे ही प्राप्त कर सकते हैं जो इस महान जीवन पद्धति का पालन करते हैं। इसलिए, व्यक्ति को ब्रह्मचर्य के विज्ञान का गहरा अध्ययन करके समझना चाहिए, और खुद को नोफैप (Nofap) के अगंभीर पहलुओं तक सीमित नहीं रखना चाहिए।

अध्याय 5

ब्रह्मचर्य एवं आधुनिक रसायन शास्त्र का अनावरण

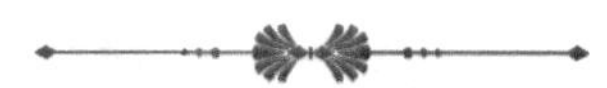

इस अध्याय में हम वीर्य की रासायनिक संरचना और कार्यों की जांच करेंगे और इसका बचाव व्यक्ति के स्वास्थ्य और सुख को कैसे प्रभावित करता है, इसपर विचार करेंगे । हमारे शरीर और आत्मा में संतुलन और सामंजस्य बनाए रखने में वीर्य की भूमिका पर आयुर्वेद और पारंपरिक भारतीय चिकित्सा पद्धति की आंतरिक विषय पर भी चर्चा करेंगे।

आरडब्ल्यू बर्नार्ड (RW Bernard) की पुस्तक साइंस डिस्कवर्स द फिजियोलॉजिकल वैल्यू ऑफ कॉन्टिनेंस (Science Discovers the Physiological Value of Continence) के अनुसार, वीर्य एक समृद्ध और क्षारीय तरल पदार्थ है जिसमें कैल्शियम, फास्फोरस, लेसिथिन, कोलेस्ट्रॉल, एल्बुमिन, न्यूक्लियो प्रोटीन, आयरन और विटामिन ई की उच्च मात्रा होती है। ये पदार्थ तंत्रिका(Nervous) और मस्तिष्क के ऊतकों(Tissues) के पोषण के लिए आवश्यक हैं। एक सामान्य वीर्यनाश से लगभग 226 मिलियन (22 Crore 60 lakh) शुक्राणु कोशिकाएँ (Sperm cells) निकलती हैं, जिनमें बड़ी मात्रा में लेसिथिन, कोलेस्ट्रॉल, न्यूक्लियो प्रोटीन और आयरन होता है। आश्चर्यजनक रूप से, वीर्य के एक औंस (29.57 ml) का मूल्य साठ औंस (1774.41 ml) रक्त के बराबर होता है, जो कि इसके द्वारा प्रदान किए जाने वाले महत्वपूर्ण तत्वों के संदर्भ में होता है। डॉ. फ्रेडरिक मैककैन इस बात से सहमत हैं कि वीर्य में जीवन और स्वास्थ्य को बढ़ाने की बहुत क्षमता है, जैसा कि कुछ प्राचीन परंपराओं में भी माना जाता है। [3]

हालांकि , यह स्पष्ट नहीं है कि वीर्य में शरीर के मूल्यवान रसायनों की इतनी अधिक मात्रा क्यों होती है, जबकि इसका मुख्य कार्य शुक्राणुओं का परिवहन करना है। वीर्य में अन्य

ऊतकों (tissues) की तुलना में अधिक फ्रुक्टोज, साइट्रिक एसिड, स्पर्मीन और प्रोस्टाग्लैंडीन भी होते हैं। इसके अलावा , वीर्य में अधिकांश ऊतकों (tissues) की तुलना में अधिक जिंक, एस्कॉर्बिक एसिड, इनोसिटोल, ग्लिसरील, फॉस्फोरिलकोलाइन और मुक्त अमीनो एसिड होते हैं। उदाहरण के लिए, इसमें रक्त की तुलना में 33 गुना अधिक तटस्थ (Neutral) अमीनो एसिड, 28 गुना अधिक अम्लीय (Acidic)अमीनो एसिड और 57 गुना अधिक मूल अमीनो एसिड होते हैं । इससे पता चलता है कि प्रोस्टाग्लैंडीन (Prostaglandins) के अलावा पुरुष के वीर्य से रसायनों को अवशोषित करने से महिलाओं को लाभ हो सकता है और उनके स्वास्थ्य और कल्याण में सुधार हो सकता है। दूसरी ओर, एक पुरुष मध्यम यौन जीवन शैली का अभ्यास करके अपने मस्तिष्क और शरीर की जीवन शक्ति को बढ़ाकर इन मूल्यवान शरीर रसायनों को सुरक्षित करके अपने लिए उपयोग कर सकता है।

आधुनिक मनोविज्ञान अक्सर यौन संयम को मन और शरीर के लिए अस्वस्थ मानता है, लेकिन यह इस तथ्य को अनदेखा करता है कि अतीत और वर्तमान के कई महान विचारक और कलाकार ब्रह्मचारी थे। इसका मतलब यह नहीं है कि ब्रह्मचर्य जीने का एकमात्र तरीका है, बल्कि आधुनिक दृष्टिकोण को चुनौती देना आवश्यक है जो दावा करते हैं यह अप्राकृतिक या हानिकारक है। वीर्य एक मूल्यवान तरल पदार्थ है जिसमें ऐसे पदार्थ होते हैं जो मस्तिष्क और तंत्रिका तंत्र (nervous system) को पोषण देते हैं। अगर महिलाओं को शारीरिक संसर्ग के दौरान पुरुषों से वीर्य को अवशोषित करने से लाभ होता है, तो पुरुषों को भी अपने वीर्य को अपने शरीर में रखने से लाभ हो सकता है। दूसरी ओर, वीर्य खोने से शरीर और मस्तिष्क को कमज़ोर करता है, और उन्हें लेसिथिन जैसे पदार्थों से वंचित कर देता है, जो यौन अति आवेग के कारण होने वाले तंत्रिका विकारों (nervous disorders) के इलाज में मदद करते हैं। यह देखा गया है कि महिलाओं को संभोग के दौरान पुरुषों से इनमें से कुछ पदार्थ मिलते हैं, लेकिन यह भी सच हो सकता है कि पुरुष इन पदार्थों का उपयोग अपने मानसिक और शारीरिक विकास के लिए कर सकते हैं यदि वे उन्हें संभोग में बर्बाद न करें । दिलचस्प बात यह है कि वीर्य और मस्तिष्क की रासायनिक संरचना शरीर के किसी भी अन्य ऊतक(tissue) से कहीं ज़्यादा समान होती है। [4] कई शारीरिक प्रमाण(Physiological Evidences) संयम के महत्व को दर्शाति हैं, जैसे:

- वीर्य और केंद्रीय तंत्रिका तंत्र (Central Nervous System) की रासायनिक संरचना समान होती है, दोनों ही लेसिथिन, कोलेस्ट्रॉल और फास्फोरस यौगिकों(compounds)

से समृद्ध होते हैं, जिसका अर्थ है कि वीर्य खोने से तंत्रिका ऊतकों (nervous tissues) के पोषण के लिए आवश्यक पदार्थ नष्ट हो सकते हैं।

- वीर्य को स्वेच्छा से (हस्तमैथुन, सहवास, सहवास में रुकावट और गर्भनिरोधक विधियों के माध्यम से) या अनैच्छिक रूप से (रात्रि स्खलन, दैनिक स्खलन के माध्यम से, शुक्राणुस्राव आदि) खोने से शरीर और मस्तिष्क को नुकसान पहुंचता है और कमजोर करता है।

- यौन संभोग अस्थायी रूप से तंत्रिका तंत्र (Nervous System) को कमजोर करता है, और यदि यह बहुत बार किया जाए तो जीर्ण तंत्रिका कमजोरी (Sexual Neurasthenia) का कारण बनता है।

- संयम मस्तिष्क को लाभ पहुंचाता है (क्योंकि वीर्य से प्राप्त लेसिथिन मस्तिष्क के लिए अच्छा भोजन है)। यही कारण है कि इतिहास के कुछ महानतम बौद्धिक प्रतिभाशाली लोग ब्रह्मचारी थे, जैसे पाइथागोरस, प्लेटो, अरस्तू लियोनार्डो दा विंची, स्पिनोज़ा, न्यूटन, कांट, बीथोवेन, हर्बर्ट स्पेंसर, आदि।

- हाल ही में प्राप्त शारीरिक प्रमाण से पता चलता है कि वीर्य में महान शारीरिक मूल्य के पदार्थ होते हैं (जैसेकि पोहल का स्पर्मिन, जो तंत्रिका-उत्तेजक है, लेसिथिन, कोलेस्ट्रॉल, विटामिन ई, पुरुष यौन हार्मोन, आदि) जो इस विचार का समर्थन करते हैं कि संयम स्वास्थ्य के लिए लाभदायक है, जैसा कि वृषण अर्क (Testicular Extracts) के जीवनदायी प्रभावों पर प्रो. ब्राउन-सीकार्ड के प्रयोग और इसके बाद होने वाले कायाकल्प पर प्रो. स्टीनैक के प्रयोग से पता चलता है जिसके फल स्वरूप अपवाही वृषण नली (efferent testicular duct) को बांधकर वीर्य का बलपूर्वक संरक्षण देखा गया है।

- शरीरक्रिया विज्ञान, मूत्रविज्ञान, जननांग-मूत्र रोग, तंत्रिका विज्ञान, मनोचिकित्सा, यौनविज्ञान, स्त्री रोग और अंतःस्रावविज्ञान के कई विशेषज्ञ संयम के शारीरिक मूल्य पर सहमत हैं। इनमें से कुछ विशेषज्ञ हैंमोल, क्रेपेलिन, मार्शल, लिडस्टन, टैल्मी और अन्य।[5]

डॉ. जैकबसन ने फिजियोलॉजी, हाइजीन, यौन रोग, तंत्रिका रोग, न्यूरोलॉजी और मनोचिकित्सा के दो सौ प्रोफेसरों से संयम के बारे में उनकी राय पूछी। उनमें से लगभग सभी ने कहा कि संयम स्वास्थ्य के लिए अच्छा है। यहाँ उनके कुछ उत्तर दिए गए हैं। चिकित्सा, मनोविज्ञान और सेक्सोलॉजी के कई विशेषज्ञों ने कहा है कि यौन संयम या सेक्स से दूर रहना युवा पुरुषों और उनके स्वास्थ्य के लिए हानिकारक नहीं, बल्कि फायदेमंद है। उन्होंने यौन

रोगों को रोकने में सक्षम संयम के फायदे की ओर भी इशारा किया है। इन विशेषज्ञों के कुछ उदहारण इस प्रकार हैं:

- क्रेपेलिन: संयम हानिकारक नहीं है, और यौन संक्रमण से बचने में इसके फायदे हैं और ये स्पष्ट हैं।

- गार्टनर: युवा पुरुषों के लिए संयम हानिकारक नहीं है।

- ग्रामर: विवाह से पहले यौन संयम हानिकारक नहीं है।

- फ़्रिकलर: "लैंगिक यौन-संयम रखना जवान पुरुषों के लिए हानिकारक नहीं है, बल्कि इसके विपरीत"

- शरीर और मन के लिए फायदेमंद है।

- लस्सार: "लैंगिक यौन-संयम रखना जवान पुरुषों के लिए हानिकारक नहीं है।"

- सीफर्ट: "मेरा अनुभव मुझे सिखाता है कि संयम रखना हानिकारक नहीं है।"

- ग्रुबर: "ऐसा कोई कारण नहीं कि संयम रखना नुकसानदेह हो।"

- जुर्गेनसेन: "लैंगिक संयम हानिकारक नहीं है।"

- स्ट्रम्पेल: "यौन संयम अप्रत्यक्ष रूप से यौन संक्रमण को रोकने में उपयोगी है, और हानिकारक नहीं है।"

- हॉफमैन: "लैंगिक संयम आपके लिए फायदेमंद है।"

- टज़ेक: "यौन संयम फायदेमंद है।"

- वॉन लेडेन: "मैंने संयम से कभी भी हानिकारक परिणाम नहीं देखे हैं।"

- हेन: "ज़्यादातर मर्दों में लैंगिक संयम से कोई बुराई नहीं होती।"

- वॉन ग्रुट्ज़नर: "लैंगिक संयम शायद ही कभी हानिकारक होता है।"

- मेशेडे: "मैंने यौन संयम के कारण पागलपन का मामला कभी नहीं देखा है"

- वेबर: "संयम जवानों के लिए नुकसान दाई नहीं है, बल्कि यह फायदेमंद है।"

- होशे: "लैंगिक यौन-संयम जवान पुरुषों के लिए हानिकारक नहीं है और हस्तमैथुन की ओर नहीं ले जाता है।"

- नीसर: "हमारे ज़्यादातर जवान आज की तुलना में ज़्यादा समय तक यौन संयम में बने रह सकते हैं।"

- ऐश्फेनबर्ग: "यहाँ तक कि जो लोग घबराहट के शिकार हैं, उन्हें भी लैंगिक संयम से कोई नुकसान नहीं होता अगर उनमें यह धारणा जागृत हो जाए कि संयम कभी हानिकारक नहीं हो सकता।"

- मोल: "आज ज़्यादातर मेडिकल पुरुष इस बात से सहमत हैं कि यौन संयम, एक सामान्य तरीके से, हानिकारक नहीं है।"

- हचिंसन: किसी भी उम्र में यौन क्रिया का व्यायाम स्वास्थ्य के लिए आवश्यक है, ऐसा विश्वास करना एक शुद्ध भ्रम है जबकि पूर्ण परिपक्वता से पहले यह अत्यधिक हानिकारक है।[6]

संभोग पर कुछ प्रतिष्ठित विशेषज्ञ जो इस दृष्टिकोण का समर्थन करते हैं कि यौन संयम हानि रहित है और स्वास्थ्य के लिए फायदेमंद है, वे हैं फोरेल, मोल, मोंटेगाज़ा, फ़ौर्नियर, डुबोइस, फुरब्रिंगर, लोवेनफेल्ड, क्रैफ़्ट-एबिंग, लिडस्टन, रग्गल्स, ओस्टरलिंग, चेसेनैक, बील, रिबिंग, एक्टन, हेगर, मार्शल, रॉबिनोविच, स्पिट्ज़का, टाल्मी, साजौस, ब्रूस, ब्राउन-सीक्वार्ड, और अन्य।

म्यूनिख के प्रोफेसर वॉन ग्रुबर, जो सेक्स के एक प्रसिद्ध यूरोपीय विशेषज्ञ हैं, उन्होंने अपने लेख "विवाह का स्वास्थ्यकर महत्व" में लिखा है कि वीर्य की तुलना मूत्र से करके नियमित रूप से निष्कासित करने की आवश्यकता बताना पूर्ण तय निरर्थक है , जब कि यह एक महत्वपूर्ण तरल पदार्थ है जिसे यौन संयम के दौरान पुनः अवशोषित किया जाता है, तथा इस पुनः अवशोषण (Reabsorption) का शारीरिक प्रणाली पर सकारात्मक प्रभाव पड़ता है, जैसा कि बड़ी संख्या में बौद्धिक प्रतिभावान व्यक्तियों द्वारा ब्रह्मचारी रहने से पता चलता है।

आइए चिकित्सा, मनोवैज्ञानिक और यौन विज्ञान के उन अधिकारियों के बारे में अधिक जानते हैं जिन्होंने कहा है कि यौन संयम, या मैथुन न करना, युवा पुरुषों और उनके स्वास्थ्य के लिए अच्छा है, बुरा नहीं है । उन्होंने यौन रोगों से बचने में संयम के लाभों का भी उल्लेख किया है। यहाँ उनके कुछ उद्धरण दिए गए हैं: [7]

- टैल्मी: यौन उत्तेजना के बिना, वीर्य और शुक्राणु कम बनते हैं और वीर्य पुटिकाओं (Seminal Vesicles) द्वारा पूरी तरह से अवशोषित हो जाते हैं, जिससे संयम आसान और स्वाभाविक हो जाता है। उनका कहना है कि इस महत्वपूर्ण तरल पदार्थ को बनाए रखना

शरीर और दिमाग की बेहतरीन ताकत के लिए ज़रूरी है, जबकि इसे खोना हानिकारक है। एक आदमी अपना पूरा जीवन पूर्ण संयम के साथ, बिना किसी नुकसान के, अपितु केवल लाभ के साथ जी सकता है, जैसा कि लियोनार्डो दा विंची, कांट, बीथोवेन, स्पेंसर आदि जैसे लोगों ने ये करके दिखाया है।

- डुबोइस: यौन अतिरेक नसों की दुर्बलता (neurasthenia) का कारण बनता है। फ्रेयडियन स्कूल यौन संयम को गलत बताकर भ्रमित करता है।

- फ़ौर्नियर: युवाओं के लिए संयम के ख़तरों का विचार हास्यास्पद है, और अपने वर्षों के चिकित्सा अभ्यास में, उन्होंने कभी ऐसा एक भी मामला नहीं देखा।

- मोंटेगाज़ा : पवित्रता शरीर और मस्तिष्क के लिए लाभकारी है।

- केलॉग: अतीत के कई प्रसिद्ध ग्रीक एथलीट (जैसेकि एस्टाइलोस, डोपोम्पोस और प्लेटो द्वारा उल्लिखित अन्य) अपने प्रशिक्षण के दौरान संयमी थे, जिसने उन्हें बहुत ऊर्जावान बना दिया था ।

- फ़रब्रिंगर: चिकित्सा पेशे के अनुसार, यौन संयम स्वास्थ्य के लिए हानिकारक नहीं है जैसा कि आमतौर पर माना जाता है। वह यह भी लिखते हैं: एक अविवाहित व्यक्ति में न्यूरस्थेनिया आमतौर पर हस्तमैथुन या किसी अन्य प्रकार की वासना के कारण होता है।

- क्रैफ्ट-एबिंग: संयम के रोग एक मिथक हैं।

- लोवेनफेल्ड: यौन रूप से सामान्य व्यक्ति बिना किसी दुष्प्रभाव के स्थायी संयम में रह सकता है।

- लिडस्टन: संयम अपने आप में शायद कभी हानिकारक नहीं होता। वृषण (testes) में वीर्यस्राव (seminal secretion) का रुक जाना अक्सर शारीरिक और मानसिक शक्ति को बढ़ाता है। वे यह भी कहते हैं: पूर्ण संयम का जीवन जीते हुए भी कोई भी व्यक्ति पूरी तरह स्वस्थ और शारीरिक रूप से मजबूत रह सकता है।

- रग्गल्स: यौन संयम स्वास्थ्य के लिए अच्छा है और पुनर्ग्रहण (resorption of the semen) के माध्यम से जीवन शक्ति को बढ़ाता है।

- पेरियर: यौन संयम के काल्पनिक खतरों का विचार गलत है, और यह एक गलत धारणा है। युवाओं के लिए संयम शारीरिक, नैतिक और मानसिक सुरक्षा है।

- रोहलेडर: युवा पुरुषों को संभोग का सुझाव देने वाले डॉक्टरों की सलाह बेईमानी है।

- चेसेनैक: व्यक्ति जितना स्वस्थ होगा, पूर्णतः संयमी होना उतना ही आसान होगा; केवल बीमार और विक्षिप्त व्यक्ति को ऐसा करना कठिन लगता है।

- ओस्टरलिंग: यह बार-बार कहा जाना चाहिए कि संयम और पूर्णशुद्धता शरीर विज्ञान और नैतिकता के नियमों के अनुरूप हैं।

- और यौन भोग अनैतिक है। नैतिकता और धर्म की तुलना में शरीर विज्ञान और मनोविज्ञान द्वारा इसे अधिक उचित नहीं ठहराया जा सकता।

- बील: किसी भी व्यक्ति को यौन संयम से कभी कोई नुकसान नहीं हुआ है, जब उसने इसका अभ्यास किया हो।

- रिबिंग: मैंने कई युवाओं को देखा है जो बिना किसी परेशानी या नुकसान के पूर्ण संयम में रहते हैं।

- क्लार्क: संयम से स्वास्थ्य और ऊर्जा में सुधार होता है, जबकि असंयम से इसके विपरीत होता है।

- सर्बल्ड: असंयम के नुकसान स्पष्ट और निर्विवाद हैं; संयम के कारण होने वाले नुकसान काल्पनिक हैं।

- एक्टन: "यह आम धारणा है कि संयम से जननांगों में कमी आती है और नपुंसकता होती है, यह एक भयंकर गलती है। यौन शुद्धता शरीर या आत्मा को चोट नहीं पहुंचाती है।

- हेगर: 'यौन आवश्यकता' मिथक एक भ्रम है, जबकि रिबिंग, एक अन्य प्रतिष्ठित स्त्री रोग विशेषज्ञ, यौन अनुशासन और यौन संयम की आवश्यकता पर जोर देते हैं।

- मार्शल: अपनी पुस्तक 'इंट्रोडक्शन टू सेक्स फिजियोलॉजी' ('Introduction to Sex Physiology) में, वे प्रजनन कार्य पर नियंत्रण और सेक्स ऊर्जा को अभिव्यक्ति के उच्च मानसिक रूपों में बदलने की आवश्यकता को दर्शाते हैं, जैसा कि अतीत के कई बौद्धिक प्रतिभाशाली लोगों के जीवन में देखने को मिला था, जो ब्रह्मचारी थे।

- रॉबिनोविच: यौन संयम न केवल हानिरहित है बल्कि फायदेमंद भी है। [8]

अमेरिकन मेडिसिन, 1 जुलाई, 1905 के अपने संपादकीय में कहता है, 'किसी भी परिपक्व व्यक्ति को यह समझाना कठिन नहीं होना चाहिए कि संयम सभ्य मनुष्य की एक सामान्य स्थिति हो सकती है।' 1906 में, अमेरिकन मेडिकल एसोसिएशन सहमत था कि 'संयम स्वास्थ्य के लिए हानिकारक नहीं है।' अंतर्राष्ट्रीय ब्रुसेल्स कांग्रेस ने भी कहा कि एक

आदमी के लिए पवित्र जीवन स्वास्थ्य के लिए बुरा नहीं है, लेकिन, इसके विपरीत, इसे पूरी तरह से स्वास्थ्यकर दृष्टिकोण से सलाह दी जा सकती है। कांग्रेस ने कहा, 'अधिकांश महान चिकित्सा विचारक इस बात से सहमत हैं कि एक आदमी के स्वास्थ्य के लिए अपने शरीर को यौन रूप से शुद्ध रखना बुरा नहीं है , हमारे पास शुद्ध और नैतिक जीवन से किसी भी प्रकार की हानि का कोई प्रमाण नहीं है।[9]

संयम के लाभों के बारे में मजबूत प्रमाण हैं और कथित 'यौन आवश्यकता' एक भ्रम है, जिसको यौन संभोग के कमजोर करने वाले प्रभावों के अध्ययन से समझा गया है एवं यह तत्काल ध्यान देने योग्य हैं।

अध्याय 6

आयुर्वेद के अनुसार वीर्य के पौष्टिक गुण

आधुनिक चिकित्सा विज्ञान के अनुसार वीर्य की एक बूंद खून की चालीस बूंदों से बनती है। आयुर्वेद के अनुसार यह खून की अस्सी बूंदों से बनता है।[10] आयुर्वेद, भारत की एक प्राचीन चिकित्सा प्रणाली है, वीर्य ऊतक परिवर्तन (Tissue Transformation) की एक जटिल प्रक्रिया का अंतिम उत्पाद है जो भोजन से शुरू होता है। इस प्रक्रिया का वर्णन सबसे पहले 600 ईसा पूर्व शल्य चिकित्सा और शरीर रचना विज्ञान के प्रणेता आचार्य सुश्रुत ने किया था।

उन्होंने बताया कि भोजन, पाचन के बाद, रस(Chyle) बन जाता है, जो पोषक तत्वों को ले जाने वाला दूधिया तरल पदार्थ होता है। रस पांच दिनों में, खून बन जाता है, जो शरीर में घूमने वाला तरल ऊतक (Liquid tissue) है । खून, अगले पांच दिनों में मांस बन जाता है, जो ठोस ऊतक (solid tissue) है जो मांसपेशियों और अंगों का निर्माण करता है। मांस, अगले पांच दिनों में मेद बन जाता है जो एक तैलीय ऊतक है और यह जोड़ों और त्वचा को चिकनाई देता है। अंत में, इसी प्रकार पांच दिन में अस्थि बनती है जो कंकाल को सहारा देती है । अस्थि से पांच दिनों में मज्जा (Bone Marrow) तैयार होता है । मज्जा एक नरम ऊतक है जो हड्डियों की गुहाओं को भरता है । अंतिम पाँच दिनों में, वीर्य बन जाता है, प्रजनन ऊतक (reproductive tissue) जो शुक्राणु को ले जाता है। यही प्रक्रिया महिलाओं में भी होती है, जहाँ अंतिम उत्पाद अंडाणु व महिला प्रजनन कोशिका है। सम्पूर्ण प्रक्रिया को पूरा होने में लगभग 30 दिन लगते हैं।[11]

दूसरी ओर, आधुनिक विज्ञान का वीर्य निर्माण और संरचना के बारे में अलग दृष्टिकोण है। वैज्ञानिकों के अनुसार, वीर्य शुक्राणु और वीर्यद्रव(seminal fluid) का मिश्रण है, जो पुरुष प्रजनन प्रणाली में वृषण (testes) और सहायक ग्रंथियों द्वारा निर्मित होता है। शुक्राणु पुरुष

प्रजनन कोशिकाएं हैं जो आनुवंशिक सामग्री ले जाती हैं। वीर्यद्रव एक तरल पदार्थ है जो शुक्राणु को पोषण, सुरक्षा और गति शीलता प्रदान करता है।

शुक्राणु जनन (Spermatogenesis) की पूरी प्रक्रिया आम तौर पर 74 दिनों की औसत अवधि तक चलती है। [12] परिणाम स्वरूप, वृषण के ऊष्मायन कक्ष (testes' incubating chamber) के भीतर शुक्राणु कोशिका परिपक्वता (sperm cell maturation) की प्रक्रिया आम तौर पर लगभग दो महीने तक चलती है।

परिपक्वता प्रक्रिया के बाद, शुक्राणु कोशिकाओं को अधिवृषण (Epididymis) में निष्कासित कर दिया जाता है। अधिवृषण में शुक्राणु परिपक्वता की प्रक्रिया के लिए अतिरिक्त 14 दिनों की आवश्यकता होती है। इसका मतलब है कि पूरे चक्र को पूरा होने में लगभग तीन महीने लगते हैं। वीर्यद्रव (seminal fluid) अलग-अलग विशेषताओं को प्रदर्शित करता है। यह रसायन आसानी से सुलभ है क्योंकि इसे हर दो दिन में आपूर्ति की जाती है। इसके तेज़ उत्पादन के बावजूद, इसे फिर से भरने के लिए संसाधनों की आवश्यकता होती है। इन प्रक्रियाओं के दौरान, आपका शरीर ग्लाइकोजन और फ्रुक्टोज को परिवर्तित करके ऊर्जा खर्च करता है। यह उन हार्मोनल संदेशों (hormonal messages) का उत्पादन करने के लिए आवश्यक ऊर्जा के अतिरिक्त है, जो पहली जगह में प्रक्रियाओं को शुरू करने के लिए आवश्यक हैं।

परिणामस्वरूप, शुक्राणुओं को फिर से भरने की प्रक्रिया वीर्यद्रव को फिर से भरने की तुलना में अधिक समय लेती है। यह समझा जा सकता है कि क्यों कुछ व्यक्ति गलती से मानते हैं कि शुक्राणु समाप्त नहीं हो सकते। वास्तव में, शुक्राणुओं की कम संख्या या खराब गुणवत्ता होने के बावजूद, वीर्यद्रव की पर्याप्त मात्रा के साथ स्खलन का अनुभव करना संभव है। वास्तव में आपके शुक्राणु की आपूर्ति समाप्त होना संभव है। [13]

वीर्य उत्पादन हमारे शरीर में एक स्वतः जैविक प्रक्रिया है, लेकिन हम अक्सर इसके महत्व की कद्र नहीं करते हैं। वीर्य की हर बूंद में अपार ऊर्जा और क्षमता होती है। वीर्य की एक बूंद से कई महान व्यक्तित्व पैदा हो सकते हैं, जैसेकि नायक, वैज्ञानिक, योद्धा और लेखक। और वीर्य की एक बूंद से कई और महान व्यक्तित्व पैदा होते रहेंगे। यह एक परम सत्य है।

अध्याय 7

ब्रह्मचर्य एक खतरा नहीं , बल्कि एक वरदान है

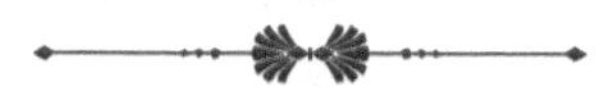

आज बहुत से लोग मानते हैं कि यौन संयम, स्वास्थ्य और खुशी के लिए हानिकारक है और यह पुराने जमाने की धार्मिक हठ धर्मिता और वैज्ञानिक अज्ञानता का अवशेष है। कामुकता पर कुछ स्वयंभू विशेषज्ञों ने अपनी पुस्तकों और उत्पादों को बेचने के लिए इस विश्वास का इस्तेमाल किया है, और लोगों के बीच संयम का डर पैदा किया है, जो सोचते हैं कि यह तंत्रिका और मानसिक विकारों (nervous and mental disorders) का कारण बन सकता है और एक गंभीर स्वास्थ्य समस्या पैदा कर सकता है। कुछ डॉक्टरों और मनोवैज्ञानिको ने भी इस दृष्टिकोण को अपनाया है, और युवा पुरुषों को संयम के कथित खतरों का सामना करने के बजाय वेश्याओं के साथ यौन संबंध बनाने और खुद को यौन रोगों की ओर झोंकने की सलाह दी है। हालांकि , यह दृष्टिकोण ठोस सबूतों पर आधारित नहीं है, बल्कि गलत धारणाओं पर आधारित है।

तथ्यों की सावधानी पूर्वक जांच से पता चलेगा कि संयम न केवल हानि रहित है, बल्कि व्यक्ति के शारीरिक और मानसिक स्वास्थ्य के लिए फायदेमंद है और जब किसी ऐसे व्यक्ति में समस्याएँ उत्पन्न होती हैं जो सामान्य यौन संबंध नहीं बना रहा है, तो इसका कारण संयम नहीं है, बल्कि यौन अभिव्यक्ति का कोई अन्य रूप है, जैसे कि हस्तमैथुन, अत्यधिक रात्रिस्खलन, आदि। यह सर्वविदित है कि वीर्य में कई ऐसे पदार्थ होते हैं जो तंत्रिका तंत्र और मस्तिष्क के पोषण और कामकाज के लिए महत्वपूर्ण हैं, जैसे कि लेसिथिन, कोलेस्ट्रॉल, फॉस्फोरस और अन्य । इसलिए, यह निष्कर्ष निकालना तर्कसंगत है कि यौन संयम , या वीर्य के संरक्षण का अर्थ है इन पदार्थों का संरक्षण और जीवन शक्ति में वृद्धि, जबकि वीर्य की हानि, का अर्थ है इन पदार्थों का नुकसान और जीवन शक्ति में कमी। इसके अलावा, वीर्य की लगातार कमी से

बुढ़ापे के लक्षण हो सकते हैं, जिसे कुछ वैज्ञानिकों ने रक्त में सेक्स हार्मोन की मात्रा बढ़ाकर उलटने की कोशिश की है।

मार्क जैकुआ की कंजर्वेशन थेरेपी (Mark Jacua's Conservation Therapy) बताती है कि सेक्स हॉर्मोन सेक्स ग्रंथियों द्वारा आंतरिक और बाहरी दोनों तरह से उत्पन्न होते हैं और वीर्य में मौजूद होते हैं। वे व्यक्ति की शारीरिक और मानसिक विशेषताओं के लिए जिम्मेदार होते हैं। पुरुषों में महिलाओं की तुलना में मुख्य पुरुष सेक्स हॉर्मोन टेस्टोस्टेरोन(Testosterone) का स्तर बहुत अधिक होता है। टेस्टोस्टेरोन न केवल शरीर को प्रभावित करता है, बल्कि मस्तिष्क को भी प्रभावित करता है और मन पर उत्तेजक प्रभाव डालता है। यह देखा गया है कि टेस्टोस्टेरोन पुरुषों और महिलाओं दोनों में बुद्धिमत्ता, आक्रामकता, प्रेरणा, ऊर्जा और मनोदशा से संबंधित है ।

दुर्घटना या बीमारी से नपुंसक (Castrated) हुए पुरुषों में टेस्टोस्टेरोन का स्तर कम हो जाता है और वे ऊर्जा, मनोदशा और प्रेरणा में गिरावट का अनुभव करते हैं । टेस्टोस्टेरोन का सेवन करके इन प्रभावों को उलटा किया जा सकता है। जिन पुरुषों के वृषण(testes) निष्क्रिय होते हैं, उनमें ऊर्जा का स्तर भी कम होता है, जो उन्हें प्राप्त होने वाले टेस्टोस्टेरोन की मात्रा पर निर्भर करता है। टेस्टोस्टेरोन प्राप्त करने के बाद उनका ऊर्जा स्तर बढ़ जाता है और अगली खुराक तक कम हो जाता है । यौवन अवस्था तक पहुँच चुके पुरुषों में टेस्टोस्टेरोन की कमी के कारण "नपुंसकता" (Eunuchoidism) नामक स्थिति उत्पन्न होती है, जो उदासीनता, वापसी (withdrawal) , दुख, पहल की कमी और हाइपोएक्टिविटी से चिह्नित होती है ।[14] टेस्टोस्टेरोन एक सेक्स हार्मोन है जो मस्तिष्क को प्रभावित करता है और यह समझा जा सकता है कि पुरुषों ने मानसिक क्षेत्रों में महिलाओं की तुलना में ऐतिहासिक रूप से अधिक विकास किया है। आज भी, महिलाओं के लिए अधिक अवसरों के होने के उपरांत , पुरुषों को अभी भी सभी पेटेंट का 98% मिलता है। मुख्य महिला सेक्स हार्मोन प्रोजेस्टेरोन(Progesterone) मनोदशा से जुड़ा है, लेकिन बुद्धिमत्ता से नहीं । टेस्टोस्टेरोन पुरुषों में स्थानिक क्षमता (spatial ability) में सुधार करने के लिए दिखाया गया है, लेकिन केवल तभी यह संभव है जब यह एक महत्वपूर्ण विकासात्मक चरण के दौरान पर्याप्त मात्रा में मौजूद हो।[15]

गंभीर मानसिक विकारों, जैसे सिज़ोफ्रेनिया (schizophrenia) , मनोविकृति (psychosis)और एनोरेक्सिया नर्वोसा(anorexia nervosa) वाले पुरुषों में टेस्टोस्टेरोन का स्तर कम होता है। इन पुरुषों (और महिलाओं) में यौन गतिविधि भी अधिक होती है।

क्रेमर (1967) ने पाया कि पुरुषों में कम यौन गतिविधि टेस्टोस्टेरोन के स्तर को बढ़ाती है, जो आईक्यू (IQ) , मनोदशा और प्रेरणा को बढ़ा सकती है। कुछ सिज़ोफ्रेनिया के मरीजों में, प्रकरण से पहले अधिक यौन गतिविधि होती है। इससे पता चलता है कि अधिक यौन गतिविधि गंभीर मानसिक समस्याओं को और भी बदतर बना सकती है।[16]

टेस्टोस्टेरोन का स्तर शरीर में प्रोस्टाग्लैंडीन (Prostaglandin) के स्तर को भी नियंत्रित करता है। प्रोस्टाग्लैंडीन ऐसे पदार्थ हैं जो शरीर के कई हिस्सों में बनते और इस्तेमाल होते हैं। जीवित ऊतकों (Tissues) पर किसी भी प्राकृतिक पदार्थ की तुलना में इनका सबसे ज़्यादा प्रभाव होता है। ये शरीर के कई कार्यों में शामिल होते हैं, जैसे रक्तचाप, दर्द, सूजन और तंत्रिका संकेत (nerve signals) । ये मस्तिष्क में सेरोटोनिन के स्तर को भी प्रभावित कर सकते हैं क्योंकि सेरोटोनिन और प्रोस्टाग्लैंडीन के प्रभाव समान होते हैं।[17]

अधिकांश जानवर प्रोस्टाग्लैंडीन नहीं बनाते हैं, भले ही उनकी जैव रसायन शास्त्र मनुष्यों के समान हो। केवल खरगोश, भेड़ और कुछ बंदर ही प्रोस्टाग्लैंडीन बनाते हैं, और मनुष्य उनसे कहीं ज़्यादा बनाते हैं। पुरुष वीर्य पुटिका शरीर(Seminal Vesicles) में सबसे अधिक प्रोस्टाग्लैंडिंस बनाती है, और पुरुष वीर्य में बहुत सारे प्रोस्टाग्लैंडीन होते हैं।

पुरुष एक स्खलन में जितने प्रोस्टाग्लैंडीन खोते हैं, उतने प्रोस्टाग्लैंडीन महिलाएं एक दिन में अपने पूरे शरीर में नहीं बनाती हैं। यह स्पष्ट नहीं है कि पुरुष वीर्य में प्रोस्टाग्लैंडीन क्यों होते हैं, क्योंकि वे शुक्राणु या निषेचन (Fertilization) में मदद नहीं करते हैं। महिलाएं योनि और गर्भाशय में प्रजनन के बाद पुरुष प्रोस्टाग्लैंडीन को अवशोषित करती हैं, और उन्हें प्राप्त करने के लिए उनके गर्भाशय में विशेष कोशिकाएँ होती हैं। एक पुरानी कहावत है कि प्रजनन के दौरान महिलाएं पुरुषों की तुलना में अधिक मजबूत होती हैं, और यह रासायनिक स्तर पर सच हो सकता है। प्रोस्टाग्लैंडीन शरीर के सबसे परिष्कृत उत्पादों में से एक हैं, और महिलाओं को ये "सुपर-केमिकल" पुरुषों से मिलते हैं।[18]

अध्याय 8

यौन ओर्गास्म के हानि कारक प्रभाव और यौन आवश्यकता का भ्रम

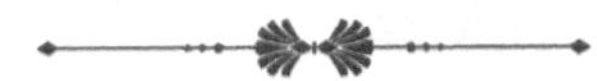

यौन संभोग के ओर्गास्म (sexual orgasm) को अक्सर आनंद और संतुष्टि के स्रोत के रूप में देखा जाता है, लेकिन यह स्वास्थ्य और कल्याण के लिए नकारात्मक परिणाम भी हो सकता है। इस बात के पुख्ता सबूत हैं कि यौन संयम, या सेक्स से परहेज़ करना, फायदेमंद है और माना जाता है कि "यौन आवश्यकता" एक मिथक(कल्पना)है। यह सबूत यौन संभोग के दुर्बल करने वाले प्रभावों के अध्ययन से आता है, जो तत्काल और गंभीर होते हैं। ये प्रभाव न केवल तंत्रिका तंत्र के कारण होते हैं, बल्कि वीर्य की हानि के कारण भी होते हैं, जिसमें कैल्शियम, लेसिथिन और अन्य पदार्थ होते हैं जो तंत्रिकाओं के सामान्य कामकाज के लिए आवश्यक होते हैं ।

हैवलॉक एलिस ने अपने "सेक्स के मनोविज्ञान में अध्ययन" (Studies in the Psychology of Sex) में, इस विषय पर डॉ. एफ.बी. रॉबिन्सन की टिप्पणियों का हवाला दिया है, जैसा कि न्यूयॉर्क स्टेट मेडिकल जर्नल में बताया गया है। उन्होंने नोट किया कि कुछ जानवर, जैसे कि घोड़े, बैल और सूअर, अपने पहले संभोग के बाद बेहोशी, थकावट या यहाँ तक कि मृत्यु का अनुभव करते हैं, जिसे रॉबिन्सन, वीर्य की हानि के कारण होने वाले मस्तिष्क एनीमिया के लिए जिम्मेदार मानते हैं। उन्होंने एक ऐसे मामले का भी उल्लेख किया है जिसमें एक घोड़ी संभोग के तुरंत बाद मर गई। हालाँकि, कुत्ते बेहोश नहीं होते, क्योंकि उनका संभोग लंबा और कम झटके (Orgasmic shock) वाला होता है; उनके पास वीर्य पुटिकाएं (seminal vesicles) भी नहीं होती हैं, जो वीर्य को संग्रहित करती हैं।[19]

हैवलॉक एलिस लिखते हैं: "जब हमें एहसास होता है कि यौनक्रिया के समय अत्यधिक उत्तेजना के ख़तम होने के तुरंत बाद शिथिलता (detumescence) की प्रक्रिया में जैविक दुष्प्रभाव (organic convulsion) कितनी गहरी होती है, और मोटर उत्तेजना कितनी बड़ी होती है, तो हम समझ सकते हैं कि संभोग के बाद बहुत गंभीर प्रभाव हो सकते हैं। जानवरों में भी, कभी-कभी ऐसा होता है। युवा बैल और घोड़े पहली मुलाकात के बाद बेहोश हो जाते हैं; सूअर भी इसी तरह गंभीर रूप से प्रभावित होते हैं; घोड़ी के मरने की भी सूचना मिली है। मानव प्रजाति में, और विशेष रूप से पुरुषों में, शायद, जैसा कि ब्रायन रॉबिन्सन ने टिप्पणी की है, क्योंकि महिलाओं को अधिक धीमी गति से होने वाली शिथिलता से सुरक्षा मिलती है - न केवल मृत्यु बल्कि असंख्य दुष्प्रभाव और दुर्घटनाएँ संभोग के तुरंत बाद होने के बारे में जानी जाती हैं, ये परिणाम मुख्य रूप से शिथिलता की प्रक्रिया में शामिल संवहनी और मांसपेशियों की उत्तेजना (vascular and muscular excitement) के कारण होते हैं । युवा पुरुषों में पहली बार संभोग के बाद बेहोशी, उल्टी, पेशाब और शौच की घटनाएँ देखी गई हैं ।

मिर्गी अक्सर लगातार दर्ज नहीं की गई है । कई अंगों के घाव, यहाँ तक कि तिल्ली का फटना भी कभी-कभी हुआ है। परिपक्व उम्र के पुरुषों में, धमनियाँ(arteries) कई बार उच्च रक्तचाप को कम करने में असमर्थ रही हैं और पक्षाघात(पैरालिसिस) के साथ मस्तिष्क रक्तस्राव हुआ है । वृद्ध पुरुषों में, किसी अजनबी स्त्री के साथ संभोग की उत्तेजना कभी-कभी मृत्यु का कारण बनती है, और ऐसे कई मामले ज्ञात हैं जिनमें प्रतिष्ठित व्यक्ति युवा पत्नियों या वेश्याओं की बाहों में इस प्रकार मर गए ।[20]

उन्होंने ऐसे कई मामलों का भी उल्लेख किया है जिनमें पुरुषों की मृत्यु उन स्त्रियों के साथ संभोग के बाद हुई जो उनकी पत्नियाँ नहीं थीं, जैसे कि प्रसिद्ध रूसी जनरल स्कोबेलॉफ, एक न्यायाधीश, सत्तर वर्ष का व्यक्ति, एक बूढ़ा व्यक्ति , 48 वर्षीय पुरुष, और एक साठ वर्षीय पुरुष। ये मौतें आम तौर पर वृद्ध पुरुषों में होती हैं, और अपरिचित महिलाओं के साथ संभोग के बाद, जो उनकी पत्नियों के साथ संभोग की तुलना में अधिक तीव्र और हिंसक होती है। उन्होंने हूणों के राजा अटिला के मामले का भी उल्लेख किया है, जो अपनी युवा पत्नी के साथ संभोग करते समय मर गया था ।

एक्टन, एक सम्मानित चिकित्सा विशेषज्ञ, ने नोट किया कि कुछ लोगों को संभोग के अंत में दौरे जैसी ऐंठन होती है। इससे वे बहुत थक जाते हैं । यह नर-मादा में बहुत स्पष्ट है और अन्य जानवरों में भी होता है । प्रजनन और मृत्यु के बीच का संबंध उड़ने वाले कीटों में अच्छी तरह से जाना जाता है, जैसे कि आम मेफ्लाई। वे पंख वाले हो जाते हैं, नृत्य करते हैं और

संभोग करते हैं, अंडे देते हैं और मर जाते हैं, यह सब कुछ ही घंटों में होता है। उच्च जानवरों में, इन लेखकों का कहना है, प्रजनन से मरने का जोखिम बहुत कम हो गया है, लेकिन मृत्यु अभी भी हो सकती है, यहां तक कि मानव जीवन में भी, वासना जनित प्रेम के प्रत्यक्ष परिणाम के रूप में । थोड़ी सी भी यौन गतिविधि का थका देने वाला प्रभाव सर्वविदित है, साथ ही जब व्यक्ति की ऊर्जा कम होती है तो बीमार होने की संभावना भी अधिक होती है। प्रजनन मृत्यु की शुरुआत है।[21]

अपनी पुस्तक, "विज्ञान ने संयम के शारीरिक लाभों की खोज की" (Science Discovered the Physiological Benefits of Continence) में, आर.डब्ल्यू. बर्नार्ड ने यौन तंत्र के आवश्यक कार्यों पर प्रकाश डाला है। इसके दो मुख्य कार्य हैं: आंतरिक स्राव,(Internal Secretion) जो पहला है, और प्रजनन, जो दूसरा है। इन अंतःस्रावी अंगों के किसी भी दुरुपयोग से तंत्रिका संबंधी विकार (Nervous disorders) , समय से पहले बुढ़ापा और यहां तक कि मृत्यु भी हो सकती है।

बर्नार्ड ने "द मैरिज लॉ" में मेलविल कीथ, एम.डी. को उद्दत करते हुए कहा कि वीर्य के हर उत्सर्जन (emission) के साथ, मूल्यवान पोषक तत्व और रक्त कणिकाएँ नष्ट हो जाती हैं। यह हानि शरीर की जोड़ों के तेल, नई मांसपेशियों और मस्तिष्क सामग्री जैसे आवश्यक पदार्थों को बनाने की क्षमता को प्रभावित करती है। कीथ इस बात पर जोर देते हैं कि वीर्य को बाहर निकालने से जीवन के महत्वपूर्ण घटकों की बर्बादी होती है, जिससे पक्षाघात(पैरालिसिस), मिरगी , गठिया और अन्य स्वास्थ्य समस्याएं और नकारात्मक परिणाम होते हैं।[22]

ओर्गास्म (sexual orgasm) और मिर्गी के दौरे के बीच समानता को विभिन्न लेखकों ने नोट किया है। वीर्य स्राव के दौरान कैल्शियम की अचानक वापसी जैव रासायनिक रूप से अतिपेशि उत्तेजना जैसे लक्षणों (tetany-like symptoms) को प्रेरित करती है, जो मिर्गी के दौरे जैसा होता है। एक्टन के अनुसार, यौन संभोग के बाद मानसिक सुस्ती और शारीरिक थकावट मिर्गी के दौरे के प्रभावों को दर्शाती है। एक्टन इस बात पर जोर देते हैं कि केवल परिपक्व व्यक्ति ही कभी-कभार संभोग के कृत्यों को बिना किसी नुकसान के संभाल सकते हैं, खासकर युवा व्यक्तियों में जहां वृद्धि और विकास के लिए महत्वपूर्ण शक्तियों का संरक्षण महत्वपूर्ण है। [23]

डॉ. डेसलैंड्स ने देखा कि यौन गतिविधि में शामिल होने के बाद, नेपोलियन जैसे कुछ व्यक्तियों को मिर्गी के दौरे का अनुभव होता है। वह बताते हैं कि मिर्गी से ग्रस्त कुछ लोगों को यौन संबंध बनाने पर दौरे पड़ सकते हैं। इस संबंध को नेपोलियन के उदाहरण के माध्यम से उजागर किया गया है, जो जब भी संभोग करने का प्रयास करते थे , उसे दौरे पड़ते थे।[24]

अपनी कृति "सैनिटी एंड इनसैनिटी" (Sanity and Insanity) में, अंग्रेजी मनोचिकित्सक मर्सिएर, यौन गतिविधि के बाद के परिणामों पर चर्चा करते हैं। उन्होंने उल्लेख किया है कि संभोग के बाद तन्द्रा और थकान शरीर की ऊर्जा पर एक महत्वपूर्ण तनाव का संकेत देती है, जो मुख्य रूप से तंत्रिका तंत्र और मस्तिष्क को प्रभावित करती है। जबकि एक सामान्य रूप से गठित यौन संभोग के तनाव को जीव संभाल सकता है जब तक कि अत्यधिक दोहराया न जाए, स्वाभाविक रूप से कम ऊर्जा स्तर वाले लोगों को मस्तिष्क की कार्यप्रणाली में गड़बड़ी का अनुभव हो सकता है, खासकर अगर इस तरह की आसक्ति कम उम्र में शुरू होती है। मर्सिएर ने नोट किया कि पागलपन के मामलों का एक हिस्सा यौन अतिरेक के कारण होता है, जिससे तंत्रिका तंत्र (Nervous system) की उच्च शक्तियों में गिरावट आती है।[25]

मर्सिएर के अनुसार, ओर्गास्म (sexual orgasm) स्वाभाविक रूप से जीव पर विघटनकारी प्रभाव डालता है, जिससे ऊर्जा की हानि होती है और उदासीनता, सुस्ती और मनोभ्रंश होता है, खासकर जब बार-बार दोहराया जाता है। तंत्रिका तंत्र में यह कम ऊर्जा की अभिव्यक्तियों (manifestations) की कमी या कमजोर अभिव्यक्तियों (feeble expressions of energy) की ओर ले जाती है।

मर्सिएर इस स्थिति को मनोभ्रंश के रूप में वर्णित करते हैं , जिसकी विशेषता है मानसिक संचालन करने में असमर्थता, सुस्ती, भावनाओं की धीमी गति और उन्नत भावनाओं के नुकसान । यहाँ तक कि कम अत्यधिक भोग के मामलों में भी, पतन होता है, गिरावट होती है, और गिरावट मनोभ्रंश जैसी होती है, जो संग्रहीत ऊर्जा में कमी का संकेत देती है ।[26]

मर्सिएर ने ऐसे व्यक्तियों की एक महत्वपूर्ण संख्या का भी उल्लेख किया है जो प्रारंभिक जीवन में अत्यधिक यौन भोग के कारण समय से पहले मानसिक शक्ति क्षय, ऊर्जा क्षय और बुढ़ापे का अनुभव करते हैं । युवा व्यक्ति, जो शुरू में ऊर्जावान होते हैं, यौन अतिरेक में लिप्त हो जाते हैं जो उस समय हानिरहित लग सकता है । हालाँकि, जैसे-जैसे समय बीतता है, परिणाम स्पष्ट होते जाते हैं, जैसे कि एक फिजूलखर्च व्यक्ति अपनी पूंजी पर जी रहा हो, समय

से पहले ही यौन ऊर्जा समाप्त कर रहा हो और मध्य आयु से पहले ही उसके दुष्परिणामों का सामना कर रहा हो ।[27]

हरबर्ट स्पेंडर, एक बुद्धिमान दार्शनिक जो ब्रह्मचारी जीवन जीते थे , वे अत्यधिक यौन गतिविधि के परिणामों की व्याख्या करते हैं | वह नोट करते हैं कि यह पुरानी स्वास्थ्य समस्याओं, शारीरिक गतिविधि में कमी, मानसिक शक्ति में गिरावट और कभी-कभी पागलपन का कारण बन सकता है। विशेषज्ञ, जो अच्छी तरह से मूल्यांकन कर सकते हैं, इस बात से सहमत हैं कि इस तरह की अधिकता से होने वाला कुल नुकसान अन्य सभी प्रकार की अधिकता से होने वाले नुकसान से कहीं अधिक है ।[28]

हैवलॉक एलिस, जनवरी 1879 के "जर्नल ऑफ़ मेंटल साइंस" में एक मामले पर चर्चा करते हुए, एक ऐसे व्यक्ति का उल्लेख करते हैं जिसकी तीन पत्नियाँ यौन अधिकता के कारण शादी के बाद पागल हो गईं। वह ऐसे मामलों का वर्णनकरते हैं जहाँ शारीरिक थकावट, संदेह और भ्रम, यौन अधिकता के सामान्य परिणाम हैं । जनवरी 1893 में सर्जरी के अभिलेखागार में उल्लेखित हचिंसन ने विवाह के बाद यौन अतिरेक के परिणामस्वरूप पुरुषों में अस्थायी अंधेपन के तीन मामलों को दर्ज किया है। ऐतिहासिक चिकित्सा स्रोत भी संभोग के विभिन्न प्रतिकूल प्रभावों को जिम्मेदार ठहराते हैं, जैसे पागलपन, बेहोशी, मिर्गी, याददाश्त की हानि, अंधापन, गंजापन, एकतरफा पसीना आना और यहां तक कि मृत्यु भी।[29]

प्रोफेसर लिडस्टन बताते हैं कि यौन अतिरेक के परिणाम हस्तमैथुन के समान ही हैं । दोनों ही रक्त रसायन और सामान्य चयापचय की गड़बड़ी से उत्पन्न होते हैं जो कैल्शियम, फास्फोरस, लेसिथिन, कोलेस्ट्रॉल, एल्बुमिन और आयरन जैसे पदार्थों के हटने के कारण होता है, जो वीर्य के घटक हैं। जबकि हस्तमैथुन के नकारात्मक प्रभावों पर अधिक ध्यान केंद्रित किया गया है, लिडस्टन का मानना है कि यौन अतिशयता न्यूरैस्थेनिया (Neurasthenia) का एक महत्वपूर्ण कारण है, जो एक व्यापक आधुनिक बीमारी है। वह इस बात पर जोर देते हैं कि संभोग में संयम न केवल लंबे समय तक पौरुष को बढ़ावा देता है बल्कि दीर्घायु में भी योगदान देता है। पुरुषों और महिलाओं दोनों में न्यूरैस्थेनिया के कई मामले ज्यादा यौन संभाग के कारण होते हैं।[30]

डॉ. टैल्मी बताते हैं कि बार-बार यौन क्रियाकलाप करने से एनीमिया, कुपोषण, कमजोर मांसपेशियां और तंत्रिकाएं तथा मानसिक थकावट होती है। जो लोग अत्यधिक यौन क्रियाकलाप करते हैं, उन्हें उनके पीले, लंबे और ढीले चेहरे तथा तनावपूर्ण विशेषताओं से

पहचाना जा सकता है। वे अक्सर उदास महसूस करते हैं और आमतौर पर कठिन या लंबे समय तक शारीरिक या मानसिक कार्य के लिए उपयुक्त नहीं होते हैं। बीमारियों का प्रतिरोध करने की उनकी क्षमता कम होती है, और इसी कारण से विवाहित जीवन की एक निश्चित अवधि के बाद कई महिलाओं का स्वास्थ्य खराब हो जाता है। [31]

प्रोफेसर वॉन ग्रुबर, इस दावे के बारे में ना हैं कि यौन संयम तंत्रिका तंत्र को नुकसान पहुंचा सकता है, लेकिन वे निश्चित हैं कि यौन अतिशयता से नुकसान होता है। उनका मानना है कि बार-बार वीर्य स्राव के परिणामस्वरूप "वृषण के अजीबोगरीब आंतरिक स्राव में कमी" होती है, जो सामान्य रूप से रक्तप्रवाह में अवशोषित होता था । ज्यादा यौन संभोग के तत्काल प्रभावों में दुख, थकान और तन्द्रा शामिल हैं। अतिरिक्त लक्षणों में कमर का दबाव, तंत्रिका चिड़चिड़ापन (nervous irritability), सिर का दबाव, सुस्ती, अनिद्रा, कानों में शब्द बजना, आंखों के सामने धब्बे, प्रकाश से घृणा, हलके कंपन, वास्तविक कंपन, दिल की तेज धड़कन, पसीना आने की प्रवृत्ति और मांसपेशियों में कमजोरी शामिल हैं। याददाश्त कमजोर हो जाती है, नसों में कमजोरी आ जाती है, उदासी का दुख होता है, और शारीरिक या मानसिक प्रयासों में संलग्र होने में अनिच्छा होती है। पाचन क्रिया कम कुशल हो जाती है, और भोजन का उपयोग कम हो जाता है। रक्त की कमी हो जाती है, जिससे संक्रामक बैक्टीरिया, विशेष रूप से ट्यूबरकल बेसिलस (tubercle bacillus) के प्रति प्रतिरोध कम हो जाता है।

अति यौन संभोग शरीर से कैल्शियम को खत्म करने की प्रवृत्ति के कारण उपभोग के लिए प्रवृत्त होती है। जननांगों की कमजोरी, समय से पहले स्खलन, बार-बार रात में स्खलन और बढ़ती नपुंसकता आम हैं। अधिक बार रात में स्खलन, तंत्रिका चिड़चिड़ापन और थकावट को बढ़ाता है, खासकर युवा और बुजुर्गों में । युवाओं में, यौन अतिशयता चयापचय (metabolism) और विकास प्रक्रियाओं को नकारात्मक रूप से प्रभावित करके शारीरिक और मानसिक विकास में बाधा डालती है। बुजुर्गों में, यह मृत्यु को तेज कर देती है, जिससे अक्सर दिल का दौरा पड़ सकता है। [32]

अध्याय 9

हस्तमैथुन मनुष्य की आवश्यकता एक मिथक है

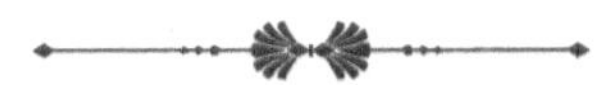

इस अध्याय का उद्देश्य आपको हस्तमैथुन को एक नई दृष्टि में देखने में मदद करना है, उन गलत धारणाओं से मुक्त होना है जो शायद आपकी समझ को धुंधला करती हैं। डॉ. एल लेनैंटो चर्चा करते हैं कि पुरुषों में शुक्राणु स्राव के माध्यम से वीर्य इच्छा विरूद्ध निकलने से तंत्रिका थकावट कैसे होता है । यह वैवाहिक संबंधों के अंदर और बाहर यौन और अन्य भावुक गतिविधियों के कारण हो सकता है, जो वयस्क और युवाओं दोनों को प्रभावित करता है ।[33]

जननांगों और सिर के बीच का संबंध टूटने के दो सामान्य मुद्दे, हस्तमैथुन और अपूर्ण संभोग (onanism) (congressus interruptus of Onan), अक्सर नियमित यौन गतिविधियों में अधिकता से अधिक साधारण रूप से टूटने का कारण बनते हैं । इनमें से, हस्तमैथुन जोखिम भरा है क्योंकि यह आमतौर पर अपरिपक्व बच्चों में शुरू होता है और जब ज्यादा किया जाता है, तो केंद्रीय तंत्रिका तंत्र (central nervous system) में थकान और हल्की नींद का कारण बनता है ।

डॉ. बर्नार्ड टैल्मी का सुझाव है कि नसों की कमजोरी (neurasthenia) तंत्रिका कोशों (Nerve cells) में लेसिथिन की कमी से होता है और लेसिथिन यौनक्रिया से खाली होता हैं । यह उनके खोजपत्र, "आज की यौन समस्याएँ, अत्यधिक हस्तमैथुन के कारण हिस्टीरिकल पागलपन के मामले के साथ" (Sexual Problems of Today, with a Case of Hysterical Insanity Caused by Excessive Masturbation) में उजागर किया गया है।[34]

1772 में, विचमैन ने शुक्राणुशोथ (spermatorrhea), खपत और विषाद रोग (Hypochondria) के बीच एक संबंध देखा। उनका मानना था कि हस्तमैथुन और अत्यधिक

यौन गतिविधि जिसमें कब्ज एक रोमांचक भूमिका निभाता था। पतले, पीले और कमजोर पुरुष, विशेष रूप से जो कामों में आलसी होते हैं, वह इन क्रियाओं में लिप्त पाये जाने के कारण ऐसे होते है ।[35]

सेल्सस और सैटोरियस ने वीर्य की हानि को खपत और अन्य स्वास्थ्य समस्याओं से भी जोड़ा तथा शरीर पर पड़ने वाले प्रभाव पर जोर दिया। मीशर ने शुक्राणु की पूंछ को इस तरह से तोडा है:[36]

- प्रोटीन: 41.90%

- फॉस्फोराइज्ड वसा (लेसिथिन): 31.83%

- कोलेस्ट्रॉल: 26.27%

  संपूर्ण शुक्राणु को ध्यान में रखते हुए, इसकी संरचना इस प्रकार है:[37]

- प्रोटीन: 83.76%

- लेसिथिन: 7.47%

- अन्य वसा: 4.53%

- कोलेस्ट्रॉल: 2.53%

चक्रवर्ती ने पूंछ को प्रोटीन, लेसिथिन, कोलेस्टेरिन और लिपोइड्स से बना हुआ बताते हुए इसमें और भी कुछ जोड़ा है। उन्होंने बताया कि इसकी संरचना मज्जाहीन तंत्रिकाओं (non-medullated nerves) या अक्ष-सिलेंडर (axiscylinder) के समान है।[38]

जब सेक्स ग्रंथियां रक्त से बहुत अधिक लिपोइड्स (lipoids) निकालती हैं, तो यह एड्रेनल कॉर्टेक्स (adrenal cortex) को प्रभावित करता है, ठीक उसी तरह जैसे मीशर ने मांसपेशियों को प्रभावित करने वाले प्रोटीन को निकालने का अवलोकन किया था। गोनाड्स (gonads) में अति सक्रियता से , एड्रेनल कॉर्टेक्स से लिपोइड्स को निकालने से , इसका अपक्षय होता है।[39]

डिमेंशिया प्राइकॉक्स (dementia praecox) के मामलों में, जो आमतौर पर हस्तमैथुन की लत वालों में पाया जाता है, मॉट ने न केवल एड्रेनल कॉर्टेक्स के अपक्षय को देखा है , बल्कि अंडकोषों के क्रमिक संकुचन को भी देखा है | इसके अलावा, शुक्राणुओं को बनाने के लिए रक्त से अत्यधिक मात्रा में न्यूक्लियोप्रोटीन और अन्य पदार्थों को निकालने से थाइमस

ग्रंथि के आकार में कमी हो सकती हैं। इससे यह स्पष्ट हो सकता है कि यौवन के बाद अक्सर ऐसे परिवर्तन क्यों होते हैं। [40]

पीनियल ग्रंथि में लेसिथिन की अधिक मात्रा को देखते हुए, यह सोचा जा सकता है कि क्या पीनियल ग्रंथि का अपक्षय, थाइमस के साथ, इसी तरह के कारण से होता है। प्रो. साजौस थाइमिक ऊतक (thymic tissue) और लिम्फोसाइटों (Lymphocytes) में न्यूक्लिन की उल्लेखनीय समृद्धि को इंगित करते हैं, जो शुक्राणुओं के सिर के समान होते हैं। [41]

अध्याय 10

मस्तिष्क और वीर्य के बीच आश्चर्यजनक संबंध

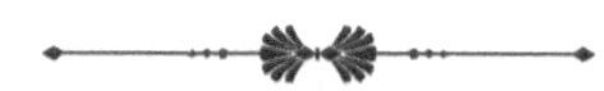

मस्तिष्क कोशिकाओं और शुक्राणुओं के बीच समानताएं

मस्तिष्क कोशिकाओं और शुक्राणुओं के सिर में पाए जाने वाले प्रोटीन में आश्चर्यजनक समानताएं होती हैं। दोनों में प्रचुर मात्रा में न्यूक्लिक एसिड होता है और शुक्राणुओं के सिर, मस्तिष्क कोशिकाओं में निस्सल पदार्थ की तरह, न्यूक्लियोप्रोटीन से भरपूर होते हैं। शुक्राणुओं और कॉर्टिकल मस्तिष्क (Cortical brain) कोशिकाओं दोनों का सामान्य गठन उल्लेखनीय रूप से एक जैसा है। उल्लेखनीय रूप से, प्रत्येक स्खलन में 22 करोड़ 60 लाख से अधिक शुक्राणु, स्खलन करते हैं, शरीर मस्तिष्क कोशिकाओं के बाद दूसरे स्थान पर फॉस्फोरस की काफी मात्रा खो देते हैं। [42]

मस्तिष्क लिपोइड्स की किस्में और उनका प्रभाव

मस्तिष्क लिपोइड दो प्रकार के होते हैं। कुछ, जैसे लेसिथिन, अन्य अंगों में मौजूद होते हैं, जबकि अन्य, जैसे सेफलिन, फ्रेनोसिन और केराटिन, मस्तिष्क के लिए विशिष्ट होते हैं। मस्तिष्क के सफेद पदार्थ में स्लेटी पदार्थ की तुलना में दोगुना कोलेस्ट्रॉल होता है। इसके विपरीत,स्लेटी पदार्थ में लेसिथिन की मात्रा दोगुनी और सेफलिन की मात्रा तिगुनी होती है। जैसा कि वैज्ञानिक लैसेन ने देखा, मानसिक विकृत विषयों में मस्तिष्क में वसा और लेसिथिन की मात्रा काफी कम हो जाती है।[43]

वीर्य और तंत्रिका तंत्र (Nervous System) के बीच जैव रासायनिक संबंध

लेसिथिन और कोलेस्टेरिन तंत्रिका और मस्तिष्क कोशिकाओं के सक्रिय प्रोटोप्लाज्म (active protoplasm) में मुख्य घटक हैं, साथ ही वीर्य में भी, जो वसायुक्त पदार्थ के रूप में मस्तिष्क के साथ समानताएं साझा करता है। यह रक्त के माध्यम से वीर्य और केंद्रीय तंत्रिका तंत्र के बीच एक महत्वपूर्ण जैव रासायनिक संबंध को उजागर करता है। वैज्ञानिक साजौस के अनुसार, लेसिथिन शरीर के विभिन्न अंगों में प्रमुख है, जिसमें मस्तिष्क, तंत्रिकाएँ, अंडे की जर्दी, वीर्य, मवाद, श्वेत रक्त कणिकाएँ और किरण के विदत अंग शामिल हैं।[44]

शुक्राणुओं और सेरेब्रल कॉर्टेक्स (Cerebral Cortex) कोशिकाओं के बीच संबंध

शुक्राणुओं और सेरेब्रल कॉर्टेक्स में कोशिकाओं के बीच घनिष्ठ संबंध का होना स्पष्ट है। यदि शुक्राणुओं को डिस्चार्ज नहीं किया जाता है, तो उन्हें रक्तप्रवाह में पुनः अवशोषित किया जा सकता है और मस्तिष्क में ले जाया जा सकता है। उनकी रासायनिक संरचना और लम्बी आकृति में, वे मस्तिष्क कोशिकाओं से मिलते जुलते हैं, दोनों में अधिकांश अन्य कोशिकाओं के विपरीत प्रजनन की क्षमता का अभाव है। यह संबंध संभावित रूप से मस्तिष्क और रीढ़ की हड्डी के मज्जा से गतिमान न्यूरोग्लिया तक विस्तारित हो सकता है।[45]

फॉस्फोरस चयापचय (Phosphorus Metabolism) और सोच

डॉ. इवांस एक दिलचस्प विचार सुझाते हैं कि सोचना मस्तिष्क में फॉस्फोरस चयापचय (Phosphorus Metabolism) का एक चरण है। मानसिक परिश्रम के दौरान, मलमूत्र में फॉस्फेट की मात्रा बढ़ जाती है, जो मस्तिष्क में फॉस्फोरस यौगिकों के ऑक्सीकरण(oxidation of phosphorus compounds) को दर्शाता है। फॉस्फोरस, ऑक्सीजन और पर्याप्त थायराइड हार्मोन सामान्य मस्तिष्क बिजली उत्पादन के लिए महत्वपूर्ण हैं। इनमें से किसी भी तत्व की कमी से मस्तिष्क की क्रियाशीलता में कमी आती है।[46]

वीर्य की हानि और नसों की दुर्बलता (Neurasthenia)

न्यूरैस्थेनिया, फॉस्फोरस या लेसिथिन की कमी की स्थिति, अत्यधिक वीर्य हानि के कारण हो सकती है। वीर्य में प्रचुर मात्रा में मौजूद लेसिथिन, तंत्रिका शक्ति को बनाए रखने में महत्वपूर्ण

भूमिका निभाता है। शराब और यौन संबंध की अधिकता, दोनों ही मस्तिष्क से लेसिथिन को हटाते हैं, जिससे न्यूरोसाइकोपैथिक (neuropsychopathic) स्थितियां और यहां तक कि पागलपन भी हो सकता है।[47]

मस्तिष्क स्वास्थ्य के लिए वीर्य संरक्षण

प्रोफ़ेसर यूजेन स्टीनैच के प्रयोगों से पता चलता है कि यौन ग्रंथियों से आंतरिक स्राव, एक बार परिसंचरण में अवशोषित (resorbed into circulation) होने के बाद, मुख्य रूप से मस्तिष्क और रीढ़ की हड्डी तक पहुँचते हैं, जहाँ वे संग्रहीत होते हैं। स्टीनैच के निष्कर्षों से पता चलता है कि ये स्राव केंद्रीय तंत्रिका तंत्र को प्रभावित करते हैं, संभावित रूप से रक्त की आपूर्ति में स्थानीय परिवर्तन लाते हैं और शरीर के विभिन्न अंगों को प्रभावित करते हैं।[48]

अध्याय 11

दुख और कामुकता का एक अंतर-सांस्कृतिक अध्ययन

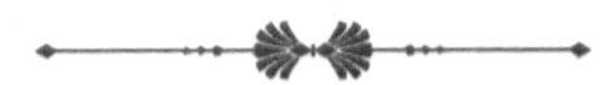

एक छिपा हुआ संबंध: हम में से बहुत से लोग यह नहीं जानते कि हमारा शारीरिक और मानसिक स्वास्थ्य एक दूसरे से कितना जुड़ा हुआ है। इस खंड में, हम जांच करेंगे कि वीर्य की कमी मस्तिष्क को कैसे प्रभावित कर सकती है, और विकसित देशों में अलग-अलग यौन व्यवहार अवसाद दरों से कैसे संबंधित हैं।

हम यौन व्यवहार और मानसिक स्वास्थ्य के बीच संबंध को उजागर करेंगे, खासकर उन संस्कृतियों में जो यौन खुलेपन और ब्रह्मचर्य दोनों का समर्थन करते हैं। हमारा उद्देश्य ऐसे विषय पर प्रकाश डालना है जो अक्सर समाज में वर्जित माना जाता है। हम वैज्ञानिक प्रमाणों की जांच करेंगे और मस्तिष्क पर वीर्य प्रतिधारण के वास्तविक प्रभावों के साथ आम धारणाओं की तुलना करेंगे। हम बदलते सामाजिक मानदंडों के सामने जागरूकता, सहानुभूति और मानसिक शक्ति को बढ़ावा देने की उम्मीद करते हैं।

हमारे शारीरिक और मानसिक पहलुओं के बीच सूक्ष्म संबंध के बारे में सोचें, और अवसाद के आंकड़ों में उन संकेतों को देखें जहां यौन अभिव्यक्ति और संयम बड़े पैमाने पर मानसिक स्वास्थ्य को प्रभावित करते हैं |

वैश्विक सांख्यिकी (Global Statistics) और मूल कारणों पर गहन विचार [49]

आजकल युवाओं में दुख, उदासी, रुचि की कमी, अपराधबोध, नींद न आना, एकाग्रता में कमी, थकान, चिंता और डर की समस्याएँ आम हो गई हैं। अवसाद, जिसे प्रमुख

अवसादग्रस्तता विकार के रूप में भी जाना जाता है, एक मानसिक स्वास्थ्य विकार है जो किसी व्यक्ति के महसूस करने, सोचने और कार्य करने के तरीके को नकारात्मक रूप से प्रभावित करता है। ध्यान देने वाली बात यह है कि आध्यात्मिकता का देश होने के बावजूद भारत कहीं नहीं खड़ा है, चाहे अवसाद की उच्च आवृत्ति का मामला हो या अवसाद की कम आवृत्ति का, जिसे नीचे दिए गए आँकड़ों में जोड़ा गया है। आइए सबसे पहले अवसाद के लक्षणों पर एक नज़र डालें।

अवसाद के लक्षण

तीव्रता में भिन्नता के कारण अवसाद के कई लक्षण दिखाई देते हैं। इनमें निम्नलिखित शामिल हैं:

- उदासी की एक स्थायी भावना

- एक बार आनंद लेने के बाद उस गतिविधियों में रुचि का नुकसान

- भूख में परिवर्तन - वजन घटता या बढ़ता है

- सोने में कठिनाई या बहुत अधिक सोना

- ऊर्जा की कमी या थकान में वृद्धि

- उद्देश्यहीन कार्य या शारीरिक गतिविधियों में वृद्धि , जैसे चहलकदमी (pacing)

- धीमी गति से चलना और बोलना

- दोषी या बेकार महसूस करना

- सोचने या ध्यान केंद्रित करने में कठिनाई

- आत्मविश्वास और आत्मसम्मान में कमी

- नकारात्मक, निराशाजनक या निराशावादी दृष्टिकोण

- आत्म-हानिकारक या आत्मघाती विचार या कार्य

हर साल लगभग 15 वयस्कों में से 1 अवसाद का अनुभव करता है, और 6 में से 1 व्यक्ति किसी समय अवसाद से गुज़रेगा। आवर वर्ल्ड इन डेटा (Our World in Data) अध्ययन का अनुमान है कि वैश्विक आबादी का लगभग 3.4% (त्रुटि के मार्जिन को शामिल करते हुए

2-6%) अवसादग्रस्त है | यह दुनिया भर में लगभग 26 करोड़ 40 लाख लोग हैं। डब्ल्यूएचओ के अनुमान के अनुसार, अवसाद के सबसे अधिक प्रसार वाले दस देश हैं :-

अवसाद की उच्चतम दर वाले शीर्ष 10 देशः

1. यूक्रेन - 6.3%

2. संयुक्त राष्ट्र अमेरिका - 5.9% (बराबरी)

3. एस्टोनिया - 5.9% (बराबरी)

4. ऑस्ट्रेलिया - 5.9%(बराबरी)

5. ब्राजील - 5.8%

6. ग्रीस - 5.7% (बराबरी)

7. पुर्तगाल - 5.7% (बराबरी)

8. बेलारूस - 5.6% (बराबरी)

9. फिनलैंड - 5.6% (बराबरी)

10. लिथुआनिया - 5.6% (बराबरी)

अवसाद की सबसे कम दर वाले शीर्ष 10 देशः

1. सोलोमन द्वीप - 2.9%

2. पापुआ न्यू गिनी - 3.0% (बराबरी)

3. तिमोर-लेस्ते - 3.0% (बराबरी)

4. वानुअतु - 3.1% (बराबरी)

5. किरिबाती - 3.1% (बराबरी)

6. दक्षिण - 3.2% (बराबरी)

7. समोआ - 3.2% (बराबरी)

8. लाओस - 3.2% (बराबरी)

9.   नेपाल - 3.2% (बराबरी)

10. फिलीपींस - 3.3%

जबकि ऊपर (और नीचे) सूचीबद्ध संख्या मूल्यवान और महत्वपूर्ण हैं, यह याद रखना महत्वपूर्ण है कि वास्तविक दरें संभवतः बहुत अधिक हैं, खासकर कम विकसित देशों में। अत्यधिक विकसित देशों में अवसाद का निदान होने की संभावना अधिक है, जहाँ मानसिक बीमारियों की पहचान और उपचार के लिए बेहतर स्वास्थ्य सेवा और बुनियादी ढाँचा बेहतर ढंग से सुसज्जित है।

इसलिए, कम विकसित देशों में अवसाद कम नहीं है - बल्कि, मानसिक बीमारियों का उनका उपचार अक्सर भूख, बीमारी और स्वच्छता जैसी व्यापक चिंताओं के पीछे छूट जाता है। विश्व स्वास्थ्य संगठन का अनुमान है कि निम्न और मध्यम आय वाले देशों में मानसिक विकार वाले 76-85% लोगों को आवश्यक उपचार नहीं मिल पाता है। इसके अलावा, विकसित देशों में भी मानसिक बीमारी के कई मामले खत्म नहीं हो पाते और रिपोर्ट नहीं हो पाते, क्योंकि मरीज या तो शर्मिंदा होते हैं या उन्हें पता ही नहीं होता कि यह चिकित्सकीय रूप से उपचार योग्य स्थिति है ।

अवसाद कितना आम है ?

*   दुनिया भर में 26 करोड़ 40 लाख से अधिक लोग अवसाद से पीड़ित हैं । (विश्व स्वास्थ्य संगठन, 2020)

*   अवसाद विकलांगता का शीर्ष वैश्विक कारण है । (विश्व स्वास्थ्य संगठन, 2020)

*   तंत्रिका-मनोविकार (Neuropsychiatric disorders) अमेरिका में विकलांगताओं की सूची में सबसे ऊपर हैं, जिनमें प्रमुख अवसादग्रस्तता विकार (Major Depressive Disorder) सबसे आम है । (राष्ट्रीय मानसिक स्वास्थ्य संस्थान,2013)

अमेरिका में अवसाद के आंकड़े

*   राष्ट्रीय मानसिक स्वास्थ्य संस्थान (2017) के अनुसार, लगभग एक करोड़ 73 लाख वयस्कों (वयस्क आबादी का 7.1%) ने प्रमुख अवसादग्रस्तता प्रकरण (Major depressive episode) का सामना किया है।

- जैसा कि राष्ट्रीय मानसिक स्वास्थ्य संस्थान (2017) ने संकेत दिया है, प्रमुख अवसादग्रस्तता प्रकरणों (Major depressive episodes) से पीड़ित 63.8% वयस्कों और 70.77% किशोरों ने गंभीर हानि का अनुभव किया।

- रोग नियंत्रण केंद्र (2017) ने बताया है कि महिलाओं में अवसाद से पीड़ित होने की संभावना पुरुषों की तुलना में लगभग दोगुनी है।

- 2017 में, राष्ट्रीय मानसिक स्वास्थ्य संस्थान ने पाया कि वयस्क (11.3%) और किशोरों (16.9%) में एक से अधिक नस्लों के साथ पहचान करने की प्रमुख दर सबसे अधिक थी अवसादग्रस्त प्रकरण |

उम्र के अनुसार अवसाद के आंकड़े

- पदार्थ दुरुपयोग और मानसिक स्वास्थ्य सेवा संघ (2018) के अनुसार, 12 से 17 वर्ष की आयु के किशोरों में महत्वपूर्ण अवसादग्रस्तता प्रकरणों (Significant depressive episodes) की दर (14.4%) 18 से 25 वर्ष की आयु के युवा लोगों के साथ (13.8%) सबसे अधिक थी ।

- 2018 मादक द्रव्यों के सेवन और मानसिक स्वास्थ्य सेवा संघ की रिपोर्ट के अनुसार, वृद्ध 50 वर्ष और उससे अधिक आयु के वयस्कों में प्रमुख अवसादग्रस्तता की घटना सबसे कम देखी गई प्रकरण की दर 4.5% है।

- 2018 तक, 1 करोड़ 15 लाख वयस्कों ने गंभीर हानि के साथ एक प्रमुख अवसादग्रस्तता प्रकरण (Major depressive episode)का अनुभव किया। (पदार्थ दुरुपयोग और मानसिक स्वास्थ्य सेवा संघ, 2018)।

- 2013 से 2018 तक, कॉलेज के छात्रों में गंभीर अवसाद (Severe Depression) की दर में वृद्धि हुई 9.4% से 21.1% (जर्नल ऑफ एडोलसेंट हेल्थ 2019)।

- 2007 से 2018 तक, मध्यम से लेकर गंभीर अवसाद की दर 23.2% से बढ़कर 41.1% हो गई। (जर्नल ऑफ एडोलसेंट हेल्थ 2019)।

वैश्विक स्तर पर मानसिक स्वास्थ्य सांख्यिकी

- 2020 में 21% अमेरिकी वयस्कों ने मानसिक स्वास्थ्य स्थिति का अनुभव किया।

- 2020 में 5.6% अमेरिकी वयस्कों ने एक गंभीर मानसिक स्वास्थ्य स्थिति का अनुभव किया, जिसे अक्सर एक मनोवैज्ञानिक विकार (Psychotic disorder), द्विध्रुवी विकार (Bipolar Disorder) या गंभीर चिंता (Severe anxiety) या खाने की समस्या (Eating disorder) के रूप में परिभाषित किया जाता है विकार जो कार्यप्रणाली को महत्वपूर्ण रूप से बाधित करता है।

- 2020 में, 32.1% अमेरिकी वयस्कों ने मानसिक स्वास्थ्य स्थिति और मादक द्रव्यों के सेवन दोनों का अनुभव किया।

- 2019 में, 15.3% अमेरिकी दिग्गजों (Veterans) ने मानसिक स्वास्थ्य की स्थिति का अनुभव किया, जैसे कि पोस्ट-अभिघातजन्य तनाव विकार (PTSD), अवसाद या मादक द्रव्यों के सेवन।

- 2020 तक, आत्महत्या 10 से 14 वर्ष की आयु के अमेरिकी बच्चों की मृत्यु का दूसरा प्रमुख कारण है, जो केवल अनजाने में लगी चोट से पहले आता है ।

- वैश्विक अर्थव्यवस्था पर अवसाद और चिंता के प्रभाव को प्रति वर्ष 1 लाख करोड़ डॉलर की उत्पादकता (Productivity) हानि के रूप में मापा जा सकता है ।

- अमेरिका में 18 से 25 वर्ष की आयु के युवा वयस्कों में किसी भी मानसिक विकार का अनुभव होने की दर 26 से 49 वर्ष की आयु के वयस्कों स्वास्थ्य संबंधी चिंताएं (30.6%) की तुलना में सबसे अधिक है जिसमें उच्चतम दर गंभीर मानसिक बीमारी (Serious mental illness) की दर (9.7%) है |

  (राष्ट्रीय स्तर पर: 2020 में, 21% अमेरिकी वयस्कों (5 करोड़ 29 लाख) ने मानसिक स्वास्थ्य स्थिति का अनुभव किया)

- अमेरिका में 18 से 25 वर्ष की आयु के युवा वयस्कों में मानसिक स्वास्थ्य स्थितियों (30.6%) का अनुभव करने की उच्चतम दर है, इसके बाद 26 से 49 (25.3%) और 50 वर्ष और उससे अधिक आयु के वयस्क (14.5%) हैं।

- किशोर निरोध केंद्रों (Juvenile Detention Centers)में अधिकांश युवाओं (70%) को मानसिक स्वास्थ्य विकार का निदान किया गया है।

- गंभीर मानसिक स्वास्थ्य स्थितियों की लागत अमेरिकी अर्थव्यवस्था को खोए हुए राजस्व (Lost revenue) में $ 19320 करोड़ है।

युवा लोगों में अवसाद का उदय

12 से 25 वर्ष की आयु के कई युवा लोग अवसाद के विभिन्न रूपों से जूझते हैं। इनमें से कुछ मुख्य कारण विवाह पूर्व यौन संबंध, मुक्त यौन संबंध, पोर्नोग्राफी की वैधता, अत्यधिक यौन प्रचार और नैतिक और सांस्कृतिक शिक्षा की कमी हैं। ये कारक (Factors) भारत को छोड़कर कई देशों की जीवनशैली में आम होते जा रहे हैं।

हेरिटेज सेंटर फॉर डेटा एनालिसिस (A recent report by the Heritage Center for Data Analysis) की हाल ही में एक रिपोर्ट ने किशोरों की यौन गतिविधियों और भावनात्मक स्वास्थ्य के बीच संबंध की जांच की। नेशनल लॉन्गीट्यूडिनल सर्वे ऑफ एडोलसेंट हेल्थ (National Longitudinal Survey of Adolescent Health) के डेटा का उपयोग करते हुए लेखकों ने किशोर स्वास्थ्य, यौन रूप से सक्रिय और गैर-यौन रूप से सक्रिय किशोरों के बीच खुशी, अवसाद और आत्महत्या के प्रयासों के स्तरों की लेखकों ने, जनसांख्यिकीय और पारिवारिक कारकों को नियंत्रित करते हुए तुलना की । रिपोर्ट में पाया गया कि यौन रूप से सक्रिय किशोर अपने गैर-यौन रूप से सक्रिय साथियों की तुलना में काफी कम खुश, अधिक उदास और आत्महत्या का प्रयास करने की अधिक संभावना रखते थे। रिपोर्ट ने यह भी सुझाव दिया कि संयम शिक्षा कार्यक्रम किशोरों के बीच यौन गतिविधि में देरी और स्वस्थ संबंधों के विकास को बढ़ावा देने में मदद कर सकते हैं क्योंकि यौन रूप से सक्रिय किशोरों के अवसादग्रस्त होने और आत्महत्या का प्रयास करने की अधिक संभावना होती है।[50]

भारत में हिंदू संस्कृति और ब्रह्मचर्य की भूमिका

भारत में मानसिक संकट का स्तर अन्य देशों की तरह उतना अधिक नहीं है। हालाँकि, यह ध्यान रखना महत्वपूर्ण है कि 1835 में अंग्रेजी शिक्षा अधिनियम के कारण सांस्कृतिक और ब्रह्मचर्य शिक्षा, शिक्षा प्रणाली से गायब हो गई। हमें भारत में आध्यात्मिक गुरुओं, योगियों और शिक्षकों का धन्यवाद करना चाहिए जो मानसिक शक्ति के लिए हिंदू संस्कृति और ब्रह्मचर्य के महत्व पर जोर देते हैं। किसी देश की संस्कृति उसके लोगों के मानसिक स्वास्थ्य और मानसिक स्वास्थ्य देखभाल सेवाओं की उपलब्धता को प्रभावित करती है। इसके अलावा,

सांस्कृतिक कारकों (Cultural factors) के कारण कुछ संस्कृतियों में अवसाद के कुछ लक्षण अधिक आम हैं।

मानसिक विकार दुनिया भर में तेजी से फैल रहे हैं। आधुनिक वैज्ञानिक ज्ञान और व्यावहारिक अनुसंधान के साथ-साथ वैदिक शिक्षा के मूल विज्ञान को बढ़ावा देकर इस समस्या से निपटना बहुत जरूरी है।

अध्याय 12

अत्यधिक यौन सुख के हानि कारक प्रभावों का खुलासा

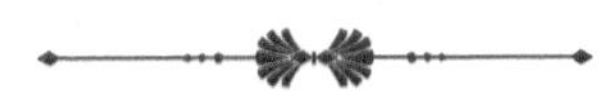

अपने सात साल के सामाजिक जागरूकता के सफ़र में, लाखों अनुयायियों से बात करते हुए, मैंने कई व्यावहारिक मुद्दों को देखा है जो तब होते हैं जब लोग हस्तमैथुन से बहुत ज़्यादा खुद के सुख में लिप्त हो जाते हैं। यह खंड उन लोगों द्वारा सामना की जाने वाली वास्तविक समस्याओं के बारे में बात करता है जो इस रास्ते पर चले हैं, इस बात पर मैं प्रकाश डालने जा रहा हूँ कि यह उनके शारीरिक और मानसिक स्वास्थ्य को कैसे प्रभावित करता है।

व्यावहारिक परिणाम:

- आत्मविश्वास कम हो जाता है, और व्यक्ति भ्रमित हो जाता है कि ऐसा क्यों हो रहा है।

- वीर्य का महत्वपूर्ण द्रव्य बर्बाद हो जाता है, जिससे वह पानी जैसा हो जाता है।

- वासना और वीर्य के नुकसान के कारण ऊर्जावान शरीर और दिमाग वैसे खराब हो जाते हैं, जैसे बैटरी खत्म हो जाती है।

- लोग सवाल करना शुरू कर देते हैं कि क्या करना है, जबकि उनके पास मार्गदर्शन होता है, जिससे बार-बार निर्णय लेने में असफलता मिलती है।

- आंखों की रोशनी कमजोर हो जाती है, चेहरे की चमक फीकी पड़ जाती है, सकारात्मक गुण कम हो जाते हैं और व्यक्तित्व पर एक झटके में बुरा असर पड़ता है।

- यौनांग मुड़ जाता है, सिकुड़ जाता है और कमजोर हो जाता है।

- वीर्यग्रंथियों में कमजोरी के कारण विपरीत लिंग को सिर्फ देखने मात्र से या उनके बारे में सोचना या छूने मात्र से शीघ्रपतन शुरू हो जाता है |

- स्तंभन दोष (Erectile dysfunction) , शादी में समस्या, बांझपन आदि समस्याओं का कारण बनता है |

- पेशाब से पहले और बाद में वीर्य निकलता है, मूत्र झागदार हो जाता है, और जीभ पर एक अजीब स्वाद होता है ।

- तेज आवाज और हल्के वजन उठाने के कारण वीर्य निकलना |

- नींद न आना, सिर में भारीपन, अपच, पुरानी कब्ज, हड्डियों में दर्द, बदन दर्द, हृदय संबंधी समस्याएं, मानसिक कमजोरी और दुख ।

- बाल जल्दी सफेद हो जाना, चक्कर आना, असहाय महसूस होना ।

- हस्तमैथुन के आदी लोग आत्म-जागरूकता में बाधा डालते हुए किसी भी महत्वपूर्ण चीज़ के बारे में सोचने की क्षमता खो देते हैं |

- शरीर को उत्तेजित करके मिलने वाला आनंद कुछ सेकंड तक ही रहता है, जबकि परिणामस्वरूप दुख और अरुचि बनी रहती है |

- हस्तमैथुन के बाद जल्दी ही थकान आ जाती है, जिससे बहुत सारी ऊर्जा नष्ट हो जाती है।

- कैल्शियम और अतिरिक्त वीर्य द्रव का नुकसान के साथ पीठ के निचले हिस्से में दर्द होता है।

- बहुत अधिक वीर्यनाश का सुख स्मृति हानि की ओर जाता है, क्योंकि वीर्य के रसायन मस्तिष्क के कार्य के लिए महत्वपूर्ण हैं।

- लत और तीव्र यौन इच्छाओं के कारण काम बाधित होता है ।

- अश्लील सामग्री देखने में घंटों बिताने से समय, नींद और ऊर्जा की हानि होती है ।

- अत्यधिक यौन विचार मन को अस्थिर बनाते हैं, जिससे मानसिक स्थिरता और ध्यान भंग होता है ।

- नींद के दौरान बहुत सारे गंदे सपने आना।

- अत्यधिक वीर्यनाश के सुख के कारण बाल झड़ते हैं, जिससे DHT का स्तर प्रभावित होता है और बालों का विकास रुक जाता है।

- बहुत अधिक वीर्यनाश का सुख आपको नशे जैसा महसूस कराता है, जैसे शराब और तंबाकू के सेवन का अनुभव।

- महत्वपूर्ण तरल पदार्थों की अत्यधिक हानि से उम्र बढ़ने की प्रक्रिया तेज़ हो जाती है।

- बहुत अधिक वीर्यनाश के सुख से शुक्राणुओं की संख्या में कमी आती है।

- मानसिक असंतुलन और अत्यधिक अवसाद से आत्महत्या के विचार आते हैं। असुरक्षा और अकेलेपन की भावनाएँ बढ़ जाती है।

- लोग वास्तविक संतुष्ट जीवन के प्रति मार्गदर्शन की कमी के कारण अत्यधिक असुरक्षित और अकेलापन महसूस करते हैं।

- व्यक्तिगत अनुभवों को अनदेखा करना बहुत अधिक वीर्यनाश का सुख सबसे हानिकारक प्रभाव है, क्योंकि सच्चा ज्ञान आपके अपने अनुभवों से आता है।

यह खंड अत्यधिक हस्तमैथुन के कारण होने वाली अनेक समस्याओं की स्पष्ट याद दिलाता है, तथा पाठकों को अपने अनुभवों के बारे में सोचने तथा भौतिक सुख से परे सच्चे सुख का मार्ग खोजने के लिए प्रोत्साहित करता है।

हस्तमैथुन के छिपे हुए जोखिम

साइकोलॉजी टुडे के लिए लिखे गए एक लेख में माइकल शेल्टन ने युवा वयस्कों और कभी-कभी माता-पिता के लिए यौन शिक्षा में हस्तमैथुन के बारे में कुछ गंभीर सवालों पर चर्चा की है। उन्होंने बताया कि जबकि हस्तमैथुन को आम तौर पर एक स्वस्थ और मान्य व्यवहार माना जाता है, लेकिन कभी-कभी यह नुकसान भी पहुंचाता है।

शेल्टन ने ऐसे मामलों का उल्लेख किया है जहाँ अधिक हस्तमैथुन से असुविधा हुई और व्यक्तियों को अपरंपरागत तरीकों का प्रयास करते समय पकड़े जाने या फंस जाने जैसी समस्याओं का सामना करना पड़ा।

इन उदाहरणों के बावजूद, हस्तमैथुन को आम तौर पर पुरुषों के लिए एक स्वस्थ व्यवहार के रूप में देखा जाता है। हालांकि, शेल्टन पैराफिलिया (Paraphilias) के विकास और देखभाल में इसकी भूमिका पर जोर देते हैं। पैराफिलिया को अमेरिकन साइकियाट्रिक एसोसिएशन द्वारा बार-बार होने वाली, तीव्र यौन कल्पनाओं, इच्छाओं या व्यवहारों के रूप में परिभाषित किया जाता है जो जीवन के विभिन्न पहलुओं में परेशानी या हानि का कारण बनते हैं।

कुछ प्रसिद्ध पैराफिलिया में शामिल हैं:

- पीडोफ़ीलिया (Pedophilia) : यौवनपूर्व बच्चे के साथ यौन क्रियाकलाप

- प्रदर्शनवाद (Exhibitionism): अनजान अजनबी के सामने जननांगों को दिखाना

- फ्रोटेयूरिज्म (Frotteurism): बिना सहमति वाले व्यक्ति को छूना और रगड़ना

- ट्रांसवेस्टिक फेटिशिज्म (Transvestic fetishism): क्रॉस-ड्रेसिंग से यौन उत्तेजना

कुछ कम ज्ञात पैराफिलिया हैं जो अभी भी कई पुरुषों को काफी प्रभावित करते हैं, जैसे कि कोप्रोफिलिया (coprophilia), नेक्रोफिलिया (necrophilia), क्लिस्माफिलिया (klismaphilia) और एस्फिक्सियोफिलिया (asphyxiophilia)। चुनौतियों के बावजूद, सामाजिक या कानूनी रूप से समस्याग्रस्त पैराफिलिया वाले अधिकांश पुरुष अपनी उत्तेजना के पैटर्न को छिपाने और अधिक पारंपरिक यौन गतिविधियों में संलग्न होने का प्रयास करते हैं ।

इस मुद्दे को संबोधित करते हुए, शेल्टन ने व्यक्तियों की अपने पैराफिलिक आकर्षण (Paraphilic Attractions) को प्रकट करने की अनिच्छा पर प्रकाश डाला है , जिससे संभावित नकारात्मक परिणाम सामने आए। उन्होंने कहा कि व्यापकता और उपचार परिणाम अध्ययनों की कमी और इन स्थितियों की छिपी प्रकृति के कारण मनोविज्ञान और सेक्स थेरेपी में पैराफिलिया को नजरअंदाज कर दिया गया है। शर्म, अपराधबोध और अवसाद जैसे संभावित नकारात्मक प्रभावों के बावजूद, पैराफिलिया का अध्ययन चुनौतियों का सामना करता है, जिसमें रिपोर्टिंग और प्रायोगिक अध्ययनों के नैतिक मुद्दों में स्वयं के प्रति बेईमानी भी शामिल है । पैराफिलिया की सांख्यिकीय दुर्लभता (Statistical Rarity of Paraphilia) बच्चों और किशोरों के यौन विकास के अनुदैर्ध्य अध्ययनों (Longitudinal Studies) को कम जानकारीपूर्ण बनाती है।[51]

रीक्लेम टीम के साथ हस्तमैथुन के प्रभाव को समझना

एलिजाबेथ मिनिस्ट्री इंटरनेशनल का हिस्सा, रीक्लेम टीम (Reclaim team) में ऐसे विशेषज्ञ शामिल हैं जो हस्तमैथुन की लत पर एक अलग दृष्टिकोण रखते हैं। जबकि पाश्चात्य संस्कृति अक्सर हस्तमैथुन को "स्वस्थ स्राव" (Healthy release) के रूप में दर्शाती है, रीक्लेम टीम कैथोलिक चर्च की शिक्षा के साथ संरेखित है जो हस्तमैथुन को अनुचित मानती है। यदि आप इस आदत को छोड़ने के लिए संघर्ष कर रहे हैं, तो आप जानते हैं कि यह आपके जीवन पर

कितना हानिकारक प्रभाव डाल रहा है। दुनिया भर के लोग हस्तमैथुन के नकारात्मक प्रभावों से निपटने के लिए विभिन्न प्रश्नों के साथ रीक्लेम टीम से संपर्क करते हैं।

सामान्य प्रश्नों में शामिल हैं:

- "क्या हस्तमैथुन की कोई स्वीकार्य मात्रा है?"

- "अगर मैं हस्तमैथुन से परहेज़ करता हूँ, तो राहत के लिए क्या विकल्प हैं?"

- "क्या हस्तमैथुन एक उपयुक्त विकल्प हो सकता है यदि मेरा जीवनसाथी संभोग में शामिल नहीं हो सकता या नहीं करना चाहता/चाहती ?"

मस्तिष्क विज्ञान में हाल ही में किए गए शोध से इस जटिल विषय पर नई जानकारी मिलती है। तंत्रिका विज्ञान के दृष्टिकोण से, हस्तमैथुन अनिवार्य रूप से "स्व-सेक्स" है, जो तीन चुनौतियाँ प्रस्तुत करता है:[52]

1. यौन अनुभवों से तेजी से उत्पन्न न्यूरोकेमिकल हस्तमैथुन को एक सुविधाजनक पलायन या स्व-चिकित्सा में बदल सकती है, जिससे समय के साथ रासायनिक निर्भरता या लत पैदा हो सकती है।

2. हस्तमैथुन स्वस्थ वैवाहिक संसर्ग को बाधित कर सकता है। न्यूरोकेमिकल्स जो वैवाहिक अंतरंगता को बढ़ाते हैं, वे इच्छा को जीवनसाथी के बजाय खुद की ओर पुनर्निर्देशित करते हैं, जिससे "स्व-सेक्स" यौन संतुष्टि के लिए मस्तिष्क की पसंदीदा विधि बन जाती है।

3. हस्तमैथुन भगवान की यौन योजना का खंडन करता है, जिसका उद्देश्य प्रेम के साथ आत्म-समर्पण करना है। आत्म-संतुष्टि के लिए वासना पर निर्भर रहना व्यक्ति और जीवनसाथी दोनों को मानव यौनप्रकिया में निहित शक्तिशाली क्षमता से वंचित करता है। हस्तमैथुन की लत जीवन के प्रति स्वार्थी और कामुक दृष्टिकोण को जन्म देती है।

मानव संस्कृति में संतान से लेकर मौज-मस्ती तक यौनक्रिया की भूमिका

पृथ्वी पर जीवन के विकास में संभोग का बहुत महत्व रहा है। यह जीवित प्राणियों के खुद को बेहतर बनाने का मुख्य तरीका है। जानवरों की दुनिया में, यौनक्रिया खास समय पर होता है, बच्चे पैदा करने के लिए, और जानवर इंसानों की तरह इस पर ज़्यादा नहीं सोचते। लेकिन

आइए इंसानों पर नज़र डालें - कुछ दिलचस्प बात है। बच्चे पैदा करना अभी भी महत्वपूर्ण है, लेकिन संभोग के प्रति हमारा दृष्टिकोण सिर्फ़ प्रजनन से कहीं ज़्यादा है। यह खंड बताता है कि संभोग अपने मूल उद्देश्य से कैसे बदलकर मानव संस्कृति का एक मज़ेदार और आनंददायक हिस्सा बन गया है।

तो, जानवरों में प्रजनन का सबसे बड़ा मुद्दा नए जीवन का निर्माण है। यह एक प्राकृतिक चीज है, जो जीवित रहने के लिए समयबद्ध है। अब, इंसानों के बारे में सोचिए - हमने यौन व्क्हार को एक बिल्कुल नए स्तर पर पहुंचा दिया है। अब यह सिर्फ़ बच्चे पैदा करने के बारे में नहीं है। हम जब चाहें यौन व्क्हार कर सकते हैं, सिर्फ़ तब नहीं जब प्रकृति ऐसा करने के लिए कहती है। हमने इस क्रिया को उसके मूल उद्देश्य से अलग कर दिया है। आजकल, आप इस तथ्य को नज़रअंदाज़ नहीं कर सकते कि हमारी दुनियां यौन छवियों से भरा पड़ा है, और इस विचार पर जी रहे हैं कि एक सक्रिय यौन जीवन खुश रहने की कुंजी है। ऐसा लगता है कि यौन व्क्हार उतना ही महत्वपूर्ण हो गया है जितना कि अन्य बड़ी चीजें जिनके पीछे हम भागते हैं, जैसे पैसा, शक्ति और स्थिति (Status) ।

आज हमारी दुनियां में, मुख्य विचार, अनुशासन से हटकर सिर्फ़ वही करने का हो गया है जो हमें खुश करता है। **संदेश स्पष्ट है:** अच्छे स्वास्थ्य और खुशी के लिए एक जीवंत यौन जीवन होना ज़रूरी है। लेकिन यौन व्क्हार के मूल उद्देश्य से हटकर ज़्यादा मज़ेदार दृष्टिकोण अपनाने से हमें आश्चर्य होता है - व्यक्तिगत रूप से हमारे लिए और पूरे समाज के लिए इसका क्या मतलब है ? यौन व्क्हार को हम आज जिस तरह से देखते हैं, उसकी तुलना करें तो हम इस बात पर विचार करते हैं कि यह आनंद से भरा हुआ है, जो हमें बड़े सांस्कृतिक कार्यों के प्रभाव बारे में सोचने पर मजबूर करता है ।

यह कोई संयोग नहीं है कि मनुष्य कई तरह की यौन और अपक्षयी बीमारियों (Degenerative illnesses) से जूझते हैं, जो जानवरों को नहीं होती। एच.पी. ब्लावात्स्की के अनुसार, जब लोगों ने प्रजनन के पवित्र कार्य को केवल पशु सुख के रूप में मानना शुरू किया, तो हम कमज़ोर प्राणी बन गए। हमें कई तरह की स्वास्थ्य संबंधी समस्याएं विरासत में मिलीं, जिससे हम पृथ्वी पर सबसे ज़्यादा जागरूक लेकिन सबसे ज़्यादा क्रूर प्राणी बन गए।[53]

अध्याय 13

यौन स्वास्थ्य के चिंताजनक तथ्य

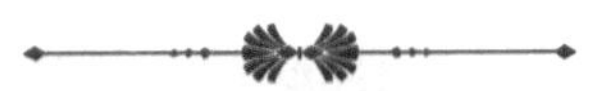

हर दिन दुनिया भर में 10 लाख से अधिक लोग यौन संचारित रोगों (एसटीडी) से ग्रस्त होते हैं। हर साल क्लैमाइडिया (Chlamydia) के 13 करोड़ 10 लाख नए मामले, गोनोरिया (Gonorrhea) के 7 करोड़ 80 लाख , सिफलिस (Syphilis) के 56 लाख और ट्राइकोमोनास (Trichomonas) के 14 करोड़ 30 लाख नए मामले सामने आते हैं। किसी भी समय, 50 करोड़ से अधिक व्यक्ति जननांग दाद से जूझ रहे हैं, और 29 करोड़ से अधिक महिलाओं को ह्युमन पेपिलोमा वायरस (HPV) संक्रमण है। भ्रूण और नवजात मृत्यु जैसी जटिलताएँ, साथ ही शिशुओं के लिए बढ़े हुए जोखिम, गर्भावस्था के दौरान सिफलिस से जुड़े हैं। HPV संक्रमण से हर साल गर्भाशय ग्रीवा के कैंसर (Cervical cancer) के 528,000 मामले और 266,000 गर्भाशय ग्रीवा के कैंसर (Cervical cancer) से मौतें होती हैं। मौखिक सेक्स (Oral Sex) का बढ़ता प्रचलन से HPV संचरण के कारण गले और मुँह के कैंसर में वृद्धि से जुड़ा हुआ है। गोनोरिया और क्लैमाइडिया महिलाओं में पैल्विक सूजन (Pelvic inflammatory disease) की बीमारी और बांझपन में महत्वपूर्ण रूप से योगदान करते हैं। इसके अतिरिक्त, एसटीडी (STD) एंटीबायोटिक दवाओं के प्रति अधिक प्रतिरोधी (Resistant) होते जा रहे हैं, जिसके कारण उपचार के विकल्प सीमित होते जा रहे हैं।[54]

संयुक्त राज्य अमेरिका में यौन संचारित रोग

संयुक्त राष्ट्र अमेरिका में, 4 में से 1 किशोर को हर साल यौन संचारित रोग (STD) होता है, और 25 वर्ष की आयु तक, यौन रूप से सक्रिय युवा वयस्कों में से आधे को एसटीडी हो जाएगा। जननांग दाद (Genital herpes) 12 वर्ष और उससे अधिक आयु के 4,50,00,000 लोगों को प्रभावित करता है, जो 1970 के दशक के बाद से 30% की वृद्धि दर्शाता है।[55] अमेरिका में

सिफलिस के 81% से अधिक मामले समलैंगिक (Gay) और उभयलिंगी (Bisexual) पुरुषों में हैं, जिन्हें विषमलैंगिक (Heterosexual men) पुरुषों की तुलना में गुदा कैंसर (Anal cancer) होने की संभावना 17 गुना अधिक है।[56] इंग्लैंड में भी इसी प्रकार के रुझान देखे गए हैं, जहां समलैंगिक या उभयलिंगी पुरुष सिफलिस, गोनोरिया और क्लैमाइडिया के रोगियों का एक महत्वपूर्ण हिस्सा हैं।[57]

गर्भनिरोधक और अनचाही गर्भावस्था

अनपेक्षित गर्भधारण से बचने के प्रयासों के बावजूद, लगभग 40% गर्भधारण अनियोजित होते हैं। गर्भनिरोधक गोली, जिसका प्रयोग दुनिया भर में 10 करोड़ से अधिक लोग करते हैं, उसका उद्देश्य महिला प्रजनन प्रणाली में बदलाव करके निषेचन (Fertilization)को रोकना है। हालाँकि, इसके कई दुष्प्रभाव हैं जैसे सिरदर्द और अनियमित रक्तस्राव (Irregular bleeding) से लेकर उच्च रक्तचाप, लीवर ट्यूमर और रक्त के थक्के (Blood clots) जैसी अधिक गंभीर समस्याएँ।[58]

गर्भपात का वैश्विक प्रभाव

विश्व स्तर पर, हर साल 5,50,00000 से अधिक गर्भपात होते हैं, जिनमें से लगभग आधे को असुरक्षित माना जाता है, विशेष रूप से विकासशील देशों में जहां गर्भपात के कानून बहुत सख्त हैं।[59] असुरक्षित गर्भपात के कारण हर साल लगभग 68,000 महिलाएं मर जाती हैं, और लाखों लोग शारीरिक और भावनात्मक दोनों तरह की जटिलताओं से पीड़ित होते हैं।[60] यहां तक कि "सुरक्षित" प्रक्रियाएं भी कई शारीरिक दुष्प्रभावों को जन्म दे सकती हैं, और अपराधबोध, शर्म और अवसाद जैसे भावनात्मक परिणाम आम बात हैं।[61]

इंटरनेट पोर्नोग्राफी और लत

लगभग 10% इंटरनेट उपयोगकर्ता पोर्नोग्राफी के आदी होने की बात स्वीकार करते हैं, जिसमें 42 लाख पोर्नोग्राफ़िक वेबसाइट और 6,80,00,000 दैनिक पोर्नोग्राफ़िक सर्च इंजन अनुरोध शामिल हैं।

इंटरनेट पोर्नोग्राफ़ी के पहली बार संपर्क में आने की औसत आयु 11 वर्ष है, और 34% इंटरनेट उपयोगकर्ता यौन सामग्री के अवांछित संपर्क का अनुभव करते हैं। [62] इंटरनेट पोर्नोग्राफ़ी की लत के नकारात्मक प्रभाव दर्ज किए गए हैं, [63] जिसके कारण इस आदत

को छोड़ने के लिए ध्यान केंद्रित करने वाला एक बढ़ता हुआ ऑनलाइन समुदाय (Online Community) देखा गया है।[64]

यौन संतुष्टि की जटिलताएँ

यौन उत्तेजना शरीर को तनावग्रस्त स्थिति में डाल देती है, जिससे प्राकृतिक सुरक्षा कम हो जाती है और बीमारी के प्रति संवेदनशीलता बढ़ जाती है। जबकि संभोग को अक्सर आनंद के रूप में समझा जाता है, यह स्थायी संतुष्टि नहीं लाता है, जिससे संभावित रूप से उत्तेजना और स्खलन का चक्र शुरू हो जाता है। बार-बार यौन भोग लत में बदल सकता है, और पूर्वी परंपराएं बाध्यकारी, मनोरंजक सेक्स को कमजोरी के रूप में देखती हैं। यौनक्रिया के शारीरिक प्रभावों में हृदय गति, श्वसन दर (Respiratory rate) और रक्तचाप में वृद्धि शामिल है, जिसके संभावित परिणाम बेहोशी, उल्टी और गंभीर मामलों में मृत्यु भी हो सकती हैं ।[65]

भावनात्मक और रासायनिक परिणाम

यौन व्यव्हार के बाद, साथी भावनात्मक अलगाव और एक निश्चित समय तक मस्तिष्क में दर्द , दबाव , थकान या नशा का अनुभव करते हैं जिसको "हैंगओवर पीरियड्स" (Hangover periods) कहते हैं, जो मस्तिष्क रसायन विज्ञान में परिवर्तन से जुड़ा है, जिसमें डोपामाइन (Dopamine)का बढ़ना भी शामिल है।[66] यौनक्रिया के बाद ऑक्सीटोसिन (Oxytocin) का स्तर गिर जाता है, जिससे यौन तृप्ति की भावना पैदा होती है। तीव्र यौन व्यव्हार दो सप्ताह तक चिड़चिड़ापन, असंतोष, चिंता या अवसाद का कारण बन सकता है। तनावपूर्ण संबंध कोर्टिसोल (Cortisol) के स्तर को बढ़ाते हैं, जिससे स्वास्थ्य पर नकारात्मक प्रभाव पड़ता है।[67] आम धारणाओं के बावजूद, शारीरिक संभोग सुख की गारंटी नहीं देता है, अध्ययनों से पता चलता है कि टीवी देखना, दूसरों की मदद करना और शौक (Hobby) पूरा करना जैसी गतिविधियाँ अक्सर यौन क्रिया से अधिक आनंद देती हैं।[68]

मैथुन को अक्सर खुशी और प्यार का स्रोत मानकर बढ़ा-चढ़ाकर पेश किया जाता है। हममें से कई लोगों ने मैथुन के नकारात्मक परिणामों का अनुभव किया है, जैसे कि संघर्ष, गलतफहमियाँ और निराशाएँ। हम शायद यह न समझ पाएं कि मैथुन सिर्फ़ एक शारीरिक क्रिया है जो हमारे भावनात्मक दर्द को ठीक नहीं कर सकती या हमारी खुशी और संतुष्टि को नहीं बढ़ा सकती। मेरा दृढ़ विश्वास है कि वैवाहिक दुख का एक कारण अवास्तविक अपेक्षा

है कि हमारा साथी हमें यौन रूप से संतुष्ट करे। जब ऐसा नहीं होता है, या जब हम बदले में विनिमय नहीं करते हैं, तो हम दुखी, क्रोधित और अस्वीकृत महसूस करते हैं।[69]

यौन संयम का अभ्यास करने का एक और कारण, विशेष रूप से पुरुषों के लिए, वीर्य की कमी का स्वास्थ्य पर प्रभाव है। वीर्य में विभिन्न पदार्थ होते हैं जो शरीर के लिए महत्वपूर्ण होते हैं, जैसे कि शर्करा, लवण, एंजाइम, विटामिन और खनिज, जिनमें फ्रुक्टोज, सोर्बिटोल, इनोसिटोल, फॉस्फोरस, जिंक, मैग्नीशियम, कैल्शियम, पोटेशियम, एस्कॉर्बिक एसिड (विटामिन सी) और कोबालिन (विटामिन बी 12) शामिल हैं।[70] जब ये पदार्थ समाप्त हो जाते हैं, तो शरीर कमजोरी और थकान से ग्रस्त हो जाता है, और उन्हें फिर से भरने के लिए कड़ी मेहनत करनी पड़ती है। दूसरी ओर, जब वीर्य को संरक्षित किया जाता है, तो इसे रक्तप्रवाह में पुनः अवशोषित (reabsorbed) किया जाता है और शरीर के ऊतकों, विशेष रूप से मस्तिष्क और तंत्रिका तंत्र को पोषण देने के लिए उपयोग किया जाता है।

मस्तिष्क कोशिकाओं और वीर्य में लेसिथिन, क्लोलेस्टेरिन और फॉस्फोरस की मात्रा में बहुत समानता होती है। हिंदू धर्म सिखाता है कि वीर्य एक पवित्र तरल पदार्थ है, एक रचनात्मक शक्ति है, जो संरक्षित होने पर शारीरिक स्वास्थ्य, नैतिक शक्ति, बौद्धिक शक्ति और आध्यात्मिक विकास को बढ़ाती है। यह दृष्टिकोण फ्रांसीसी लेखक होनोर डी बाल्ज़ाक (Honoré de Balzac) द्वारा साझा किया गया था, जो एक रात के मैथुन के बाद पछताते थे और कहते थे : *एक और उपन्यास चला गया!* एथलीटों और पुरस्कार विजेताओं को अक्सर किसी बड़ी प्रतिस्पर्धा से पहले मैथुन से दूर रहने की सलाह दी जाती है, और प्राचीन ज्ञान के अनुसार किसी भी बड़ी शारीरिक या मानसिक चुनौती से पहले मैथुन से बचना फायदेमंद होता है।

हिंदू धर्म में वीर्य के संरक्षण को एक पवित्र और रचनात्मक शक्ति के रूप में उजागर किया जाता है जो शारीरिक स्वास्थ्य, नैतिक सहनशक्ति, बौद्धिक शक्ति और आध्यात्मिक विकास में योगदान देता है। वीर्य की हानि शरीर पर एक नपुंसक प्रभाव से जुड़ी है। इसके अतिरिक्त, दूसरों के शुक्राणु को कैंसर और अन्य बीमारियों के संभावित प्रमुख कारण के रूप में प्रस्तावित किया जाता है। शुक्राणु, जब किसी अन्य व्यक्ति के शरीर में प्रवेश करता है, तो विभिन्न स्वास्थ्य समस्याओं को जन्म दे सकता है, और इसके संभावित स्वास्थ्य लाभों के लिए अपने स्वयं के शुक्राणु के संरक्षण का समर्थन किया जाता है।[71]

निष्कर्ष रूप में, यौन स्वास्थ्य में शारीरिक, भावनात्मक और सामाजिक पहलुओं की एक विस्तृत श्रृंखला शामिल होती है, और इन जटिलताओं को समझना सूचित निर्णय लेने और समग्र कल्याण के लिए आवश्यक है।

डोनाल्ड ई. टायलर, एम.डी. द्वारा लिखित द अदर गाईज स्पर्म: (The Other Guy's Sperm: The Cause of Cancers and Other Diseases by Donald E. Tyler, M.D.) द कॉज ऑफ कैंसर्स एंड अदर डिजीज में एक सिद्धांत प्रस्तुत किया गया है कि बीमारियाँ दूसरे पुरुषों के शुक्राणुओं के कारण होती हैं। शुक्राणु खाने या गुदा मैथुन के माध्यम से शरीर में प्रवेश कर सकते हैं, जो नरभक्षण या अंग प्रत्यारोपण जैसा है। शुक्राणु जननांगों के ऊतकों (Tissues) और रक्त वाहिकाओं पर भी आक्रमण कर सकते हैं और अन्य अंगों में फैल सकते हैं। शुक्राणु में किसी भी प्रकार की कोशिका को विभाजित करने और उत्पन्न करने की एक शक्तिशाली क्षमता होती है, जिससे कैंसर और अन्य असामान्य वृद्धि हो सकती है। शुक्राणु प्रतिरक्षा प्रतिक्रियाओं (Immune reactions) को भी प्रेरित कर सकते हैं जो शरीर की अपनी कोशिकाओं और अंगों पर हमला करते हैं, जिससे गठिया, मधुमेह और चर्मक्षय (Lupus) जैसी बीमारियाँ होती हैं।

लेखक ने अपने सिद्धांत का समर्थन करने के लिए प्रयोग, क्लीनिक और अध्ययनों से सबूत प्रस्तुत किए हैं और चर्चा की कि कैसे शुक्राणु एड्स, मूत्र संक्रमण, जन्म दोष (Birth defects) , हृदय रोग और पशु मैथुन में शामिल हैं। मुख्य विचार यह है कि बीमारियाँ दूसरों के शुक्राणुओं के कारण होती हैं, एक महिला में या तो दूसरे पुरुषों से या एक ही पुरुष से जाने वाले शुक्राणु से। दूसरे पुरुषों के शुक्राणु बाद के यौन साथी के यौनांग में उस महिला की योनि से जा सकते हैं जिसने उनके साथ यौन संबंध बनाए थे। दूसरों के शुक्राणु बीमारियों का मुख्य कारक हैं। वे संभवतः कैंसर और कई अन्य गंभीर बीमारियों का मुख्य कारण हैं।

डोनाल्ड ई. टायलर, एम.डी. लिखते हैं, सूक्ष्मजीवों, परजीवियों और उसके समुदाय पर उनके प्रभावों पर व्यापक शोध के बावजूद, कई मानव रोग रहस्यमय बने हुए हैं। उदाहरण के लिए, सामान्य सर्दी, आमवाती बुखार, आँखों की सूजन, पेट और आंतों के अल्सर, गुर्दे की सूजन, मूत्राशय की सूजन, अन्तर्गर्भाशय-अस्थानता (Endometriosis) , रुमेटी गठिया (Rheumatoid arthritis), ल्यूपस, त्वग्पेशी-प्रदाह(Dermatomyositis), अपरस (Psoriasis), मस्तिष्क विकार, एकाधिक काठिन्य (Multiple sclerosis),पेशीशोषी पार्श्व काठिन्य (Amyotrophic lateral sclerosis), मधुमेह, धमनीकलाकाठिन्य (Atherosclerosis), जन्म दोष (Birth defect) और ट्यूमर के कारण अभी भी अज्ञात

या अप्रमाणित हैं। यहाँ तक कि वंशानुगत बीमारियों के लिए भी, जीन उत्परिवर्तन (Gene mutations) की उत्पत्ति अस्पष्ट है। शुक्राणु पुरुष और महिला जननांगों के संवेदनशील ऊतकों (Sensitive tissues) में प्रवेश कर सकते हैं। अक्सर, प्रवेश बिंदु (Entry point) पर संक्रमण का कोई स्पष्ट संकेत या लक्षण नहीं होता है।

कभी-कभी, ऐसे संक्रमण होते हैं जो पुरुष मूत्रमार्ग से मवाद और बलगम बाहर निकलते हैं, जिन्हें गोनोरिया या मूत्रमार्गशोथ (Urethritis) के रूप में निदान किया जाता है। शुक्राणु जननांगों पर अल्सर या घाव भी पैदा कर सकते हैं जो मुंह के घावों से मिलते जुलते हैं। इन अल्सर का आमतौर पर हर्पीज, चैनक्रॉयड या सिफलिस (Herpes, Chanchroid, or Syphilis) के रूप में निदान किया जाता है। जननांगों में प्रवेश करने के बाद, शुक्राणु रक्तप्रवाह में जा सकते हैं। शुक्राणु या उनके घटक पूरे शरीर में घाव पैदा कर सकते हैं, जो अधिकांश कैंसर और वयस्क रोगों का मूल कारण है। वैज्ञानिक प्रमाण स्पष्ट हैं । शुक्राणु आक्रामक होते हैं और ऊतकों (Tissues) और कोशिकाओं में प्रवेश कर सकते हैं।

इनमें डीएनए (DNA) और आरएनए (RNA) होते हैं, जो बैक्टीरिया और वायरस के आनुवंशिक पदार्थ के समान होते हैं जो रोग पैदा करते हैं ।

वे अत्यधिक प्रतिजनक (Highly antigenic) भी हैं, जिसका अर्थ है कि वे एक प्रतिरक्षा प्रतिक्रिया और एंटीबॉडी उत्पादन (Immune response and Antibody production) को प्रेरित करते हैं ।

ये प्रतिजनक सूजन और अन्य प्रतिक्रियाओं का कारण भी बन सकते हैं। शुक्राणु में सूजन पैदा करने के लिए सभी आवश्यक कारक होते हैं, और यह तब देखा जाता है जब पुरुष नसबंदी के बाद शुक्राणु ऊतकों (Tissue) में लीक हो जाते हैं। जब शुक्राणु या उनके हिस्से ऊतकों (Tissues) या कोशिकाओं में प्रवेश करते हैं, तो वे पूरे शुक्राणु के रूप में नहीं रह सकते हैं, बल्कि छोटे टुकड़ों में टूट सकते हैं। ये टुकड़े जीवित रह सकते हैं, गुणा कर सकते हैं और निषेचन (Fertilization) के बाद की तरह व्यवहार कर सकते हैं।

जब कोई शुक्राणु किसी कोशिका में प्रवेश करता है, तो यह गर्भावस्था जैसी स्थिति पैदा कर सकता है, जहाँ कैंसर सहित नई प्रकार की कोशिकाएँ विकसित हो सकती हैं। शुक्राणु उन्हें खत्म करने या बेअसर करने की कोशिश करने के लिए सूजन भी पैदा कर सकते हैं। प्रयोगशाला और नैदानिक प्रयोगों द्वारा दिखाए गए अनुसार, डीएनए या उसके हिस्से, जिनमें जीन (Gene) भी शामिल हैं, शुक्राणु द्वारा स्थानांतरित किए जा सकते हैं। इस बात के प्रमाण

हैं कि शुक्राणु आमतौर पर डीएनए या उसके हिस्सों को स्थानांतरित कर सकते हैं। इससे ऐसी बीमारियाँ हो सकती हैं जो असामान्य गुणसूत्रों (Abnormal chromosomes), जीन (Gene) और डीएनए से जुड़ी होती हैं। जब शुक्राणु या उनके हिस्से शरीर में प्रवेश करते हैं, तो वे एक कोशिका प्रत्यारोपण की तरह होते हैं; और शुक्राणु या उनके हिस्सों के मेजबान कोशिकाओं (host cells) के साथ संलयन (fusion) से उत्पन्न कोशिकाएँ एक अन्य प्रकार की कोशिका प्रत्यारोपण होती हैं। शरीर या तो दोनों तरह के प्रत्यारोपण को या तो जल्दी या धीरे-धीरे अस्वीकार करने की कोशिश कर सकता है, या बिल्कुल भी अस्वीकार नहीं कर सकता। बीमारी के लक्षण नज़र नहीं आ सकते, या वे हल्के या गंभीर हो सकते हैं।

प्रोस्टेट एक अखरोट के आकार की ग्रंथि है जो मूत्राशय और मलाशय के बीच स्थित होती है, और वीर्य में कुछ तरल पदार्थ बनाती है । 15% पुरुषों को अपने जीवन में कभी न कभी प्रोस्टेट सूजन (Prostatitis) होती है; इसका कारण जीवाणु या गैर-जीवाणु हो सकता है ।[72] जब कोई पुरुष यौन उत्तेजित होता है, तो प्रोस्टेट सहित सभी श्रोणीय प्रजनन अंग (Pelvic reproductive organs) रक्त से भर जाते हैं। जॉन टिल्डेन, एमडी ने दावा किया कि जब प्रोस्टेट लगातार इस सूजन के संपर्क में रहता है, तो यह सूजन और बढ़ जाता है; यह मूत्र के प्रवाह को अवरुद्ध कर सकता है, और प्रोस्टेट अंततः एक रेशेदार ट्यूमर (Fibrous tumour) में बदल सकता है। [73]

प्रोस्टेट कैंसर पश्चिमी दुनिया में पुरुषों में सबसे प्रचलित कैंसर है, और फेफड़ों के कैंसर के बाद पुरुषों में कैंसर से होने वाली मृत्यु का दूसरा प्रमुख कारण है। कई अध्ययनों से पता चला है कि यौन संचारित संक्रमण (विशेष रूप से गोनोरिया और सिफलिस), कई यौन साथी होने, या बहुत अधिक यौन सक्रिय होने से प्रोस्टेट कैंसर का खतरा 40% तक बढ़ सकता है।[74]

कैंसर के जोखिम को बढ़ाने वाले अन्य कारकों में अधिक वजन होना और पशु वसा (विशेष रूप से लाल मांस) खाना शामिल है। कुछ अध्ययनों में उच्च स्खलन आवृत्ति (High ejaculation frequency)और प्रोस्टेट कैंसर के कम जोखिम के बीच संबंध पाया गया है। जाइल्स एट अल. (2003) द्वारा किए गए एक अध्ययन ने दुनिया भर में (और पूरे इंटरनेट पर) भ्रामक मीडिया सुर्खियाँ बटोरीं कि हस्तमैथुन प्रोस्टेट कैंसर से बचाता है - लेकिन जाइल्स' अधूरा अध्ययन ने हस्तमैथुन पर कोई भी डेटा एकत्र नहीं किया।[75] महिलाओं के लिए, यह व्यापक रूप से माना जाता है कि वे मासिक धर्म से पहले और मासिक धर्म के दौरान बलगम और रक्त के साथ-साथ आयोडीन, लेसिथिन, कैल्शियम, फास्फोरस, लोहा और सेक्स हार्मोन जैसे महत्वपूर्ण पदार्थों को खोने से नहीं बच सकती हैं ।[75]

सच्चाई यह है कि डिंबोत्सर्जन (Ovulation) के बाद अक्सर दर्दनाक और लंबे समय तक चलने वाला मासिक धर्म नहीं होता है;रक्त वाहिकाओं से खून बहना या वाहिका टूटना प्राकृतिक या सामान्य नहीं है ।[76] मासिक धर्म में रक्तस्राव गर्भाशय की परत की सूजन के कारण होता है। बार-बार मैथुन (खासकर अगर यह कम उम्र में शुरू होता है) योनि और गर्भाशय की पुरानी सूजन के साथ-साथ अन्य जननांग समस्याओं का कारण भी बन सकता है, जो कभी-कभी कैंसर बन सकता है, जैसे कि गर्भाशय ग्रीवा (Cervical cancer) का कैंसर।

जंगली जानवर, कुछ वानरों को छोड़कर, नियमित "हीट" चक्र से गुजरते हैं जिसमें रक्त की हानि जैसा कुछ ध्यान में नहीं आया है , जबकि पालतू जानवरों में मासिक धर्म होता है, क्योंकि उन्हें सीमित रखा जाता है, उन्हें बहुत ज़्यादा खिलाया जाता है और वे यौन रूप से बहुत ज़्यादा सक्रिय होते हैं। यह भी ध्यान रखना ज़रूरी है कि 'सभ्य समाजों' में महिलाओं को 'आदिम' (Primitive) समाजों की तुलना में बहुत ज़्यादा रक्तस्राव होता है, और उदाहरण के लिए वेश्याओं को ननों की तुलना में ज़्यादा रक्तस्राव होता है।

साक्ष्य बताते हैं कि अत्यधिक यौन व्यवहार (और कामुक कल्पनाएँ) और उच्च प्रोटीन वाला मांस आहार मासिक धर्म में महत्वपूर्ण कारक हैं, और कई महिलाओं ने स्वस्थ आहार और जीवनशैली अपनाकर मासिक धर्म को कम या बंद कर दिया है। आहार का यौन इच्छा और व्यवहार पर बहुत बड़ा प्रभाव पड़ता है। उदाहरण के लिए, मांस, मछली, शंख, अंडे, नमक, मसाले, प्याज, लहसुन, शराब, (गैर-हर्बल) चाय, कॉफी और तम्बाकू सभी कामोद्दीपक के रूप में कार्य कर सकते हैं। पशु उत्पादों, विशेष रूप से मांस और समुद्री भोजन में यूरिक एसिड होता है, जो जननांग ऊतकों को परेशान और सूजन करता है, जिससे यौन उत्तेजना होती है। दूसरी ओर, कम प्रोटीन वाला शाकाहारी भोजन विपरीत प्रभाव डालता है। [77] अधिक खाना अमीर उत्तरी क्षेत्रों में आम है, और मोटापे, हृदय संबंधी बीमारियों और मधुमेह की उच्च दरों से जुड़ा हुआ है। युद्धकालीन प्रयोग में, 32 पुरुषों ने छह महीने तक अपने भोजन का सेवन प्रतिदिन 1700 से 1400 कैलोरी तक कम कर दिया। उन्होंने बताया कि यौन इच्छा, कामुक सपने, रात में स्खलन और आक्रामक आवेग लगभग गायब हो गए।[78]

डॉ. एडविन फ़्लैटो शरीर पर मैथुन और व्यायाम के प्रभावों की तुलना करते हैं और लिखते हैं: मैथुन मुख्य रूप से कैटाबोलिक (विनाशकारी चयापचय क्रिया) है। यौन उत्तेजना से शरीर के श्रोणि और प्रजनन अंगों में रक्त का जमाव होता है। संभोग में महत्वपूर्ण तरल पदार्थ की हानि होती है जिसमें सबसे महत्वपूर्ण तत्व और हार्मोन होते हैं। मैथुन व्यक्ति को कमज़ोर बनाता है और दिल पर दबाव डालता है। व्यायाम एनाबोलिक (रचनात्मक चयापचय क्रिया)

है। इसमें शारीरिक गतिविधि शामिल होती है जो शारीरिक फिटनेस को विकसित करती है और बनाए रखती है। मांसपेशियों को मजबूत और स्वस्थ बनाने के लिए यह आवश्यक गतिविधि है। उचित व्यायाम सभी महत्वपूर्ण अंगों की मदद करता है और उन्हें मजबूत बनाता है, रक्त प्रवाह में सुधार करता है, और हृदय की मांसपेशियों को मजबूत करता है।[79]

वनस्पति जगत में, एक पौधा फल देने के बाद कमजोर हो जाता है और अक्सर मर जाता है। वार्षिक पौधे जो कुछ सप्ताह की उम्र में ही फूल देते हैं, कुछ महीनों में मर जाते हैं। सेब और संतरे के पेड़ आड़ू के पेड़ों की तुलना में बहुत लंबे समय तक जीवित रहते हैं, क्योंकि वे अधिक धीरे-धीरे बढ़ते हैं और बाद में फल देते हैं। अखरोट के पेड़ जीवन में बाद में भी फल देते हैं और कई 1000 से अधिक वर्षों तक जीवित रहते हैं। फूल और बीज को रोकने के लिए कलियों को काटकर, पौधे का जीवन बढ़ाया जाता है, और वार्षिक पौधे द्विवार्षिक या बारहमासी बन सकते हैं।

पशु जगत में भी, प्रजनन अनिवार्य रूप से मृत्यु की ओर एक आंदोलन है। पैसिफ़िक सैल्मन, ट्राउट, शाद और कई अन्य प्रकार की एनाड्रोमस (Anadromous) मछलियाँ उत्पन्न करने (spawning) के तुरंत बाद मर जाती हैं। नर ड्रोन मधुमक्खियाँ और नर मकड़ियाँ आमतौर पर संसर्ग के तुरंत बाद या उसके दौरान भी मर जाती हैं; ब्लैक विडो मकड़ी का नर कभी-कभी संभोग के बाद इतना कमज़ोर हो जाता है कि मादा उसे खा जाती है। उच्च श्रेणी के जानवरों में मैथुन के बाद मरने की संभावना बहुत कम होती है, लेकिन एक सामान्य नियम के रूप में, एक जानवर जितनी जल्दी यौवन प्राप्त करता है और जितनी अधिक बार मैथुन करता है, उसका जीवनकाल उतना ही कम होता है।[80]

नर झींगुरों पर किए गए एक अध्ययन में पाया गया कि जब वे यौन रूप से परिपक्व मादाओं के साथ रहते हैं, तो उनकी मृत्यु दर में वृद्धि होती है। प्रजनन कर सकने वाली मादाओं के साथ रहने की अपेक्षा, जो प्रजनन नहीं कर सकती थीं, उनके उच्च गुणवत्ता वाले शुक्राणु बनाने की संभावना अधिक थी, और उच्च गुणवत्ता वाले शुक्राणु बनाने से उनकी प्रतिरक्षा प्रणाली (Immune systems) पर बुरा प्रभाव पड़ता था।[81] मानव साम्राज्य में, आध्यात्मिक निपुणता और उच्चतम रहस्यमय शक्तियों के विकास के लिए पूर्ण आत्म-नियंत्रण की आवश्यकता होती है और यह यौन भोग के साथ संगत नहीं है।[82] कहा जाता है कि अत्यधिक पवित्रता का जीवन जीने से, महात्मा यदि चाहें तो एक ही शरीर में कई सौ वर्षों तक रह सकते हैं।[83] अन्य बातों के अलावा, मैथुन आध्यात्मिक दृष्टि के अंग तीसरी आँख पर बुरा प्रभाव डालता है।

ब्रह्मविद्या (Theosophy)कहती है कि तीसरी मूल जाति में यह सिर के पीछे स्थित एक वास्तविक शारीरिक अंग था, लेकिन जैसे-जैसे विकास नीचे की ओर गया (पदार्थ में) और आध्यात्मिकता का स्थान भौतिक मनुष्य की नव-जागृत शारीरिक और मानसिक भावनाओं ने ले लिया, इसने धीरे-धीरे अपनी शक्तियां खो दीं और सिकुड़ गया।[84]

पीनियल ग्रंथि एक अंतःस्रावी ग्रंथि है जो देवदार शंकु (Pine Cone) की तरह दिखती है और तीसरे सेरेब्रल वेंट्रिकल (third cerebral ventricle) के भीतर मस्तिष्क के मध्य में स्थित होती है। पीनियल हमारी मुख्य ग्रंथि है; यह हमारे आस-पास से प्रकाश, तापमान और चुंबकीय जानकारी को न्यूरोएंडोक्राइन (Neuroendocrine signals) संकेतों में बदल देती है जो शरीर के कामकाज को नियंत्रित करते हैं। कुछ निचले कशेरुकियों (Lower vertebrates) में पीनियल ग्रंथि में एक अच्छी तरह से गठित आँख होती है- संरचना की तरह, जबकि अन्य में यह एक प्रकाश संवेदक के रूप में कार्य करता है। इस पीनियल या पार्श्विका आंख को अब विज्ञान द्वारा आधुनिक आंख के विकासवादी पूर्वज के रूप में व्यापक रूप से देखा जाता है।

* **शक्तिशाली हिंदू भगवान शिव को महान तपस्वी कहा जाता है और उन्हें ब्रह्मचर्य और तपस्वी शक्ति के उदाहरण के रूप में सम्मानित किया जाता है। कहा जाता है कि उनकी तीसरी आँख उनकी पूर्ण पवित्रता का परिणाम है ।**

पीनियल ग्रंथि मेलाटोनिन नामक हार्मोन बनाती है, जो नींद के चक्र, बायोरिदम (biorhythms)और यौन विकास को प्रभावित करता है। यह बच्चों में बड़ा होता है और यौवन की शुरुआत के साथ सिकुड़ने लगता है। लेसिथिन, एक कार्बनिक फॉस्फोराइज्ड वसा, न केवल वीर्य का बल्कि मस्तिष्क और तंत्रिका ऊतक का भी एक मुख्य घटक है, और पीनियल ग्रंथि में शरीर के किसी भी अन्य भाग की तुलना में अधिक लेसिथिन होता है। यौन उत्तेजना के दौरान, आवेग रीढ़ की हड्डी से मस्तिष्क तक भेजे जाते हैं, और यह आध्यात्मिक आँख के 'पुनः खुलने' से रोकता है। ऐसा कहा जाता है कि सातवीं मूल जाति में, अब से लाखों साल बाद, पीनियल ग्रंथि एक बार फिर सभी मनुष्यों में सातवीं इंद्रिय - आध्यात्मिक अंतर्ज्ञान के अंग के रूप में सक्रिय हो जाएगी।[85]

वीर्य और समय: अपूरणीय क्षति को स्वीकार करना

स्वामी शिवानंद, एक प्रसिद्ध आध्यात्मिक गुरु, अपनी पुस्तक ब्रह्मचर्य की साधना में लिखते हैं, यौन सुख सबसे कमजोर करने वाला और निराशाजनक सुख है। कामुक सुख कई तरह के

दोषों के साथ आता है। यह कई तरह के पाप, दर्द, कमजोरियां, आसक्ति, गुलाम मानसिकता, कमज़ोर इच्छाशक्ति, कड़ी मेहनत और संघर्ष, लालसा और मानसिक बेचैनी के साथ आता है। सांसारिक लोग वे कभी भी अपने होश में नहीं आ पाते, भले ही उन्हें कई तरफ से जोरदार मार, लातें और घूंसे पड़ते हों। आवारा कुत्ता घरों में जाने से कभी नहीं रुकता, भले ही उस पर हर बार पत्थर फेंके जाते हों। पश्चिम के प्रसिद्ध चिकित्सकों का कहना है कि वीर्य की हानि से कई तरह की बीमारियाँ होती हैं, खास तौर पर कम उम्र में। शरीर पर फोड़े-फुंसियाँ, चेहरे पर फुंसियाँ या दाने, आँखों के आस-पास नीली लकीरें, दाढ़ी न आना, आँखें धँसी हुई, चेहरा पीला और खून की कमी, याददाश्त कम होना, आँखों की रोशनी कम होना, निकट दृष्टि, पेशाब के साथ वीर्य का निकलना, अंडकोष का बढ़ जाना, अंडकोष में दर्द, कमजोरी, नींद न आना, आलस्य, उदासी, दिल की धड़कन बढ़ना, साँस लेने में तकलीफ, यक्ष्मा, पीठ, कमर, सिर और जोड़ों में दर्द, गुर्दे कमजोर होना, नींद में पेशाब आना, मन का अस्थिर होना, सोचने की शक्ति का कम होना, बुरे सपने, गीले सपने और मन की बेचैनी।

वीर्य की हानि के बाद होने वाले बुरे परिणामों को ध्यान से देखें! लोग अपनी वीर्य शक्ति को व्यर्थ में बरबाद करके शारीरिक, मानसिक और नैतिक रूप से कमजोर हो जाते हैं। शरीर और मन मजबूती से काम करने से इनकार कर देते हैं। शारीरिक और मानसिक थकान होती है। आप बहुत थकावट और कमजोरी का अनुभव करते हैं। ऊर्जा की कमी को पूरा करने के लिए आपको दूध पीना होगा, फल और कामोद्दीपक मिठाइयाँ खानी होंगी। याद रखें कि ये चीजें कभी भी पूरी तरह से नुकसान की भरपाई नहीं कर सकती हैं। एक बार खोई हुई शक्ति हमेशा के लिए खो जाती है। आपको एक नीरस, आनंदहीन जीवन जीना होगा। शारीरिक और मानसिक शक्ति दिन-प्रतिदिन कम होती जाती है। जो लोग अपने वीर्य को बहुत खो देते हैं वे बहुत चिड़चिड़े हो जाते हैं। छोटी-छोटी बातें उनके दिमाग को परेशान करती हैं।

जिन्होंने ब्रह्मचर्य का पालन नहीं किया है वे क्रोध, ईर्ष्या, आलस्य और भय के गुलाम बन जाते हैं। यदि आपने अपनी इंद्रियों को नियंत्रित नहीं किया है, तो आप मूर्खतापूर्ण कार्य करने का जोखिम उठाते हैं जो बच्चे भी नहीं करेंगे।

जिसने अपनी प्राणशक्ति को बर्बाद कर दिया है वह आसानी से चिड़चिड़ा हो जाता है, अपना मानसिक संतुलन खो देता है और छोटी-छोटी बातों पर उग्र हो जाता है। जब कोई व्यक्ति क्रोधित होता है, तो वह बुरा व्यवहार करता है। वह नहीं जानता कि वह वास्तव में क्या कर रहा है, क्योंकि वह अपनी तर्क-शक्ति और विवेक शक्ति खो देता है। वह जो चाहे करेगा। वह अपने माता-पिता, गुरु और सम्माननीय लोगों का भी अपमान करेगा। इसलिए

यह महत्वपूर्ण है कि जो साधक अच्छे आचरण को विकसित करने का प्रयास कर रहा है, उसे प्राणशक्ति को संरक्षित करना चाहिए। इस दिव्य ऊर्जा के संरक्षण से दृढ़ इच्छाशक्ति, अच्छे आचरण, आध्यात्मिक उत्थान और अंततः श्रेयस या मोक्ष की प्राप्ति होती है। बहुत अधिक मैथुन क्रिया से ऊर्जा बहुत कम हो जाती है। युवा पुरुष प्राणशक्ति के मूल्य को नहीं समझते हैं। वे अत्यधिक मैथुन द्वारा इस गतिशील ऊर्जा को बर्बाद कर देते हैं। उनकी नसें बहुत उत्तेजित हो जाती हैं। वे नशे में हो जाते हैं। वे कितनी बड़ी गलती करते हैं! यह एक ऐसा अपराध है जिसके लिए मृत्युदंड मिलना चाहिए। वे आत्मा के हत्यारे हैं। जब यह ऊर्जा एक बार बर्बाद हो जाती है, तो इसे किसी अन्य तरीके से कभी वापस नहीं पाया जा सकता है। यह दुनिया की सबसे शक्तिशाली ऊर्जा है। एक बार का संभोग मस्तिष्क और तंत्रिका तंत्र को पूरी तरह से नष्ट कर देता है। लोग मूर्खतापूर्वक सोचते हैं कि वे दूध, बादाम और मकरध्वज का सेवन करके खोई हुई ऊर्जा प्राप्त कर सकते हैं। यह एक गलती है। आपको अपनी हर बूंद को बचाने की पूरी कोशिश करनी चाहिए, भले ही आप शादीशुदा हों। आत्म-साक्षात्कार ही लक्ष्य है।

एक मैथुन के दौरान जो ऊर्जा नष्ट होती है, वह दस दिनों तक शारीरिक कार्य में उपयोग की जाने वाली ऊर्जा या तीन दिनों तक मानसिक कार्य के लिए आवश्यक ऊर्जा के बराबर होती है। ध्यान दें कि कैसे मूल्यवान है महत्वपूर्ण द्रव, वीर्य! इस ऊर्जा को न खोएँ। इसे बहुत सावधानी से रखें। आपमें अद्भुत जीवन शक्ति होगी। जब वीर्य बर्बाद नहीं होता है, तो यह सब ओजस शक्ति या आध्यात्मिक ऊर्जा में बदल जाता है और मस्तिष्क में जमा हो जाता है। पश्चिमी डॉक्टर इस महत्वपूर्ण बिंदु के बारे में बहुत कम जानते हैं। आपकी अधिकांश बीमारियाँ बहुत अधिक वीर्य हानि के कारण होती हैं।[86]

प्रकृति का प्रभाव: अनैच्छिक वीर्य स्खलन को समझना

स्वामी शिवानंद ने स्वप्नदोष पर कहा है। स्वप्नदोष और स्वैच्छिक मैथुन - एक महत्वपूर्ण अंतर | यौन क्रिया तंत्रिका तंत्र को तोड़ देती है। क्रिया के दौरान पूरा तंत्रिका तंत्र अशांत या उत्तेजित हो जाता है। बहुत अधिक ऊर्जा का नुकसान होता है। मैथुन के दौरान अधिक ऊर्जा का नुकसान होता है। लेकिन स्वप्न अवस्था के दौरान स्खलन होने पर ऐसा नहीं होता है। स्वप्नदोष में, यह केवल प्रोस्टेटिक द्रव का बहिर्वाह (Outflow) हो सकता है। भले ही महत्वपूर्ण द्रव का नुकसान हो, लेकिन बहुत अधिक निकासी नहीं होती है। स्वप्नदोष के दौरान वास्तविक सार

बाहर नहीं आता है। यह केवल थोड़ा वीर्य के साथ पानी जैसा प्रोस्टेटिक द्रव होता है जो रात्रि प्रदूषण के दौरान निकलता है।

जब रात्रि स्खलन होता है, तो मन जो आंतरिक सूक्ष्म शरीर में काम कर रहा था, अचानक उत्तेजित अवस्था में भौतिक शरीर में दृढ़ता से प्रवेश करता है। यही कारण है कि अचानक स्खलन होता है। रात का स्खलन यौन इच्छा को जगा नहीं सकता है। लेकिन एक ईमानदार साधक के मामले में स्वैच्छिक मैथुन उसकी आध्यात्मिक प्रगति के लिए बहुत हानिकारक है।

इस क्रिया द्वारा निर्मित संस्कार बहुत गहरे होंगे; और यह अवचेतन मन में पहले से मौजूद संस्कारों के बल को बढ़ाएगा या मजबूत करेगा और यौन इच्छा को जगाएगा। यह धीरे-धीरे बुझ रही आग में घी डालने जैसा होगा। इस नए संस्कार को हटाने का काम कठिन काम होगा। यह मन आपको गलत सलाह देकर कई तरह से धोखा देने की कोशिश करेगा। सतर्क रहें। इसकी आवाज न सुनें, बल्कि अंतरात्मा की आवाज या आत्मा की आवाज या विवेक की आवाज सुनने की कोशिश करें। रात्रिकालीन स्राव (Nocturnal discharge) , रात्रिकालीन प्रदूषण (night pollution), स्वप्न-दोष, गीला सपना सभी एक ही शब्द हैं।

आयुर्वेदिक डॉक्टर इस रोग को शुक्र मेघ कहते हैं। यह युवाओं में गलत आदतों के कारण होता है। गंभीर मामलों में, दिन में भी स्राव होता है यह कोई रोगात्मक स्थिति नहीं है।

रात्रि प्रदूषण दो तरह का होता है, शारीरिक प्रदूषण और रोगात्मक प्रदूषण। शारीरिक प्रदूषण में आप तरोताजा हो जाएंगे।

आपको इस क्रिया से डरना नहीं चाहिए। आपको इस बात की परवाह नहीं करनी चाहिए अगर वीर्य का स्राव बहुत कम होता है। आपको इसकी चिंता करने की ज़रूरत नहीं है। यह भी तंत्र (Apparatus) की थोड़ी सी सफाई है या जिस जलाशय (Reservoir) में वीर्य जमा रहता है, उसमें से थोड़ा सा अतिप्रवाह करके समय-समय पर सफाई होती है। इस क्रिया में बुरे विचार नहीं हो सकते हैं । रात के दौरान व्यक्ति को इस क्रिया के बारे में पता भी नहीं चल सकता है। जबकि, रोगात्मक प्रदूषण में, इस क्रिया के साथ यौन विचार भी होते हैं ।अवसाद होता है। चिड़चिड़ापन, कमजोरी, आलस्य, काम करने और ध्यान केंद्रित करने में असमर्थता होती है। कभी-कभार होने वाले स्रावों का कोई महत्व नहीं है, लेकिन बार-बार रात में होने वाले प्रदूषण से मूड खराब होना, कमजोरी, अपच, याददाश्त में कमी, पीठ में तेज दर्द, सिरदर्द, आंखों में जलन, नींद आना और पेशाब करते समय या वीर्य के प्रवाह के दौरान जलन होती है। वीर्य बहुत पतला हो जाता है।[87]

जो व्यक्ति बारह साल तक वीर्य को सुरक्षित रखता है, उसे एक विशेष शक्ति प्राप्त होती है। उसमें एक नई आंतरिक तंत्रिका विकसित होती है जिसे स्मृति तंत्रिका कहते हैं। उस तंत्रिका के माध्यम से वह सब कुछ याद कर लेता है, सब कुछ समझ लेता है।"वीर्य की कमी से शक्ति कमज़ोर होती है। लेकिन स्वप्न में वीर्य की कमी होने से कोई नुकसान नहीं होता। वह वीर्य भोजन से मिलता है। रात में वीर्यपात के बाद जो बच जाता है, वही काफी है। लेकिन स्त्री से मैथुन नहीं करना चाहिए।" रात में वीर्यपात के बाद जो वीर्य बच जाता है, वह बहुत शुद्ध होता है। लाहा लोग अपने घर में गुड़ के बर्तन रखते थे। हर बर्तन में छेद होता था। एक साल बाद उन्होंने पाया कि गुड़ मिश्री की तरह सख्त हो गया था। अतिरिक्त पानी वाला हिस्सा छेद से बाहर निकल गया था।[88]

एक आम गलत धारणा यह है कि पुरुषों को नियमित रूप से वीर्यपात करना चाहिए, नहीं तो उन्हें स्वप्नदोष होगा। यह गलत है, क्योंकि इस्तेमाल न किया गया वीर्य शरीर में जमा नहीं होता, बल्कि वापस खून में मिल जाता है। इस बात का कोई सबूत नहीं है कि मैथुन से परहेज़ करने वाले पुरुषों को मैथुन करने वाले पुरुषों की तुलना में स्वप्नदोष ज़्यादा होता है। स्वप्नदोष आमतौर पर मूत्र नली में जलन और सूजन के कारण होता है, जो बहुत ज़्यादा यौन गतिविधि और/या मसालेदार भोजन के कारण होता है। स्वप्नदोष के अन्य कारणों में सूजन (कब्ज) वाली आंत और भरे हुए मूत्राशय के कारण शुक्राणु थैलियों पर दबाव पड़ना शामिल है।[89]

हस्तमैथुन के शारीरिक, मनोवैज्ञानिक और सामाजिक नुकसान - विशेषज्ञों के अंश

हस्तमैथुन के शारीरिक नुकसान [90]

निस्संदेह, हस्तमैथुन शारीरिक नुकसान पहुंचाता है, हालांकि कुछ लोग इसके प्रभाव को बढ़ा-चढ़ाकर बता सकते हैं। चिकित्सा विज्ञान ने इससे जुड़ी कई बीमारियों की पुष्टि की है, जिनमें शामिल हैं:

- यौन अंगों का कमजोर होना और आंशिक ढीलापन।

- परिश्रम के कारण नसों का सामान्य रूप से कमजोर होना।

- अंग विकास पर प्रभाव, विशेष रूप से मूत्रमार्ग के बाहरी भाग पर।

- अंडकोष में वीर्य प्रदाह का निर्माण, जिसके कारण शीघ्र वीर्यस्खलन होता है।

- कशेरुका दण्ड में दर्द, जिससे पीठ टेढ़ी और मुड़ जाती है।

- पैरों जैसे अंगों में कंपन और कंपकंपी होना।

- मस्तिष्क की ग्रंथियों में कमजोरी, जिससे धारणा, तर्क और स्मृति प्रभावित होती है।

- दृष्टि कमजोर होना, सामान्य दृष्टि सीमा कम होना।

- समय से पहले बुढ़ापा आना।

- नाजुक नसों और शिराओं का कमजोर होना, जिससे यौन नपुंसकता होती है।

- स्वप्नदोष के कारण शुक्राणुओं की अत्यधिक हानि।

- शरीर की प्राकृतिक प्रतिरोधक क्षमता में कमी।

- महत्वपूर्ण अंगों को नुकसान: हृदय, मस्तिष्क, यकृत और पेट।

- प्राकृतिक जीव गर्मी में कमी, जो आत्मा और शरीर की शक्ति के लिए महत्वपूर्ण है।

- शुक्राणु उत्पादन के कारण रक्त की अत्यधिक हानि।

- मूत्राशय का कमजोर होना।

मनोवैज्ञानिक और सामाजिक नुकसान

- मनोवैज्ञानिकों का मानना है कि इस कृत्य को करने वाले युवाओं में एक आंतरिक संघर्ष होता है, उन्हें गलत काम और पाप का अहसास होता है।

- अत्यधिक इस कृत्य से कायरता, तंत्रिका उत्तेजना में वृद्धि, आत्म-नियंत्रण की कमी होती है। आत्मविश्वास, अपमान, अध्ययन की इच्छा में कमी, और एकाकीपन की प्रवृत्ति।

- लत और आसक्ति विकसित हो सकती है, जिससे इच्छाओं की पूर्ति के लिए इसका उपयोग करने के बजाय जबरदस्ती इस कृत्य को करने की और ध्यान वह सकता है।

अध्याय 14

यौन इच्छा के अपराधों का विश्लेषण

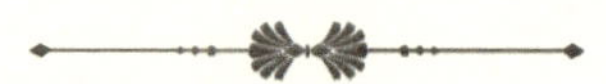

लोगों को अपराध करने के लिए क्या प्रेरित करता है? क्या उन्हें नैतिकता और अनैतिकता, कानून और अराजकता, सही और गलत के बीच की रेखा पार करने के लिए मजबूर करता है? इन सवालों के कई संभावित उत्तर हैं, लेकिन सबसे आम और शक्तिशाली कारकों में से एक यौन इच्छा है। यौन इच्छा या वासना एक प्राकृतिक और सार्वभौमिक मानवीय प्रवृत्ति है। यह जीवन, प्रेम और आनंद का स्रोत है। लेकिन यह मृत्यु, घृणा और दर्द का स्रोत भी हो सकता है। जब यौन इच्छा को गलत दिशा में ले जाया जाता है, उसका दुरुपयोग किया जाता है या उसे अत्यधिक उत्तेजित किया जाता है, तो यह यौन और गैर-यौन दोनों तरह के कई अपराधों को जन्म दे सकता है, जो व्यक्ति और समाज को नुकसान पहुंचाते हैं।

सी. जे. वैनविएट ने अपनी पुस्तक द कॉइल सर्पेंट (C. J. VanVliet, in his book The Coil Serpent) में स्पष्ट रूप से यौन अनैतिकता और विकृति का तर्क दिया है कि यौन इच्छाएँ कई अपराधों का मुख्य कारण हैं, और जो लोग कामुक विचार और भावनाओं में लिप्त होते हैं, वे दूसरों द्वारा किए गए अपराधों के लिए आंशिक रूप से जिम्मेदार होते हैं। समाज को निश्चित रूप से एक अच्छा सबक मिल सकता है कि यौन इच्छा को कम करने और इसके प्राकृतिक कार्य को बहाल करने से अपराध कम होंगे और खुशी बढ़ेगी।

कई अपराध यौन आवेग (Sexual passion) से प्रेरित होते हैं, जो नैतिकतावादी और न्यायाधीशों दोनों का ध्यान आकर्षित करता है, साथ ही कई पीड़ित भी इससे पीड़ित होते हैं। यौन अपराध आधुनिक अपराध के सबसे दुखद पहलुओं में से एक हैं, और वे हत्या, ईर्ष्या और विचलन के कई मामलों में स्पष्ट हैं। इसके अलावा, अप्राकृतिक यौन संबंध जो हमारी कृत्रिम सभ्यता की विशेषता है, हमारे समय में व्यापक रूप से फैले हुए अपराध और बुराई का स्रोत हैं। यह आश्चर्य की बात नहीं है कि अपराध बढ़ रहे हैं, क्योंकि मानवता के अधिकांश

यौन कृत्य अप्राकृतिक और भ्रष्ट हैं। सेक्स अपराध के लिए एक प्रेरक के रूप में कार्य करता है, ठीक उसी तरह जैसे शराब यौन रुचि के लिए एक प्रेरक के रूप में कार्य करती है। जब यौन वासना प्रकट होती है, तो यह सभी प्रकार की दुष्टता को प्रज्वलित करती है। ऐसा कोई बुरा इरादा या कार्य नहीं है जो यौन सुख किसी व्यक्ति को करने के लिए मजबूर न करे। यह विशेष रूप से युवा लोगों के अपराध में स्पष्ट है, जो अक्सर अवैध यौन भोग के साथ अपने आपराधिक कैरियर की शुरुआत करते हैं। विशेषज्ञों ने यह भी देखा कि युवा अपराधी यौन रूप से असामयिक होते हैं।

यह उन दार्शनिकों के दृष्टिकोण का समर्थन करता है जिन्होंने दावा किया है कि यौन उत्तेजना सबसे बड़ी दुष्ट है, और वासना सभी बुराइयों की जड़ है। जिस तरह से मानवता ने यौन इच्छाओं का दुरुपयोग किया है और उन्हें अत्यधिक उत्तेजित किया है, वह मानव जाति को पीड़ित करने वाले अधिकांश दुखों का मुख्य कारण है।

अगर वासना को नस्ल को बचाने के अपने स्वाभाविक उद्देश्य तक सीमित रखा जाए, तो अपराध बहुत कम होंगे, क्योंकि सबसे बड़ा प्रलोभन समाप्त हो जाएगा। इसलिए, यह जरूरी है कि कानून लागू करने वाली संस्थाएं सेक्स और अपराध के बीच घनिष्ठ संबंध पर अधिक ध्यान दें। बेशक, ज्यादातर लोग सोचते हैं कि वे किसी भी अपराध को करने या उसमें शामिल होने से बहुत दूर हैं। हालाँकि, यौन अपराध करने वालों के अपराध को साझा करने में कुछ लोग पूरी तरह से निर्दोष हैं। कुछ अपराध उन लोगों पर पड़ते हैं जो कामुक विचार और भावनाओं का मनोरंजन करते हैं।

यह एक आम कहावत है कि विचार ही वस्तुएं हैं, लेकिन बहुत कम लोग इस विचार को गंभीरता से लेते हैं कि आवेश भावनाएँ भी विभिन्न प्रकार के विचार-रूपों का निर्माण करती हैं। यह तर्कसंगत लगता है कि हर छोटा विचार या भावना एक कंपन तरंग उत्पन्न करती है जो समान प्रकृति के अन्य लोगों से जुड़ती है।

वे एक दूसरे को तब तक मजबूत करते हैं जब तक कि वे भावना-रूपों के शक्तिशाली ब्लॉक नहीं बना लेते जो चारों ओर तैरते रहते हैं और लोगों को आसानी से प्रभावित कर सकते हैं।

यह वास्तव में सच लगता है कि कामुकता मानवता को एक भारी और उदास घूंघट से ढकती है, जो हमेशा अनजान लोगों पर हमला करने और उनके भावनात्मक तंत्र में अपना जहर डालने के लिए तैयार रहती है। सभी जो इसके प्रति ग्रहणशील हैं - युवा, कमजोर,

कामुक, अपराधी - भयानक विचार-रूपों के प्रभाव के लिए ख़तरनाक रूप से उजागर होते हैं जिसके लिए कई आत्म-धर्मी लोगों के योगदान हैं । संक्षेप में, थोड़ी सी भी कामुक सोच किसी के आपराधिक व्यवहार को जन्म दे सकती है - जो कामुक विचारों के विचारक को अपराध का प्रवर्तक बनाती है। इस पर विचार करते हुए, कोई यह निष्कर्ष निकाल सकता है कि, नैतिक दृष्टिकोण से, यौन कामुकता में लिप्त होना सबसे बड़े अपराधों में से एक है।

इसे बेहतर ढंग से समझने के लिए, आइए दिसंबर 2009 में प्रकाशित जुबेलिन जस्टिस बुलेटिन के वर्तमान विश्लेषण का उदाहरण लेते हैं ।[91] हाल ही में यौन अपराधों में शामिल युवाओं की संख्या में वृद्धि हुई है, और अब उनके लिए विशेष उपचार और प्रबंधन कार्यक्रम हैं। हालाँकि, हमारे पास इन अपराधियों की विशेषताओं और बड़े पैमाने पर उनके अपराधों के बारे में सीमित जानकारी है। राष्ट्रीय घटना-आधारित रिपोर्टिंग प्रणाली (NIBRS) कानून प्रवर्तन के लिए ज्ञात किशोर यौन अपराधियों की विशेषताओं पर प्रकाश डालती है। यहाँ कुछ प्रमुख निष्कर्ष दिए गए हैं:

- नाबालिगों के खिलाफ यौन अपराध करने के लिए पुलिस को ज्ञात लोगों में से लगभग 35.6 प्रतिशत किशोर हैं।

- जो किशोर अन्य बच्चों के खिलाफ यौन अपराध करते हैं, उनके समूहों और स्कूलों में अपराध करने की संभावना अधिक होती है, तथा वयस्कों की तुलना में पुरुष और युवा पीड़ित अधिक होते हैं।

- यौन अपराधों में शामिल युवाओं की संख्या 12 वर्ष की आयु में तेजी से बढ़ जाती है, जो 2015 की तुलना में 10% अधिक है। 14 वर्ष की आयु के बाद अपराध स्थिर हो जाते हैं। प्रारंभिक किशोरावस्था छोटे बच्चों के विरुद्ध अपराध के लिए चरम आयु होती है, जबकि किशोरों के विरुद्ध अपराध मध्य से लेकर किशोरावस्था के अंत तक बढ़ जाते हैं।

- किशोर अपराधियों की एक छोटी संख्या (8 में से 1) 12 वर्ष से कम उम्र की है।

- किशोर यौन अपराधियों में 7 प्रतिशत महिलाएँ हैं और कम उम्र के अपराधियों में ये ज़्यादा आम हैं। उनके अपराधों में अक्सर कई पीड़ित और अपराधी शामिल होते हैं, और पीड़ित परिवार के सदस्य या पुरुष हो सकते हैं।

- अलग-अलग न्यायक्षेत्रों में किशोर यौन अपराधों की रिपोर्ट की गई मात्रा में काफी भिन्नता होती है।

किशोर यौन अपराधियों पर शोध 50 से अधिक वर्षों से चल रहा है, 1980 के दशक के मध्य से इसमें रुचि बढ़ी है। किशोर यौन अपराधियों के लिए उपचार कार्यक्रम बढ़े हैं, जिससे शोध लेखों में वृद्धि हुई है। अधिकांश अध्ययन नैदानिक विशेषताओं (Clinical characteristics), उपचार मुद्दों, जोखिम भविष्यवाणियों और पुनरावृत्ति दरों पर केंद्रित हैं। किशोर यौन अपराधियों के बीच व्यवहार, पृष्ठभूमि और प्रेरणाओं की विविधता है।

किशोर यौन अपराधी सभी यौन अपराधियों का एक-चौथाई (25.8 प्रतिशत) से अधिक है और किशोर पीड़ितों के विरुद्ध यौन अपराधियों का एक-तिहाई (35.6 प्रतिशत) से अधिक हिस्सा हैं। वे सभी किशोर अपराधियों का 3.1 प्रतिशत और हिंसक किशोर अपराधियों का 7.4 प्रतिशत हिस्सा हैं। 2004 में संयुक्त राष्ट्र अमेरिका में लगभग 89,000 किशोर यौन अपराधी पुलिस को ज्ञात थे । उनकी आयु अलग-अलग होती है, जिनमें से अधिकांश पुरुष होते हैं। किशोर यौन अपराधी विभिन्न आयामों में वयस्क यौन अपराधियों से भिन्न होते हैं, जिसमें समूहों में अपराध करना, परिचितों को निशाना बनाना और अलग-अलग स्थानों और समय पर अपराध करना शामिल है। अपराधी की उम्र और पीड़ित की उम्र के बीच का संबंध अलग-अलग होता है, और नाबालिगों के खिलाफ किशोर यौन अपराधों का मुद्दा विवाद और बहस का विषय बना हुआ है।

NIBRS आंकड़ा सेट (Dataset) इस जटिल समस्या को समझने और उसका विश्लेषण करने के लिए एक मूल्यवान संसाधन है।

अध्याय 15

यौन दुर्व्यवहार का शरीर पर अदृश्य प्रभाव

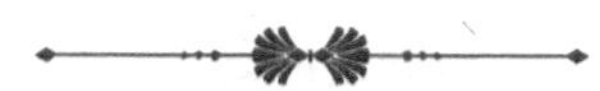

मैं यह पता लगाने जा रहा हूं कि यौन दुर्व्यवहार हमें उन तरीकों से कैसे चोट पहुंचा सकता है जिन्हें हम महसूस भी नहीं कर सकते हैं। एक बार फिर हम देखेंगे कि यह हमारे शरीर, हमारे दिमाग और यहां तक कि प्यार और इच्छा की भावनाओं को कैसे प्रभावित करता है। मैं इस आश्चर्यजनक विषय पर टोरकोम सरायडेरियन और डॉ एडविन फ्लैटो जैसे प्रसिद्ध लेखकों से प्रेरित हूं। इसे एक कमरे के अंधेरे कोनों में प्रकाश चमकाने के रूप में सोचें। हम इन छिपे हुए प्रभावों को खुले में लाना चाहते हैं ताकि हम उन्हें बेहतर ढंग से समझ सकें। ऐसा करने से, हम उपचार और समझ की ओर एक यात्रा शुरू करने की आशा करते हैं।

यौन दुर्व्यवहार का भौतिक शरीर पर प्रभाव [92]

- यौन दुर्व्यवहार आपके शरीर की बीमारियों से लड़ने की क्षमता को कमज़ोर कर देता है, जिससे आपकी प्रतिरक्षा कम प्रभावी हो जाती है। इसे बढ़ाने के लिए, जब आपको लगे कि आप कीटाणुओं को सोख रहे हैं, तो इस क्रिया से कुछ व्यवधान बनाएं।

- अत्यधिक यौन क्रियाकलाप आपके तंत्रिका तंत्र को अस्थिर बना सकते हैं। इसकी जांच करके देखें कि क्या आपकी उंगलियां कांपती हैं या आप बिना किसी लड़खड़ाहट के एक पैर पर खड़े हो सकते हैं।

- यौन दुर्व्यवहार से आलस्य और नींद आ सकती है। कुछ महीनों तक संयम रखने से अक्सर उत्साह वापस आ सकता है, जिससे सुबह जल्दी उठना और सक्रिय रहना आसान हो जाता है।

- यौन दुर्व्यवहार शरीर के रंग, आवाज़ और ऊर्जा को प्रभावित करता है। गायक, विशेष रूप से, इसके प्रभाव को महसूस करते हैं। अच्छी आवाज़ बनाए रखने के लिए संयम बहुत ज़रूरी है ।

- बहुत जल्दी मैथुन करने से नपुंसकता हो सकती है। सेक्स ड्राइव को नियंत्रित और कम करना ऊर्जा को बनाए रखने के लिए आवश्यक है, जैसा कि एक रूसी बैले नर्तक (Russian ballet dancer) द्वारा उदाहरण दिया गया है जिसने अपनी नृत्य कला को बनाये रखने के लिए वह सिमित अंतरंगता (Limited intimacy) का सहारा लेते हैं।

- यौन दुर्व्यवहार रिश्तों को कमजोर बनाता है क्योंकि यह उन्हें बनाए रखने के लिए आवश्यक महत्वपूर्ण ऊर्जा को खत्म कर देता है। जो जोड़े यौन ऊर्जा का संरक्षण करते हैं, उनके बीच संबंध अक्सर लंबे समय तक टिकते हैं ।

- यौन दुर्व्यवहार के परिणामस्वरूप कमज़ोर या समय से पहले गर्भधारण करने की प्रवृत्ति वाले बच्चे पैदा हो सकते हैं। आपके द्वारा धारण की गई ऊर्जा आपके बच्चों को प्रभावित करती है, उनकी प्रवृत्तियों को प्रभावित करती है।

- यौन दुर्व्यवहार विभिन्न स्वास्थ्य समस्याओं को जन्म देता है, जिससे व्यक्ति का जीवनकाल कई दशकों तक कम हो सकता है।

- विकास के दौरान यौन ऊर्जा का दुरुपयोग करने से पूरी ऊंचाई तक पहुंचने में बाधा आ सकती है। यह विशेष रूप से युवा व्यक्तियों के लिए चिंताजनक है, जिनकी वृद्धि समय से पहले ही रुक सकती है।

- यौन दुर्व्यवहार से समय के साथ दृष्टि कमजोर हो सकती है।

- यौन दुर्व्यवहार के कारण हृदय कमजोर हो सकता है, जिससे हृदय रोग होने की संभावना हो सकती है।

- यौन दुर्व्यवहार और कैंसर के विकास के बीच एक संभावित संबंध है, क्योंकि शरीर समाप्त हो चुकी ऊर्जा की पूर्ति के लिए अतिरिक्त समय तक काम करता है।

- यौन दुर्व्यवहार शरीर के भीतर विभिन्न जैविक कठिनाइयों को जन्म दे सकता है।

- जो लोग अपनी यौन ऊर्जा का दुरुपयोग करते हैं, वे सामान्य जीवन की तुलना में काफी कम जीवन जीते हैं।

- यौन दुर्व्यवहार से पीनियल, पिट्यूटरी और कैरोटिड ग्रंथियों (Pineal, Pituitary, and Carotid glands) को नुकसान हो सकता है ।

यौन दुर्व्यवहार के भावनात्मक प्रभाव

1. घबराहट

2. गपशप करने की इच्छा

3. जिज्ञासा

4. चिड़चिड़ापन

5. विनाशकारीता

6. जिम्मेदारियों के प्रति उदासीनता

7. अपराध की ओर झुकाव

8. ईर्ष्या

9. स्वार्थ

10. निराशावाद

11. अलगाव की भावना

12. दूसरों की सुंदरता से घृणा

13. चोरी-छिपे रहना

14. आभा चुंबकत्व (Aura Magnetism) की हानि

यौन दुर्व्यवहार के मानसिक प्रभाव

1. नैतिक सिद्धांतों की हानि

2. उपलब्धि प्राप्ति की इच्छा का अभाव

3. ज्ञान, सेवा और नेतृत्व के लिए प्रयास का अभाव

4. मानसिक फैलाव (Mental Diffusion)

5. उच्च लक्ष्यों का अभाव

6. आंतरिक मार्गदर्शक से कोई संपर्क नहीं

7. दूसरों का शोषण करने का प्रयास करना

8. भ्रामक व्यवहार

9. नफरत और अलगाववाद का विकास

10. झूठ बोलना

11. घमंड

12. प्रदर्शन

13. विभिन्न जटिल मानसिक समस्याएं और पागलपन

यौन दुर्व्यवहार के आध्यात्मिक प्रभाव

1. उच्च आध्यात्मिक ऊर्जा से संपर्क में बाधा

2. ज्ञान पंखुड़ियों (Knowledge Petals) में ऊर्जा की हानि, जिसके परिणामस्वरूप भ्रम की स्थिति उत्पन्न होती है

3. संभावित सनक

4. गले का केंद्र क्षतिग्रस्त होना

5. मानसिक शरीर में रचनात्मक ऊर्जा में कमी

6. कुरूप कल्पना विकास

7. प्रदूषित आभा (Polluted Aura), प्रकृति की शक्तियों के साथ संपर्क में बाधा डालती है

8. मानसिक दूर संचार में व्यवधान

9. कर्म में वृद्धि

10. जटिल रिश्ते

11. बच्चों के भविष्य पर हानिकारक प्रभाव

मुझे परवाह नहीं कि संभोग मेरे स्वास्थ्य के लिए बुरा है या नहीं [93]

कुछ लोग इस पुस्तक पर यह कहकर प्रतिक्रिया दे सकते हैं, "मुझे परवाह नहीं है कि सेक्स मेरे स्वास्थ्य के लिए बुरा है, मैं इसके बारे में सुनना नहीं चाहता!" लेकिन मेरा दृढ़ विश्वास है कि जानकारी हमेशा फायदेमंद होती है। जब कोई व्यक्ति तथ्यों को जानता है, तो वह चतुर विकल्प चुन सकता है। आइए इस धारणा से शुरू करें कि मैथुन एक महत्वपूर्ण कार्य है । क्या यह सच है ? शारीरिक रूप से, मैथुन अन्य प्राकृतिक, सामान्य, शारीरिक कार्यों जैसे कि खाना, सांस लेना, सोना, शौच करना या पेशाब करना जैसा नहीं है ।

हमें जीवित रहने के लिए इन चीजों को नियमित और लगातार करने की आवश्यकता है । लेकिन कई स्वस्थ लोगों ने दिखाया है कि एक व्यक्ति कभी भी मैथुन किए बिना एक लंबा और स्वस्थ जीवन जी सकता है ।

आवश्यकता का विचार पसंद पर आधारित है। वास्तव में, मैथुन न करने से कोई बीमारी नहीं होती, लेकिन बहुत ज़्यादा मैथुन करने से कई बीमारियाँ होती हैं । यह पुस्तक जीवनशैली के रूप में पूर्ण संयम या आजीवन ब्रह्मचर्य को बढ़ावा नहीं देती है । मैं बस शुरुआत में ही स्पष्ट करना चाहता हूँ कि पवित्र होने में कुछ भी गलत नहीं है । मैथुन कोई ज़रूरी काम नहीं है जिसे बार-बार करना पड़ता है।

प्रजनन को नियंत्रित करने वाले अंग और ग्रंथियाँ हमारी मांसपेशियों की तरह नहीं हैं जिन्हें अच्छी तरह से काम करने के लिए बार-बार व्यायाम करने की ज़रूरत होती है। वास्तव में, इसका उल्टा सच है: प्रजनन ग्रंथियाँ जब आराम करती हैं तो बेहतर और मज़बूती से काम करती हैं । यह धारणा कि संभोग प्राकृतिक है, उसे भी चुनौती देने की ज़रूरत है । यह इस बात पर निर्भर करता है कि इसका इस्तेमाल कैसे किया जाता है।

प्रकृति ने स्पष्ट रूप से यौन अंगों को प्रजनन के लिए बनाया है, न कि मज़े के लिए । अगर हमारा निर्माता चाहता कि हम सिर्फ़ आनंद के लिए मैथुन करें, तो नकारात्मक या अवांछित दुष्प्रभावों के बिना सुरक्षित और प्रभावी जन्म नियंत्रण विधि खोजने के लिए इतने सारे प्रयास, समय और भारी मात्रा में पैसे खर्च करने की ज़रूरत नहीं होगी। मनुष्य एकमात्र ऐसा प्राणी है जिसे प्रकृति अपने प्राकृतिक आवास में जब चाहे मैथुन करने की अनुमति देती है। अन्य सभी जानवरों में संभोग के विशिष्ट मौसम होते हैं जब मादा नर अंग को स्वीकार करती है। ये संक्षिप्त अवधि होती है जब मादा गर्भवती हो सकती है, या वार्षिक संसर्ग या गर्मी में होती है। मादा कुत्ता तब तक नर कुत्ते को अपने साथ संभोग नहीं करने देती जब तक कि

वह संभोग में न हो, जो आमतौर पर हर छह महीने में एक बार होता है। पूरे पशु साम्राज्य में यही नमूना (pattern) अपनाया जाता है ।

पक्षी आमतौर पर साल में एक बार या वसंत में मैथुन करते हैं। भेड़ और बकरियाँ अपने मैथुन के मौसम में साल में एक या दो बार मैथुन करती हैं। जंगली सूअर साल में एक बार मैथुन करते हैं, और हाथी, अपनी जंगली अवस्था में, हर दो साल में केवल एक बार संभोग करता है। प्रजनन मूल रूप से पूरे पशु और वनस्पति साम्राज्य में विनाशकारी है। यही कारण है, यह मृत्यु की ओर ले जाता है। पैसिफ़िक सैल्मन, ट्राउट, शाद और कई अन्य प्रकार की मछलियाँ जो प्रजनन के लिए ऊपर की ओर तैरती हैं, वे जल्द ही मर जाती हैं। नर ड्रोन मधुमक्खी प्रजनन के तुरंत बाद मर जाती है। इससे भी अधिक आश्चर्यजनक प्रार्थना करने वाले मेंटिस (Praying mantis) का यौन जीवन है। अपनी पुस्तक, लव एंड विल (Love and Will) में, रोलो मे (Rollo May) लिखते हैं: मादा नर के संभोग के समय उसका सिर खाती है, और उसके मरने के जकड़न (Spasms) उसके संभोग जकड़न(Spasms) के साथ मिलकर उसके जोर को मजबूत बनाते हैं। निषेचित (Fertilized) होने के बाद, मादा नए बच्चे के लिए भोजन जमा करने के लिए उसे खाना जारी रखती है। काली विधवा मकड़ी (The black widow spider) मूल रूप से यही काम करती है और इसी व्यवहार से इसका नाम पड़ा है।

वनस्पति जगत में, एक पौधा फल देने के बाद कमज़ोर हो जाता है और अक्सर मर जाता है। किसान अक्सर पौधे या पेड़ को मजबूत बनाने के लिए उसे बीज बनने से रोकने की कोशिश करते हैं। ज़्यादातर फल देने वाले पेड़ पाँच से दस साल की उम्र तक फल नहीं देते । इससे उनकी जैविक ऊर्जा का इस्तेमाल प्रजनन के बजाय विकास और ताकत के लिए किया जा सकता है।

खेलों में कई कोच और प्रशिक्षक प्रतियोगिता से पहले यौन क्रियाकलापों पर प्रतिबंध लगाते हैं। मुक्केबाज प्रशिक्षण के दौरान और मुकाबले से पहले सेक्स से दूर रहते हैं। और मानव शुक्राणु में, निश्चित रूप से, अंडे के साथ जुड़ने पर दूसरे मनुष्य को बनाने के लिए सभी प्रमुख तत्व होते हैं। इसमें ऐसी शक्तियाँ होती हैं जो जीवन उत्पन्न कर सकती हैं। क्या ऐसे महत्वपूर्ण द्रव को लापरवाही से बर्बाद करने के बजाय उसे बचाना तर्कसंगत नहीं है ?

कुछ लोग अभी भी मानते हैं कि सीप (Oysters), स्टेक (Steak), शराब आदि यौन प्रदर्शन को बढ़ाते हैं। उत्तेजक पदार्थ इच्छा को मजबूत बनाते हैं लेकिन क्षमता को कमजोर करते हैं। मुझे लगता है कि आप इस बात से सहमत होंगे कि कम इच्छा और अधिक क्षमता

होना बहुत बेहतर है! बहुत से पुरुष, बहुत अधिक मैथुन करने से खुद को होने वाले नुकसान का एहसास होने के बाद भी अपनी पुरानी आदतों को जारी रखते हैं। उनका कहना है कि वे मैथुन में खुद को नियंत्रित नहीं कर सकते । मैं मानता हूँ कि यह कठिन है । लेकिन असंभव नहीं! कठिन काम करना आपके लिए अच्छा है ।

आत्म-अनुशासन एक ऐसा कौशल है जो अभ्यास से बेहतर होता है। यह एक मानसिक मांसपेशी है। मैं केवल संयम का समर्थन करता हूँ। भोग-विलास मनुष्य के महान स्वभाव को कम करता है। मनुष्य वह नहीं कर सकता जिसके लिए आत्म-नियंत्रण

की आवश्यकता होती है, यह दावा करना उनके उच्चतर, यद्यपि छिपे हुए, स्वभाव को नकारना है। कामुक पुरुष, जो हर लालसा को संतुष्ट करना चाहते हैं, उन्हें प्रकृति से केवल वही मिलेगा जिसके वे हकदार हैं: दर्दनाक बीमारी और जल्दी मृत्यु ।

प्रेम और वासना : अंतर को समझना

हेनरी डेविड थोरो के बुद्धिमान शब्दों में, "प्रेम और वासना उतनी ही दूर हैं, जितनी कि फूलों का बगीचा वेश्यालय से।" इसका मतलब है कि वे काफी अलग हैं । प्रेम और संभोग विपरीत सिद्धांतों पर काम करते हैं - प्रेम व्यक्तिगत और उत्थानशील होता है, जबकि संभोग अधिक आकस्मिक और संभावित रूप से अपमानजनक हो सकता है। शुद्ध प्रेम महान होता है, जबकि शुद्ध संभोग मनोबल गिराने वाला हो सकता है। प्रेम निःस्वार्थ और आध्यात्मिक होता है, जबकि संभोग अधिक शारीरिक और स्वार्थी होता है। प्रकृति का भी अपना कहना है; प्रजनन बीज में प्रजातियों के प्रसार के लिए महत्वपूर्ण शक्तियाँ होती हैं। मैथुन मनोरंजन नहीं है। मनोरंजन के लिए इस पदार्थ को बर्बाद करना हमारे स्वास्थ्य को नुकसान पहुँचाता है। मैथुन , अपने सार में, पुरुषों में "ऊर्जा के विनाशकारी उपयोग" जैसा है, जो प्रजनन के लिए महत्वपूर्ण कोशिकाओं का बलिदान करता है। दुर्भाग्य से, हमारा समाज अक्सर यौन अनुशासन को बढ़ावा देने के बजाय संभोग की इच्छा को बढ़ावा देता है ।

गर्भनिरोधक गोलियाँ आम हो गई हैं, लेकिन उनके परिणामों पर हमेशा विचार नहीं किया जाता है। उनकी सुरक्षा के बावजूद, उनके उपयोग के पीछे की मानसिकता समस्याओं का कारण बन सकती है। यह पहचानना आवश्यक है कि प्रकृति ने प्रजनन के लिए मैथुन का अभिप्राय किया है, और इन नियमों की अनदेखी करने से मानसिक और शारीरिक दिवालियापन हो सकता है। हमारे समाज में आत्म-अनुशासन की अपेक्षा सुख-सुविधा पर

अधिक जोर दिया जाता है, इसीलिए जीवन के प्रति हमारे दृष्टिकोण तथा नियंत्रण और संयम के महत्व का पुनर्मूल्यांकन करने की आवश्यकता है।[94]

गर्भपात का प्रभाव: सेक्स नैतिकता में दोहरे मापदंड को चुनौती

यौन नैतिकता के क्षेत्र में, एक लंबे समय से दोहरा मापदंड (Double standard) कायम है, जिसमें पुरुष ऐतिहासिक रूप से कम या कोई मानक(Standard) नहीं मानते हैं जबकि महिलाओं से उच्च अपेक्षाएँ रखी जाती हैं। कम लागत वाले गर्भपात, जन्म नियंत्रण दवाओं और गर्भनिरोधकों की सुलभता ने महिलाओं को गर्भावस्था के प्राकृतिक परिणामों के बिना यौन संबंध बनाने की स्वतंत्रता दी है, जिससे जीवन बनाने से लेकर आनंद की तलाश पर ध्यान केंद्रित हो गया है। पुरुषों को उच्च मानकों को पूरा करने के लिए आग्रह करने के बजाय, महिलाओं ने, जिसे वे मुक्ति के रूप में देखती हैं, अपने मानकों (Standards) को पुरुषों के साथ जोड़ दिया है।

पुरुषों के पक्ष में शारीरिक असमानताओं के बावजूद, सबूत बताते हैं कि महिलाएँ अक्सर नैतिक रूप से पुरुषों से आगे निकल जाती हैं। पुरुषों की यौन तत्परता की पुरानी स्थिति सामाजिक मुद्दों में योगदान देती है, जैसा कि मुख्य रूप से पुरुषों द्वारा हिंसा और स्पष्ट सामग्री समर्थन में देखा जाता है। कानूनी गर्भपात, सर्वोत्तम स्थितियों के तहत भी,तत्काल और दीर्घकालिक दोनों तरह के गंभीर जोखिम, जो महिला के भविष्य के गर्भधारण को प्रभावित करते हैं। शारीरिक चिंताओं से परे, गर्भपात के नैतिक और आध्यात्मिक परिणाम मानव जीवन की पवित्रता के प्रति सम्मान की खेती को चुनौती देते हैं, जो हमारे आध्यात्मिक विकास का एक मूलभूत पहलू है।[95]

मैथुन और हृदय स्वास्थ्य के बीच संबंध

यह समझना आसान नहीं है कि संभोग दिल को कैसे प्रभावित करता है। विभिन्न अध्ययनों में कुछ खास बिंदुओं पर प्रकाश डाला गया है:[96]

- **हृदय की धड़कन में अंतर:** पुरुषों की हृदय की धड़कन आमतौर पर महिलाओं की तुलना में तेज़ होती है।

- **संभोग त्वरण (Acceleration):** संभोग के दौरान, हृदय गति काफी तेज हो सकती है, एक मिनट में 100 धड़कन तक पहुंचना।

- **दिल की धड़कन में बदलाव:** संभोग के करीब, असामान्य और छूटी हुई दिल की धड़कन (Skipped heartbeats) अक्सर दिखाई देती है, लेकिन वे गैर-यौन व्यायाम के दौरान बाद में होने वाले ईसीजी (ECG) परीक्षणों में दिखाई नहीं देते।

- **शारीरिक परिवर्तन:** संभोग पूर्व क्रीड़ा के बाद से, हृदय गति अचानक बढ़ जाती है, रक्तचाप बढ़ जाता है (औसतन 40 से 80 मिमी सिस्टोलिक, 20 से 50 मिमी डायस्टोलिक) (40 to 80 mm systolic, 20 to 50 mm diastolic on average) , और श्वसन (respiratory) तेज हो जाता है | शारीरिक रूप से, मैथुन और व्यायाम का शरीर पर विपरीत प्रभाव पड़ता है।

मैथुन अनिवार्य रूप से अपचयी है, जिसमें विनाशकारी चयापचय (Breaking-down stuff) क्रियाएं शामिल हैं। यह श्रोणि और प्रजनन अंगों में रक्त जमाव का कारण बनता है, जिससे आवश्यक तत्वों और हार्मोन युक्त महत्वपूर्ण तरल पदार्थ की हानि होती है। यह व्यक्ति को कमजोर बनाता है और हृदय पर दबाव डालता है। दूसरी ओर, व्यायाम एनाबॉलिक (Body building) है, जिसमें रचनात्मक चयापचय क्रियाएं शामिल हैं। यह शारीरिक फिटनेस को बढ़ावा देता है, मांसपेशियों को मजबूत करता है, रक्त परिसंचरण में सुधार करता है, और हृदय की मांसपेशियों को मजबूत करता है। जबकि मैथुन और व्यायाम हृदय गति को तेज करने में कुछ समानताएं साझा करते हैं, शरीर पर उनके समग्र शारीरिक प्रभाव काफी भिन्न होते हैं।

अध्याय 16

मैथुन का दीर्घायु पर नकारात्मक प्रभाव

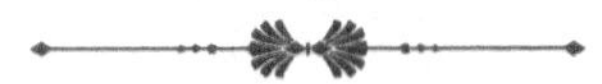

एक आम धारणा

ये निष्कर्ष एक आम धारणा को चुनौती देते हैं कि यौन क्षमताओं का असीमित उपयोग व्यक्ति के शारीरिक स्वास्थ्य को नुकसान नहीं पहुंचाता है, और यौन इच्छा को सीमित करने से गंभीर बीमारी हो सकती है। अमेरिकी पुरुषों और महिलाओं के यौन व्यवहार के कुछ हालिया शोधकर्ताओं का तर्क है कि सबसे चरम अतिरेक का भी स्वास्थ्य और ऊर्जा पर कोई नकारात्मक प्रभाव नहीं पड़ता है; उनका काम ऐसा प्रतीत होता है आलोचकों और टिप्पणीकारों द्वारा सुझाया गया है कि हमारे धार्मिक, नैतिक और कानूनी संहिताओं के प्रतिबंधात्मक नियमों को ढीला किया जाना चाहिए क्योंकि यौन रूप से मुक्त समाज विवश समाज की तुलना में अधिक स्वस्थ और खुशहाल है। दुखद रूप से बड़ी संख्या में अमेरिकी, विशेष रूप से भोले-भाले युवा लोग, उत्सुकता से इन विचारों को अपनाते हैं और उन्हें सेक्स लालच के बहाने के रूप में उपयोग करते हैं ।

यह स्पष्ट होना चाहिए कि ये दावे पूरी तरह से अवैज्ञानिक हैं। उनके मुख्य तर्कों को कभी सत्यापित नहीं किया गया है, जबकि उनके कल्पित परिणाम सरासर बकवास हैं। यदि कोई सवाल करता है कि ये शोधकर्ता अपने दावों का समर्थन करने के लिए किस सबूत का उपयोग करते हैं, तो उसे बहुत कम मिलता है। डॉ. किन्से की पुस्तकों जैसे कार्यों में, उनके डेटा की सटीकता का कोई प्रमाण नहीं दिया गया है। लेखकों ने अपने साक्षात्कारकर्ताओं को किसी कठोर परीक्षा से नहीं गुज़ारा, न ही उन्होंने अपने निष्कर्षों की पुष्टि करने के लिए लोगों की पर्याप्त विविधता का नमूना लिया। आज के चिकित्सा ज्ञान के प्रकाश में, उनके दावे, विशेष रूप से अत्यधिक भोग की कथित सुरक्षा के बारे में, झूठे हैं। उपलब्ध साक्ष्यों से स्पष्ट रूप से

पता चलता है कि अत्यधिक यौन गतिविधि, विशेष रूप से जब यह अवैध है, तो इसके काफी हानिकारक प्रभाव होते हैं।[97]

दीर्घायु पर हानिकारक प्रभावों की खोज

उपर्युक्त व्यापक दृष्टिकोण के विपरीत, एक मध्यम यौन जीवन या पूर्ण संयम इनमें से कोई भी प्रभाव नहीं दिखाता है। यह स्पष्ट रूप से प्रदर्शित होता है जब हम ईसाई संतों, रोमन कैथोलिक पोपों और प्रतिष्ठित धर्मशास्त्रियों और पादरियों के जीवन की तुलना कई राजाओं, उत्तराधिकारियों और स्क्रीन और मंच के सितारों के स्वच्छंद जीवन से करते हैं । ईसाई संतों का एक बड़ा हिस्सा तपस्वी था। 3,090 जीवन के हमारे अध्ययन में, 98 प्रतिशत से अधिक पहली और उन्नीसवीं शताब्दी के बीच रहते थे।

आज के स्वच्छता के मानकों के अनुसार, उनमें से अधिकांश शारीरिक स्थितियों में रहते थे जो स्वास्थ्य और दीर्घायु दोनों के लिए हानिकारक थे। कई लोग अनगिनत उपवास करते थे। उन्होंने अपने शरीर की सबसे ज़रूरी ज़रूरतों को पूरा करने का त्याग कर दिया। कुछ ने जानबूझकर खुद को दर्द पहुँचाया। संक्षेप में, धार्मिक, मठवासी या संन्यासी नियमों द्वारा या उनके द्वारा लगाया गया शासन अक्सर गैली चाकरों (Galley slaves)की तुलना में कठोर होता था।

दूसरी ओर, कई राजा शारीरिक ज़रूरतों और इच्छाओं की पूरी संतुष्टि प्रदान करने वाली स्थितियों में रहते थे। वे जीवन के सर्वोत्तम संभव मानक (Best possible standard) का आनंद लेते थे। उनके स्वास्थ्य की निगरानी प्रमुख चिकित्सा विशेषज्ञों द्वारा की जाती थी। हालाँकि, उनके यौन व्यवहार में, कई लोग सबसे चरम व्यभिचारी लोगों की तरह ही कामुक और लालची थे। अब, अगर संयम की हानिकारकता और यौन इच्छाओं के अतिरेक के स्वास्थ्य के बारे में प्रचलित सिद्धांत सच होता, तो सम्राटों का स्वास्थ्य बेहतर होता और वे ईसाई संतों की तुलना में अधिक समय तक जीवित रहते। तथ्य इस अपेक्षा को दृढ़ता से खारिज करते हैं।

332 सम्राटों (रोमन और बीजान्टिन सम्राट, तुर्की सुल्तान, रूसी ज़ार, और अंग्रेजी, फ्रेंच, ऑस्ट्रियाई, जर्मन, इतालवी, स्पेनिश, डेनिश राजा, और 3,090 ईसाई कैथोलिक संतों) के जीवन काल के मेरे अध्ययन से उनकी मृत्यु की आयु के बारे में निम्नलिखित डेटा मिलता है। दोनों समूहों में, हिंसा से मरने वालों को बाहर रखा गया है।[98]

मृत्यु की आयु	सम्राट प्रतिशत	मृत्यु की आयु	संत प्रतिशत
40 वर्ष से कम	18.0	40 वर्ष से कम	19.0
40 से 59 वर्ष	44.8	41 से 60 वर्ष	26.6
60 से 79 वर्ष	34.2	61 से 80 वर्ष	37.4
80 से 99 वर्ष	3.0	81 से 100 वर्ष	14.4
100 वर्ष और उससे अधिक	-	101 वर्ष और उससे अधिक	2.6

संतों और सम्राटों द्वारा साझा किए गए पारिवारिक लक्षणों को ध्यान में रखते हुए, यह सोचना उचित है कि सम्राटों की यौन आदतों ने उनके छोटे जीवनकाल को प्रभावित किया होगा। आम तौर पर सम्राटों के पास संतों की तुलना में बेहतर रहने की स्थिति थी, लेकिन उनके अत्यधिक व्यवहार ने उन लाभों का प्रतिकार किया होगा। दूसरी ओर, संतों के आत्म-अनुशासन ने उनकी कम अनुकूल परिस्थितियों को संतुलित किया होगा।[99]

तर्क सम्राटों के जीवनकाल की तुलना रोमन कैथोलिक पोप के जीवनकाल से करने तक फैला हुआ है । अपनी भूमिकाओं में मांगपूर्ण प्रकृति के बावजूद, पोप औसतन लंबे समय तक जीवित रहे। ऐसे दौर में जब ईसाई जगत का प्रभाव धर्मनिरपेक्ष शक्ति से अधिक था, कैथोलिक पोप औसतन 69.8 वर्ष, तक जीवित रहे । जबकि 332 राजाओं की आयु 53 से 54 वर्ष थी । इससे पता चलता है कि पोपों का संयम कई राजाओं के यौन भोग के विपरीत था, जो उनके लंबे जीवन में योगदान देता था।[100]

यह प्रवृत्ति ऐतिहासिक रूप से अन्य प्रमुख समूहों तक फैली हुई है। पोप, धर्मशास्त्री, भिक्षु, संन्यासी और पादरी सहित सबसे पवित्र समूह सबसे लंबे जीवनकाल का प्रदर्शन करते हैं। इसके विपरीत, कवि, संगीतकार और चित्रकार जैसे अधिक स्वतंत्र जीवनशैली वाले लोगों का जीवनकाल कम होता है। विशेष रूप से, सम्राटों का जीवनकाल इन समूहों में सबसे कम होता है।[101]

ये नमूने (Pattern) इस विचार का समर्थन करते हैं कि अत्यधिक यौन गतिविधि कुछ समूहों की दीर्घायु को नकारात्मक रूप से प्रभावित करती है, जबकि संयम, जैसा कि संत, पोप और समर्पित व्यक्तियों में देखा जाता है, लंबे जीवन में योगदान देता है। अपने यौन दुर्व्यवहार के लिए जाने जाने वाले समकालीन व्यक्तियों की जांच करने पर यह निष्कर्ष और भी पुष्ट होता है। आदर्श जीवन स्थितियों और विशेषज्ञ स्वास्थ्य सेवा के बावजूद, ये व्यक्ति अपने जीवन के चरम पर जीवनी शक्ति में जल्दी गिरावट और कई स्वास्थ्य समस्याओं का अनुभव करते हैं। [102]

सरल शब्दों में, आइए उन लोगों के स्वास्थ्य के बारे में बात करें जो जोखिम भरे व्यवहार में लिप्त हैं, खासकर वे जिनके पास सीमित धन है। दुख की बात है कि इस तरह के व्यवहार में लिप्त कई लोग मुसीबत में पड़ जाते हैं, अक्सर अपराधियों की संगत में। इससे न केवल उनके स्वास्थ्य को नुकसान पहुंचता है बल्कि उनकी आयु भी कम हो सकती है। कुछ लोग गंभीर परिणामों से बचने में कामयाब हो जाते हैं, लेकिन उनका जीवन अभी भी कठिन है, खतरे, बुनियादी जरूरतों की कमी और अनादर से चिह्नित है। वे जीविका चलाने और अपने समुदाय में एक अच्छी स्थिति बनाए रखने के लिए संघर्ष करते हैं, धीरे-धीरे कई कठिनाइयों के साथ सामाजिक रूप से बहिष्कृत हो जाते हैं।

यह जीवनशैली उनकी ऊर्जा को खत्म कर देती है, उन्हें तेजी से बूढ़ा बनाती है, और अंततः उन्हें जल्दी मौत के मुंह में ले जाती है। जोखिम भरे व्यवहारों में अत्यधिक लिप्त होना, विशेष रूप से मैथुन से संबंधित, किसी व्यक्ति के शारीरिक स्वास्थ्य को गंभीर रूप से नुकसान पहुंचाता है। [103]

यौन इच्छाओं को नियंत्रित करने से बीमारी हो सकती है, यह काफी हद तक एक गलत धारणा है। इसी तरह, यह सोचना कि अप्रतिबंधित यौन गतिविधि हानिकारक नहीं है, ये भी सही नहीं है। इन विचारों पर विश्वास करने से जोखिम भरे व्यवहार में वृद्धि होती है और परिणामस्वरूप, उनका पालन करने वालों की जीवनी शक्ति और जीवनकाल पर नकारात्मक प्रभाव पड़ता है। जतिन शंकर द्वारा आधुनिक जैविक सिद्धांतों पर अपनी पुस्तक में उल्लिखित वैज्ञानिक अध्ययन, ऐसे व्यवहारों के परिणामों पर प्रकाश डालते हैं। उदाहरण के लिए, प्रयोगों से पता चलता है कि प्रजनन करने की क्षमता को खत्म करने से विभिन्न जीवों में उम्र बढ़ने की प्रक्रिया धीमी हो सकती है। इसका मतलब है कि लंबा जीवन अक्सर कम प्रजनन क्षमता की कीमत पर आता है।

20वीं सदी में एक मानसिक अस्पताल ने कुछ ऐसे रोगियों का बधियाकरण (Castration) कर दिया जो परेशानी पैदा करते थे। इसका उद्देश्य उन्हें शांत करना था, लेकिन यह क्रूर कृत्य इस बात का वैज्ञानिक अध्ययन भी बन गया कि बधियाकरण जीवनकाल को कैसे प्रभावित करता है। शोधकर्ताओं ने पाया कि बधिया किए गए रोगी लंबे समय तक जीवित रहे (जेम्स बी. हैमिल्टन, 1969), और बधियाकरण के समय वे जितनी कम उम्र के थे, उनकी जीवन प्रत्याशा उतनी ही अधिक बढ़ गयी।[104]

इस अध्ययन की कुछ उल्लेखनीय विशेषताएं हैं:

- बधिया किए गए और अक्षत रोगियों (Intact patients)की रहने की स्थिति एक जैसी थी, इसलिए जीवनशैली कारकों ने जीवनकाल को प्रभावित नहीं किया।

- बधिया किए गए मरीज़ हर तरह से बाकी आबादी के समान थे, सिवाय व्यवहार के, जिसके कारण बधियाकरण हुआ। इसका मतलब है कि स्वास्थ्य किसी भी तरह से बधियाकरण का कारक नहीं था, और दोनों समूह तुलनीय थे। यह दुर्लभ है क्योंकि आजकल बधियाकरण चिकित्सा कारणों से किया जाता है, और ऐसे रोगियों का मिलान स्वस्थ लोगों से नहीं किया जा सकता है।

- अध्ययन में 297 नपुंसक और 735 अक्षत पुरुष शामिल थे, इसलिए नमूना आकार बड़ा था और त्रुटियाँ न्यूनतम थीं। यह ग्राफ अध्ययन के परिणामों को अधिक स्पष्ट रूप से दिखाता है।

- यह ग्राफ अध्ययन के परिणामों को अधिक स्पष्ट रूप से दर्शाता है। आप देख सकते हैं कि बधिया किए गए 50% नर 70 वर्ष की आयु तक जीवित रहे, जबकि अक्षत नर 55 वर्ष की आयु में 50% जीवित रहे।

हाल ही में किए गए एक अध्ययन में ऐतिहासिक अभिलेखों के आधार पर 16वीं से 19वीं शताब्दी के 81 कोरियाई किन्नरों के जीवनकाल की जांच की गई। किन्नर उस समय के औसत लोगों की तुलना में 14 साल ज़्यादा जीते थे और उनमें से 3 की आयु 100 साल से ज़्यादा थी, जो कि किन्नरों में धीमी उम्र बढ़ने का संकेत है। किन्नरों में अन्य आकर्षक विशेषताएं भी थीं। उदाहरण के लिए, जिन पुरुषों को पुरुष पैटर्न गंजापन विकसित होने से पहले या बाद में बधिया कर दिया गया था, उनके बाल नहीं झड़े या फिर उन्होंने बाल वापस से पाए (हैमिल्टन, 1960)। ये तथ्य बताते हैं कि बधियाकरण में बुढ़ापा रोकने वाले प्रभाव होते हैं, जो पिछले प्रयोगों के अनुरूप है। बधियाकरण कुत्तों, बैलों, चूहों और सैल्मन जैसे अन्य जानवरों

के जीवनकाल को भी बढ़ाता है (रॉबर्टसन,1961)। यह दर्शाता है कि यौन प्रजनन, शरीर की मरम्मत और देखरेख का ऊर्जा आवंटन और जीवनकाल के साथ समझौता है ।[105]

बिखरती परंपराएं : कैसे कामुकता समाज के पतन को आकार दे रही है

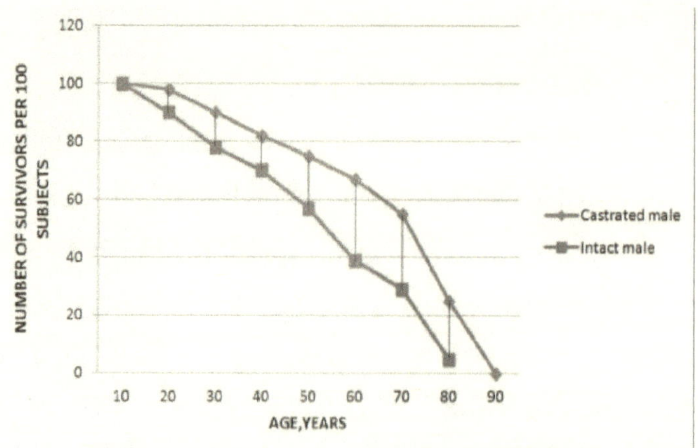

पिट्रिम सोरोकिन आजकल हो रही एक अजीब क्रांति के बारे में बात करते हैं । यह सेनाओं या युद्धों के बारे में नहीं है, बल्कि इसमें दुनिया भर के व्यक्ति शामिल हैं। वे इसे 'सेक्स क्रांति' कहते हैं, और यह यौन अराजकता पैदा कर रही है। यह क्रांति महत्वपूर्ण है क्योंकि यह लोगों और समाज को बहुत प्रभावित करती है । अपनी पुस्तक 'सेन सेक्स ऑर्डर' में, सोरोकिन चर्चा करते हैं कि कैसे मैथुन अराजकता शारीरिक और मानसिक स्वास्थ्य, रचनात्मकता और समाज को नुकसान पहुँचाती है। इसका एक महत्वपूर्ण परिणाम परिवारों का टूटना है, जो एक स्वस्थ समाज की आधारशिला हैं।

अमेरिका और यूरोप में पारिवारिक जीवन में तेजी से गिरावट आ रही है। ब्रिटेन में, हर साल 16 साल से कम उम्र के 150,000 बच्चे अपने माता-पिता के तलाक का सामना करते हैं। 1971-89 के बीच अविवाहित माताओं की संख्या चार गुना बढ़कर 360,000 हो गई। 1980 में, 12% जन्म विवाहेतर (Outside marriage) थे; 1990 तक, यह बढ़कर 28% हो गया। एकल-अभिभावक परिवारों (Single-parent families) की संख्या अब कुल का 19% है, जिसमें 30% से अधिक जन्म विवाहेतर (Outside marriage) होते हैं ।[106]

अमेरिका में, किशोरावस्था में गर्भधारण और तलाक की दर में दोगुनी वृद्धि प्रमुख चिंता का विषय है। दो-पांचवें बच्चे अपनी युवावस्था का कुछ हिस्सा एकल-माता-पिता के घरों में बिताते हैं। जबकि एकल-माता-पिता परिवारों के बच्चे औसतन सफल हो सकते हैं, फिर भी विभिन्न पहलुओं में खराब प्रदर्शन करते हैं - शारीरिक, भावनात्मक, व्यवहारिक, शैक्षिक, आर्थिक और यहां तक कि धूम्रपान और शराब पीने के मामले में भी। वे जल्दी मृत्यु का सामना करते हैं, स्कूल में संघर्ष करते हैं, उचित पोषण की कमी होती है, उच्च बेरोजगारी को झेलते हैं, भटकाव और अपराध में लिप्त होते हैं, और मानसिक बीमारी के प्रति अधिक संवेदनशील होते हैं। समुदाय भी पीड़ित है, जो अपराध, बर्बरता और हिंसा के माध्यम से खुद को व्यक्त करता है। एक समझदार यौन व्यवस्था (Sensible sex order) और एक स्थिर विवाह प्रणाली स्थापित करना समाजशास्त्रीय रूप से महत्वपूर्ण है ।

मानवशास्त्रीय दृष्टि से, विवाह के विभिन्न प्रकार हैं, जैसे हिंदू धर्म में वर्णित आठ विवाह या इस्लाम में बहुविवाह। पारंपरिक संयुक्त और एकल परिवारों से परे विभिन्न पारिवारिक संरचनाएँ हैं। भले ही ये पारंपरिक रूप औद्योगिक समाजों के लिए आदर्श न हों, लेकिन करीबी लोगों से देखभाल और सहायता की आवश्यकता, आदर्श रूप से कम से कम 20 वर्ष की आयु तक माता-पिता, और उसके बाद 'बीमारी और स्वास्थ्य में' जीवनसाथी से मृत्यु तक, एक महत्वपूर्ण मानवीय पहलू बना हुआ है।

यौन अराजकता और अवैध संबंधों से भरी संस्कृति में यह ज़रूरत पूरी नहीं होती। सोरोकिन एक समझदार यौन व्यवस्था स्थापित करने के लिए संस्कृति और सामाजिक जीवन को ऊपर उठाने का सुझाव दे रहे हैं। इसमें हमारी संस्कृति और संस्थाओं को कामुकता के बोझ से मुक्त करना शामिल है। इस परिवर्तन में ललित कला, मल्टीमीडिया, विज्ञान, दर्शन, नैतिकता और कानून - मूल रूप से, हमारे पूरे जीवन के तरीके को अलैंगिक (Desexualizing) बनाना शामिल है। प्रेम, विवाह और परिवार को आदर्श बनाना भी इस महत्वपूर्ण परिवर्तन का हिस्सा है। यह ब्रह्मचर्य का समाजशास्त्रीय पहलू है, जो विचार, वचन और कर्म में इसका पालन करते हुए भी महत्वपूर्ण है।

समाज के धागों को उजागर करना: कामुकता, रचनात्मकता और सांस्कृतिक विकास

आइए बात करते हैं कि पिटिरिम ए सोरोकिन ने अपनी पुस्तक "द अमेरिकन सेक्स रिवोल्यूशन" में क्या कहा है कि कामुकता समाज को कैसे प्रभावित कर सकती है। हम पूछ

रहे हैं कि क्या अव्यवस्थित या नियंत्रित संबंध समाज के विकास या पतन को प्रभावित करते हैं। क्या लोग अपने रिश्तों को जिस तरह से संभालते हैं, जैसे कि स्वतंत्र या अधिक नियंत्रित होना, समाज की प्रगति या पतन को प्रभावित करता है ?

एक ऐसा समाज जो संभोग को विवाह तक सीमित रखता है और विवाह-पूर्व और विवाहेतर संबंधों को अस्वीकार करता है , वो रचनात्मक विकास के लिए बेहतर है, बजाय उस समाज जहाँ रिश्ते स्वतंत्र हैं और विनियमित नहीं हैं। बहुत अधिक अव्यवस्थित व्यवहार समाज की रचनात्मकता को नुकसान पहुँचाता है। इन विचारों के प्रमाण पहले चर्चा किए गए अत्यधिक और अवैध यौन व्यवहार के नकारात्मक प्रभावों से आते हैं।

कुछ वास्तविक जीवन के उदाहरण इस बात का समर्थन करते हैं, जैसे सोवियत रूस और चीन के अनुभव, जहाँ अधिक यौन स्वतंत्रता ने समस्याओं को जन्म दिया। पुस्तक में यह भी उल्लेख किया गया है कि विभिन्न सांस्कृतिक स्तरों वाले विभिन्न समाजों में यौन स्वतंत्रता के बारे में अलग-अलग विचार थे।

आइए संस्कृतियों के इतिहास पर नज़र डालें। पूर्व-साक्षर समाजों में, विवाह-पूर्व स्वतंत्रता वाले लोगों की मानसिकता कुछ ख़ास होती थी। जैसे-जैसे समाज आगे बढ़ा, उन्होंने विवाह-पूर्व और विवाहेतर संबंधों को प्रतिबंधित करना शुरू कर दिया, जिससे रचनात्मकता में वृद्धि हुई। जिन समाजों ने यौन स्वतंत्रता को सख़्ती से सीमित किया, वे उच्च सांस्कृतिक स्तर पर पहुँच गए।

उदाहरण के लिए, जब ईसाई धर्म ने ट्यूटनिक जनजातियों को प्रभावित किया, तो यौन स्वतंत्रता को सीमित करने से उनकी सांस्कृतिक प्रगति में महत्वपूर्ण भूमिका निभाई। दूसरी ओर, जब समाजों ने अपने नियमों में ढील दी, जैसे कि बेबीलोनियन, फ़ारसी और रोमन सभ्यताओं के बाद के चरणों में, गिरावट आई।

अब बात करते हैं 1920 के दशक में सोवियत रूस में हुए प्रयोगों की। उन्होंने शुरू में विवाह को नष्ट करने और मुक्त प्रेम को बढ़ावा देने की कोशिश की, लेकिन इससे बच्चों में बेघर होने जैसी समस्याएँ पैदा हो गईं । अंततः उन्हें अपना दृष्टिकोण बदलना पड़ा और विवाहपूर्व शुद्धता तथा विवाह के महत्व को बढ़ावा देना पड़ा।

कम्युनिस्ट चीन में भी अब इसी तरह के बदलाव हो रहे हैं, जो दिखाते हैं कि पहले से प्रोत्साहित संभोग स्वतंत्रता को नियंत्रित करना फायदेमंद हो सकता है। यह विचार पश्चिमी संस्कृति के प्रभाव के कारण औपनिवेशिक लोगों के मनोबल को कमज़ोर करने वाले

उदाहरणों से समर्थित है। इसके विपरीत, हिंदुओं, इंडोनेशियाई और इंडो-चीनी लोगों के बीच यौन संयम के नए सिद्धांत के तहत उनके समाज पुनर्जीवित हुए। गांधी जैसे नेताओं ने इस विचार का समर्थन किया। अब, आइए इसे घर के करीब ले चलते हैं - परिवारों पर प्रभाव। जब किसी परिवार का यौन जीवन अव्यवस्थित हो जाता है, तो इससे परिवार टूट सकता है और मानसिक बीमारी, अपराध और नशे की लत जैसी सामाजिक समस्याएं पैदा हो सकती हैं ।

आर्थिक विकास की बात करें तो किताब में बताया गया है कि यूरोप की आर्थिक वृद्धि यौन संयम का अभ्यास करने वाले समूहों से शुरू हुई। लेकिन जब नैतिक मानक कम हो गए, खासकर यौन स्वतंत्रता के मामले में, तो पूंजीवादी व्यवस्था का पतन शुरू हो गया। संक्षेप में कहें तो, लंबे समय तक यौन गतिविधियों पर बहुत अधिक ध्यान केंद्रित करने से ऊर्जा खत्म हो सकती है, जिससे रचनात्मकता के लिए बहुत कम जगह बचती है दूसरी ओर, संयम दिखाने वाले व्यक्ति और समूह अधिक रचनात्मक होते हैं। हालाँकि, अगर यौन स्वतंत्रता अराजकता में बदल जाती है, तो इससे रचनात्मकता और सामाजिक मुद्दों में गिरावट आ सकती है। यह चक्र पूरे इतिहास में देखा गया है, जैसे प्राचीन ग्रीस और रोम में।

अतः गांधीजी को पुनः उद्धृत करते हुए, "भविष्य उन राष्ट्रों का है जो पवित्र हैं।" [107]

अध्याय 17

किशोर गर्भावस्था के जोखिम कारक

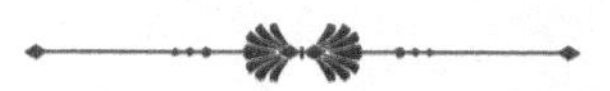

कई दशकों से कई विकसित देशों में किशोर गर्भावस्था सार्वजनिक और नीतिगत ध्यान का विषय रही है। हालाँकि, इस ध्यान की प्रकृति और सीमा, समय और स्थान के अनुसार अलग-अलग रही है, जो विभिन्न सामाजिक, सांस्कृतिक और राजनीतिक संदर्भों को दर्शाती है। 20वीं सदी के अंतिम दशकों में, लगातार ब्रिटिश प्रशासन ने किशोर गर्भावस्था को एक उल्लेखनीय सार्वजनिक स्वास्थ्य और सामाजिक चुनौती के रूप में देखना शुरू किया है। इस दृष्टिकोण को कई विकसित देशों की सरकारों द्वारा अलग-अलग हद तक साझा किया गया था। 1990 के दशक के अंत तक, 28 ओईसीडी (OECD) देशों में से 8 देश युवा गर्भधारण के मामलों को कम करने के प्रयासों में सक्रिय रूप से लगे हुए थे, जबकि अतिरिक्त 12 देशों ने किशोर गर्भावस्था को अपेक्षाकृत मामूली चिंता माना (यूनिसेफ,2001)।[108] यूनाइटेड किंगडम में, 1997 में नई लेबर सरकार के उदय से पहले और बाद में, किशोर गर्भावस्था के मामले को हस्तक्षेप के योग्य माना गया। उल्लेखनीय रूप से, किशोर गर्भावस्था को संबोधित करने के उद्देश्य से ब्रिटिश पहल विकसित दुनिया में अपनी तरह के अधिक परिष्कृत और स्थायी प्रयासों के रूप में खड़ी है।

ऐतिहासिक रूप से, विवाह माताओं और उनके बच्चों को आर्थिक सुरक्षा प्रदान करता था, खासकर उस युग के दौरान जब अविवाहित मातृत्व का बोझ मुख्य रूप से स्थानीय समुदायों द्वारा वहन किया जाता था। अविवाहित माता-पिता होना एक महत्वपूर्ण कलंक था। 1960 के दशक के अंत और 1970 के दशक की शुरुआत में, संयुक्त राष्ट्र अमेरिका में एक बदलाव हुआ, जिसका दस्तावेजीकरण अर्नी और बर्गेन (1984),[109] फ़र्स्टनबर्ग (1991)[110] और वोंग (1997)[111] द्वारा किया गया, और थोड़े समय बाद यूनाइटेड किंगडम (सेलमैन,1998/2001)[112] और अन्य देश जैसे दक्षिण अफ्रीका (मैकलियोड, 2003)[113] में भी

हुआ। सार्वजनिक और नीतिगत चिंताएँ गर्भवती माताओं की वैवाहिक स्थिति से उनकी उम्र की ओर स्थानांतरित हो गईं, जिससे किशोरावस्था में गर्भावस्था के मुद्दे का उदय हुआ।

युनाइटेड किंगडम की तुलना में युनाइटेड स्टेट्स में किशोर गर्भावस्था का मुद्दा पहले ही सामने आ गया था (सेलमैन, 1998/2001)।[114] 1975 तक, युनाइटेड स्टेट्स में किशोर गर्भावस्था को लेकर चिंता बहुत गहरी हो गई थी। 1976 में, एलन गुट्टमाकर इंस्टीट्यूट, एक यू.एस.- आधारित प्रजनन स्वास्थ्य संगठन ने अपनी अत्यंत प्रभावशाली रिपोर्ट जारी की, " अमेरिका में 1 करोड़ 10 लाख किशोर गर्भावस्था की महामारी के बारे में क्या किया जा सकता है ?" इस रिपोर्ट के प्रकाशन ने न केवल किशोर गर्भावस्था के संबंध में 'महामारी' शब्द के उपयोग को लोकप्रिय बनाया, बल्कि आगे की नीतिगत पहलों के लिए उत्प्रेरक का काम भी किया।

परिचय में टोनी ब्लेयर ने कहा कि ब्रिटेन में यूरोप में सबसे ज़्यादा किशोर गर्भधारण होते हैं। लेखकों ने पहले अध्याय में बताया कि इंग्लैंड में हर साल लगभग 90,000 किशोर गर्भधारण होते हैं, जिनमें से लगभग 7,700 16 साल से कम उम्र की लड़कियों के होते हैं, और उनमें से तीन-पांचवें हिस्से में जीवित बच्चे पैदा होते हैं (एसईयू 1999, पृष्ठ 6)।[115]

2001 में यूनिसेफ इनोसेंटी रिपोर्ट कार्ड (नंबर 3) (Unicef Innocenti Report Card No. 3) ने किशोर प्रजनन क्षमता पर अंतर्राष्ट्रीय आंकड़ा साझा किया। रिपोर्ट में अमेरिकी किशोरों (प्रति 1,000 लड़कियों पर 52 जन्म) में उच्चतम दरों और कोरिया (2.9) और जापान (4.6) में सबसे कम दरों पर प्रकाश डाला गया। जबकि यूनिसेफ रिपोर्ट के दौरान अमेरिका की दरें उच्च थीं, वे 1960 के दशक की शुरुआत में लगभग दोगुनी थीं, जिसमें प्रति 1,000 किशोर लड़कियों पर लगभग 90 जन्म थे (सिंह और डारोच,2000)।[116] अमेरिका, कनाडा, ऑस्ट्रेलिया, यूके और न्यूज़ीलैंड में अन्य विकसित देशों की तुलना में समय से पहले गर्भधारण और प्रसव की दर अधिक थी (चंदोला एट अल, 2001)।[117]

पिछले तीन या चार दशकों में किशोर प्रजनन क्षमता में परिवर्तन विवाह के रुझानों में सबसे अधिक ध्यान देने योग्य है। 1971 में, तीन-चौथाई किशोर जन्म विवाह के भीतर हुए, लेकिन 2004 तक, केवल जन्म देने वाले किशोरों में से 10% विवाहित थे। यह गिरावट वृद्धावस्था समूहों में भी देखी गई है, लेकिन किशोरों के लिए यह जोखिम अधिक है।

आजकल, अगर कोई किशोर माँ 17 या उससे अधिक उम्र की है, तो उसके बच्चे को गर्भ में रखने और शादी करने के बजाय अकेले रहने या साथ में रहने की संभावना अधिक होती

है। अगर वह 16 साल से कम उम्र की है, तो उसके बच्चे को जन्म देने की तुलना में कानूनी गर्भपात के माध्यम से गर्भावस्था को समाप्त करने की संभावना थोड़ी अधिक है।

1967 के गर्भपात अधिनियम से पहले, किशोर अवैध गर्भपात या गोद लेने के माध्यम से अनियोजित गर्भधारण से निपटते थे। 1960 के दशक के उत्तरार्ध से, गर्भवती युवतियाँ कानूनी रूप से अपना गर्भपात करा सकती थीं।

किशोर गर्भधारण में विश्लेषण को दर्शाते हुए, लोकप्रिय मीडिया ने अक्सर कम उम्र में बच्चे पैदा करने को एक नकारात्मक घटना के रूप में चित्रित किया है, जिससे स्वास्थ्य संबंधी समस्याएं, गरीबी और शैक्षिक विफलता होती है। युवा माताओं के बच्चों को भी इसी तरह की चुनौतियों का सामना करना पड़ता है। किशोरावस्था में गर्भावस्था सामाजिक बहिष्कार से दृढ़ता से जुड़ी हुई थी, जो उस समय व्यापक रूप से स्वीकार की गई धारणा थी।

अगले दशक में, जैसे-जैसे किशोर गर्भावस्था रणनीति लागू की गई और किशोर गर्भावस्था पर शोध बढ़ा, युवा गर्भावस्था और सामाजिक बहिष्कार के बीच संबंध अधिक प्रमुख हो गया। बदलते दृष्टिकोण के साथ भी, किशोर गर्भावस्था को हमेशा एक समस्या के रूप में देखा जाएगा, क्योंकि दुनिया में प्रजनन क्षमता को टाला जाता है, शिक्षा को बढ़ाया जाता है और आर्थिक स्वतंत्रता पर जोर दिया जाता है।

किशोरावस्था में गर्भधारण अक्सर खराब शैक्षणिक योग्यता या शिक्षा में रुचि की कमी से जुड़ा होता है। अध्ययनों से पता चलता है कि किशोर माताओं की शैक्षणिक योग्यता स्कोर 7 और 16 वर्ष की आयु में बड़ी माताओं की तुलना में कम होने की संभावना अधिक होती है।

लोकप्रिय धारणा के अनुसार, कम उम्र में माता-पिता बन जाना स्कूल छोड़ने का कारण माना जाता है, हालांकि कई युवा माताएं गर्भावस्था से पहले ही पढ़ाई छोड़ देती हैं, कभी-कभी बदमाशी के कारण भी। आम धारणा यह है कि युवा लड़कियां कल्याणकारी लाभ और काउंसिल आवास प्राप्त करने के लिए गर्भवती हो जाती हैं, जो कि विशेष रूप से ब्रिटेन के कुछ भागों में दुर्लभ है।

श्रम बल सर्वेक्षण (Labour Force Survey) के आंकड़ों का विश्लेषण करने पर पता चलता है कि जातीय समूह के आधार पर किशोर प्रजनन क्षमता में अंतर है, जिसमें अश्वेत कैरेबियाई (Black Caribbean), बांग्लादेशी और पाकिस्तानी महिलाओं की प्रजनन दर श्वेत या भारतीय महिलाओं की तुलना में अधिक है।

किशोरों के प्रजनन व्यवहार पर पारिवारिक संरचना का प्रभाव शोध में एक सुसंगत विषय है, जो सामाजिक-आर्थिक स्थिति के साथ निकटता से जुड़ा हुआ है (अकेले माता-पिता वाले परिवार आमतौर पर दो-माता-पिता वाले परिवारों की तुलना में गरीब होते हैं)।

अकेले अभिभावक वाले परिवारों में, माता-पिता और बच्चे के बीच संबंध दो अभिभावकों वाले परिवारों की तुलना में अधिक तनावपूर्ण हो सकते हैं, क्योंकि उनके पास समय कम होता है और परिणामस्वरूप, परिवार के सकारात्मक कामकाज में बाधा उत्पन्न हो सकती है। यह अक्सर देखा गया है कि किशोर मां की बेटी के युवा मां बनने की संभावना वृद्ध मां की बेटी की तुलना में डेढ़ गुना अधिक होती है (एस.ई.यू., 1999)।[118]

अन्य देशों में किये गए शोध किशोर गर्भावस्था और बचपन में दुर्व्यवहार के बीच संबंध की पुष्टि करते हैं। मनो-सामाजिक शोध (Psycho-social research) किशोरावस्था में यौन व्यवहार, गर्भावस्था और पितृत्व को कम आत्मसम्मान, भावनात्मक समस्याओं और बाहरी नियंत्रण जैसे कारकों से जोड़ता है।

बीबीसी ऑनलाइन सामग्री विश्लेषण में, 162 समाचारों में से लगभग 60% किशोर गर्भावस्था की रोकथाम पर केंद्रित थे।

इसी प्रकार, किशोर गर्भावस्था में, 1997 के आंकड़ों के विश्लेषण से पता चला कि इंग्लैंड और वेल्स (Wales) में किशोर माताओं के अनुमानित 87,000 बच्चे हैं। किशोर गर्भधारण की संख्या में पुनः वृद्धि हुई, जो 2003 में 42,200 तक पहुंच गयी, जबकि सरकार ने इसे कम करने के लिए बहुत महंगा अभियान चलाया था (डेली मेल, 25 फरवरी 2005)।

एक ब्रिटिश सांसद के अनुसार, उच्च किशोर गर्भावस्था स्तर (High teenage pregnancy levels) एक 'अधिकार-हानि, लाभ निर्भरता, बीमारी, आकांक्षा की कमी, खराब मातृत्व, और बच्चे की गरीबी की दुर्गम चक्र' बनाते हैं (डेली टेलीग्राफ, 28 जनवरी 2008) ।

यदि किशोरावस्था में गर्भधारण को आपदा के रूप में देखना बहुत कठोर लगता है, तो समय से पहले गर्भधारण से जुड़े कलंक पर शोध पर विचार करें। ब्रिटिश किशोरों से प्राप्त गुणात्मक आंकड़ा ने इस विश्वास को प्रदर्शित किया कि समय से पहले गर्भधारण और मातृत्व 'सामाजिक मृत्यु' की ओर ले जा सकते हैं (व्हाइटहेड, 2001)।[119]

महामारी के रूप में किशोरावस्था गर्भधारण का इतिहास 1976 से पहले तक खोजा जा सकता है क्यूंकि एलन गुट्टमाकर संस्थान ने एक पुस्तिका प्रकाशित की है कि : ' संयुक्त राष्ट्र अमेरिका में 1,10,00,000 किशोर में किशोरावस्था में गर्भधारण की महामारी के बारे में क्या

किया जा सकता है ' | इस तरह से देखा जाए तो किशोरावस्था में गर्भधारण एक खतरनाक इकाई बन जाती है जो कहीं से भी उभरी हुई लगती है । आपदा व्यक्तिगत, पारिवारिक, भौगोलिक और लौकिक क्षेत्रों में फैलती है। इसमें कल्याण पर निर्भरता, अनियंत्रित कामुकता, खराब पालन-पोषण और खराब पड़ोस में निवास जैसी बुराइयाँ शामिल हैं।

किशोरावस्था में गर्भावस्था को अन्य समस्याओं के साथ जोड़कर देखा जाए तो यह और भी गंभीर हो सकती है, जिससे सामाजिक या स्वास्थ्य संबंधी घटनाओं के साथ नकारात्मक जुड़ाव पैदा हो सकता है। उदाहरण के लिए, यौन संचारित संक्रमण (STI) के कारण किशोरावस्था में गर्भावस्था को केवल एक नकारात्मक घटना के रूप में देखा जा सकता है।

सहवास की लोकप्रियता में वृद्धि हुई, तथा 2006 तक इंग्लैंड और वेल्स में विवाहेतर (Outside marriage) जन्मों की संख्या 44% थी। इनमें से 64% जन्म एक ही पते पर रहने वाले माता-पिता द्वारा पंजीकृत किये गये थे (ONS,2007)।[120]

1997 में, प्रधान मंत्री टोनी ब्लेयर ने प्रति वर्ष 100,000 किशोर गर्भधारण के बारे में बात की थी, तथा परिवार, शिक्षा, अपराध, अनुपस्थिति, शैक्षिक अवसरों की उपेक्षा और समग्र दुःख पर पड़ने वाले प्रभाव के बारे में चिंता व्यक्त की थी। उसी वर्ष बाद में, एक प्रमुख मंत्री टेसा जोवेल ने किशोर गर्भावस्था पर एक 'कार्य योजना' की घोषणा की, जिसमें महिलाओं पर, विशेष रूप से किशोरावस्था में, अनचाहे गर्भ के विनाशकारी प्रभाव पर जोर दिया गया।

टीनेज प्रेग्नेंसी (Teenage Pregnancy) 1999 में प्रकाशित हुई थी, जिसमें इस मुद्दे को संबोधित करने के लिए सरकार की योजनाओं की रूपरेखा दी गई थी। टोनी ब्लेयर ने रिपोर्ट के मुख्य विषयों पर आधारित डेली मेल (Daily Mail) के लिए एक लेख लिखा, जिसमें उन्होंने यह विश्वास व्यक्त किया कि 'सभ्य समाज' में बच्चों को बच्चे पैदा नहीं करने चाहिए। उन्होंने इस बात पर जोर दिया कि युवाओं को 16 वर्ष की आयु से पहले यौन संबंध नहीं बनाने चाहिए और 16 वर्षीय लड़की को उसके अपने फ्लैट में बच्चे के साथ छोड़ने के लाभ पर सवाल उठाया ।

किशोर गर्भावस्था को अक्सर शैक्षिक और नीति साहित्य में एक समस्या माना जाता है, ठीक वैसे ही जैसे अपराध, बेघर होना और नशीली दवाओं की लत। इसे अक्सर बिना विस्तृत स्पष्टीकरण के एक समस्या मान लिया जाता है।

किशोर गर्भावस्था के प्रति चिंता को उचित ठहराते हुए लेखक दो मुख्य क्षेत्रों में इसके परिणामों की ओर इशारा करते हैं: किशोरों की कथित अपरिपक्वता और दूसरों पर उनकी

आर्थिक निर्भरता। ये कारक किशोर गर्भावस्था को सामाजिक-आर्थिक और व्यापक रूप से परिभाषित स्वास्थ्य संबंधी समस्या बनाते हैं, जो अनिवार्य रूप से सामाजिक बहिष्कार की ओर ले जाता है ।

किशोर माताओं का खुलासा : प्रारंभिक मातृत्व की कठोर वास्तविकता

किशोरों को अभी पूरी तरह से वयस्क नहीं माना जाता है, इसलिए बच्चे पैदा करना उनके स्वास्थ्य या उनके बच्चों के स्वास्थ्य के लिए अच्छा नहीं हो सकता है। इससे गर्भधारण करना मुश्किल हो सकता है, खासकर अगर माँ एनीमिया, धूम्रपान या ठीक से खाना न खाने की समस्या से जूझ रही हो। जन्म देना भी जोखिम भरा हो सकता है, क्योंकि इसमें समय से पहले बच्चे के जन्म की संभावना अधिक होती है। युवा माताओं से पैदा होने वाले बच्चे उतने स्वस्थ नहीं हो सकते हैं, उनके बहुत छोटे पैदा होने या जीवित न रहने की संभावना अधिक होती है।

लोग सोचते हैं कि किशोर भावनात्मक रूप से कम परिपक्व होते हैं, इसलिए बड़ी उम्र की माताओं की तुलना में उनके लिए माँ बनना कठिन होता है। साथ ही, कम उम्र की माताओं के उदास होने की संभावना अधिक होती है। कुछ अध्ययनों से यह पता चलता है (कनिंगटन, 2001; ब्रेहेनी और स्टीफेंस, 2007बी)।[121] एक गंभीर मुद्दे के बारे में बात करते हुए, जैसे कि समय से पहले बच्चा पैदा करना, शोध कहता है: ऐसा लगता है कि किशोरावस्था में गर्भधारण और 16 साल की उम्र से पहले समय से पहले बच्चे के जन्म के बीच एक वास्तविक संबंध है। बहुत कम उम्र में पैदा होने वाले ज्यादातर छोटे बच्चे ही ज्यादा बच्चों के बहुत छोटे पैदा होने या उनके जीवित न रह पाने का कारण होते हैं। लेकिन कम उम्र के कारण होने वाले जोखिम उतने बड़े नहीं हैं जितने सामाजिक, व्यवहारिक और आर्थिक समस्याओं के कारण होते हैं ।

अलग-अलग देशों में बहुत अंतर है। स्वीडन में किशोरों में गर्भपात का अनुपात बहुत ज्यादा है - हर 1,000 किशोरों के जन्म पर 1,800 से ज्यादा। डेनमार्क में यह लगभग 1,600 है, जबकि यू.के. में यह लगभग 600 है।

कुछ स्कैंडिनेवियाई देशों, फ्रांस और पूर्वी यूरोप के कुछ हिस्सों में, कई किशोर गर्भपात का विकल्प चुनते हैं। ब्रिटेन में, लगभग 40% किशोर गर्भधारण गर्भपात में समाप्त होते हैं, जबकि स्वीडन में यह 70% है। स्वीडन में 1975 से पहले किशोर गर्भावस्था को कम रखने में गर्भपात महत्वपूर्ण था, और यह अभी भी एक बड़ी भूमिका निभाता है। डेनमार्क में,

15-19 वर्ष की लड़कियों में 10 वर्ष से अधिक उम्र की महिलाओं की तुलना में गर्भपात होने की संभावना लगभग 40 गुना अधिक है (राश एट अल, नुडसन और वैले, 2006 में उद्धृत)।[122]

1980 के दशक में एक अध्ययन ने 35 देशों में किशोर गर्भावस्था को देखा, जिसमें दिखाया गया कि कैसे किशोर कामुकता के प्रति समाज का रवैया एक बड़ी भूमिका निभाता है (जोन्स एट अल, 1986)।[123]

अमेरिका में यौन संयम या संयम के साथ अन्य सलाह को बढ़ावा देने वाले कार्यक्रमों की समीक्षा (1980 के दशक से) में पाया गया: कुछ कार्यक्रम किशोरों के व्यवहार को बदल सकते हैं, लेकिन उनका प्रभाव लंबे समय तक नहीं रहता। केवल संयम और संयम-साथ-साथ दोनों ही कार्यक्रमों का किशोरों की यौन गतिविधि पर कोई बड़ा प्रभाव नहीं पड़ता। लेकिन गर्भनिरोधक के बारे में सिखाने वाले कार्यक्रम किशोरों को क्या पता है और वे गर्भनिरोधक का उपयोग कैसे करते हैं, इसमें अंतर लाते हैं (बेनेट और अस्सेफी, 2005)।[124]

जब न्यू लेबर पार्टी सत्ता में थी, तो किशोर माताओं की लागत के बारे में बात की गई थी, लेकिन किशोर गर्भावस्था को कम करने के मुख्य कारण के रूप में नहीं। इसके बजाय, ध्यान उन बुरी चीजों पर था जो तब होती हैं जब लोग बहुत कम उम्र में माता-पिता बन जाते हैं। लेकिन समुदाय और स्थानीय सरकार विभाग के एक दस्तावेज़ में कहा गया था: किशोर गर्भावस्था को कम करना आर्थिक रूप से समझदारी भरा कदम है। एनएचएस किशोर गर्भावस्था के कारण हर साल लगभग 63 मिलियन पाउंड खर्च करता है। अगर किसी किशोर माँ को बच्चे के जन्म के बाद तीन साल में नौकरी नहीं मिलती है, तो सरकार 19,000 से 25,000 पाउंड के बीच लाभ देती है। मोटे अनुमान के अनुसार, इस रणनीति पर खर्च किया गया हर पाउंड पाँच साल में सार्वजनिक खजाने के लिए लगभग 4 पाउंड बचाता है।[125]

दोनों बार जब अलग-अलग राजनीतिक दल सत्ता में थे, तो वे सभी इस बात पर सहमत थे कि किशोर गर्भावस्था एक समस्या है। लेकिन मुख्य कारण आमतौर पर पैसे को बताया जाता था।

बच्चों के मामलों की मंत्री बेवर्ली ह्जेस उस अध्ययन से सहमत नहीं थीं जिसमें कहा गया था कि किशोरावस्था में गर्भधारण करना कुछ किशोरों के लिए ठीक हो सकता है। उन्होंने कहा कि यह एक अच्छा विकल्प नहीं है क्योंकि इस बात के बहुत सारे सबूत हैं कि कम

उम्र में माता-पिता बनना माँ और बच्चे दोनों के लिए बुरा है (डेली मेल, 17 जुलाई 2006, पृष्ठ 25)।

किशोरावस्था में गर्भधारण को इतनी बुरी बात माना जाता है कि कुछ किशोर माताओं को अपने बच्चों के जन्म से पहले ही सहायता मिल सकती है: टोनी ब्लेयर ने कहा कि हम ऐसे परिवारों की पहचान कर सकते हैं जहां बच्चे जन्म से पहले ही समस्याएं पैदा कर सकते हैं। उन्होंने सुझाव दिया कि किशोर माताओं और समस्याओं से जूझ रहे परिवारों को समस्याओं से बचने के लिए सहायता लेनी चाहिए। ब्लेयर ने बताया कि उनकी सरकार ने सामाजिक समस्याओं से निपटने में बड़ी प्रगति की है, लेकिन उन्होंने कहा कि अभी भी ऐसे लोगों का एक समूह है जो बहुत सारी समस्याओं से जूझ रहे हैं। उन्होंने बच्चों के जन्म से पहले उनकी मदद करने की बात भी कही (बीबीसी न्यूज़ ऑनलाइन, 2006, जोर दिया गया)।[126]

किशोरावस्था में गर्भावस्था से जुड़ी विभिन्न जोखिमों को ध्यान में रखते हुए, यह अनिवार्य है कि हम अपने युवाओं को कल्याण और जिम्मेदार निर्णय लेने की दिशा में मार्गदर्शन करने के लिए समग्र दृष्टिकोणों पर विचार करें। ऐसा ही एक दृष्टिकोण है ब्रह्मचर्य की प्राचीन प्रथा, जो अक्सर ब्रह्मचर्य के साथ जुड़ी होती है, लेकिन यह जीवन के सभी पहलुओं में आत्म-अनुशासन और संयम के व्यापक दर्शन को समाहित करती है।

ब्रह्मचर्य व्यक्तियों को संयम बरतने और अनुशासित जीवन शैली अपनाने के लिए प्रोत्साहित करता है, न केवल शारीरिक कार्यों के संदर्भ में, बल्कि विचारों और भावनाओं के नियंत्रण के माध्यम से भी। यह अस्थायी सुखों और तात्कालिक संतोष के बजाय दीर्घकालिक लक्ष्यों और व्यक्तिगत विकास को प्राथमिकता देने का आह्वान है। किशोरों के लिए, इसका अर्थ उनकी शिक्षा, स्वास्थ्य और मजबूत नैतिक चरित्र के विकास के प्रति एक केंद्रित प्रतिबद्धता हो सकता है।

ब्रह्मचर्य का अभ्यास दमन या इनकार के बारे में नहीं है, बल्कि अपनी ऊर्जा को रचनात्मक और अर्थपूर्ण कार्यों की ओर मोड़ने के बारे में है। यह एक संतुलित जीवन की वकालत करता है, जहां कोई अपनी पसंद और कार्यों के परिणामों के प्रति सचेत रहता है। ब्रह्मचर्य को अपनाकर, किशोर उस स्पष्टता और शक्ति को विकसित कर सकते हैं जो आधुनिक जीवन की जटिलताओं को संचालित करने के लिए आवश्यक है, जबकि उन बाधाओं से बच सकते हैं जो उनके भविष्य को पटरी से उतार सकती हैं।

अंत में, जब हम किशोरावस्था में गर्भावस्था की महामारी का समाधान खोजने का प्रयास करते हैं, तो हमारे युवाओं को ब्रह्मचर्य के ज्ञान के साथ सशक्त बनाना महत्वपूर्ण है। ऐसा करके, हम न केवल उन्हें उनके कल्याण की रक्षा करने वाले सूचित विकल्प बनाने में मदद करते हैं, बल्कि एक अधिक जागरूक और मजबूत समाज के निर्माण में भी योगदान करते हैं।

अध्याय 18

ब्रह्मचर्य पालन करने की चुनौतियाँ और समाधान

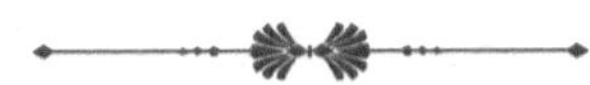

मैं अपना गुमनाम विचार व्यक्त करना चाहूँगा कि आज की दुनिया में ब्रह्मचर्य का पालन करना कई कारणों से आसान नहीं है । हम ऐसे एक युग में जी रहे हैं जहाँ सूचना के अति बोझ , इन्द्रियों की उत्तेजना और सामाजिक दबाव शीर्ष पर है । हम लगातार मीडिया, विज्ञापनों और मनोरंजन से घिरे रहते हैं जो सेक्स, हिंसा और भौतिकवाद को बढ़ावा देते हैं। हम नशे की विभिन्न किस्मों, जैसे ड्रग्स, शराब, जुआ और पोर्नोग्राफी के प्रलोभन में पड़ जाते हैं। हम दूसरों की राय और अपेक्षाओं से प्रभावित होते हैं, जैसे कि हमारे परिवार, दोस्त, सहकर्मी और समाज। हम तनाव, चिंता, अवसाद और अकेलेपन की चुनौतियों का भी सामना करते हैं।

हम इन बाधाओं को कैसे दूर कर सकते हैं और अपने दैनिक जीवन में ब्रह्मचर्य को कैसे बनाए रख सकते हैं? हम एक शुद्ध और शांत मन, एक स्वस्थ और अनुशासित शरीर और एक सामंजस्यपूर्ण और दयालु हृदय कैसे विकसित कर सकते हैं? हम ब्रह्मचर्य के अंतिम लक्ष्य को कैसे प्राप्त कर सकते हैं, जो कि हमारे सच्चे स्वरूप को पहचानना और मुक्ति प्राप्त करना है ?

इस अध्याय में, हम आज की दुनिया में ब्रह्मचर्य का पालन करने की चुनौतियों और समाधानों का पता लगाएंगे। हम ब्रह्मचर्य अभ्यास की विभिन्न बाधाओं पर चर्चा करेंगे। हम आपकी दैनिक दिनचर्या में ब्रह्मचर्य का अभ्यास करने में आपकी मदद करने के लिए कुछ व्यावहारिक सुझाव और तकनीकें भी साझा करेंगे। हमें उम्मीद है कि यह अध्याय आपको ब्रह्मचर्य के मार्ग पर चलने और इसकी परिवर्तनकारी शक्ति का अनुभव करने के लिए प्रेरित करेगा।

सेक्स की शक्ति और व्यापार : कैसे तीन उद्योग हमारी यौन संस्कृति को आकार देते हैं

मैं फिर से कहना चाहूँगा कि संभोग मानव जीवन के सबसे बुनियादी पहलुओं में से एक है, फिर भी यह सबसे जटिल और विवादित भी है। हम अपनी कामुकता को कैसे समझते हैं, अनुभव करते हैं और व्यक्त करते हैं, यह कई तरह के कारकों (Factors) से प्रभावित होता है, जिसमें जैविक, मनोवैज्ञानिक, सामाजिक, सांस्कृतिक और ऐतिहासिक कारक शामिल हैं। इन कारकों में से, तीन उद्योग हमारी यौन संस्कृति पर अपने महत्वपूर्ण प्रभाव के लिए खड़े हैं: सेक्सोलॉजी, पोर्नोग्राफ़ी और फ़ार्माकोलॉजी। ये उद्योग, जिन्हें हम सेक्स इंडस्ट्रियल कॉम्प्लेक्स (Sex Industrial Complex) कहते हैं, हमारे यौन ज्ञान, मानदंड, इच्छा और प्रथाओं को इस तरह से आकार देते हैं जो अक्सर छिपे हुए, विवादास्पद और लाभदायक होते हैं। इस अध्याय में, हम जाँच करेंगे कि सेक्स इंडस्ट्रियल कॉम्प्लेक्स कैसे काम करता है, इसके क्या प्रभाव हैं, और यह यौन स्वास्थ्य और न्याय के लिए क्या चुनौतियाँ और अवसर प्रस्तुत करता है।

पोर्नोग्राफर और "सेक्सोलॉजिस्ट", दो समूह ने "बिग फार्मा" के साथ मिलकर काम किया है जो यहूदी-ईसाई नैतिकता, मूल्यों और कानूनों के बड़े प्रशंसक नहीं हैं, जो बहुत सारे पैरवी और लोगों को समझाने के लिए बहुत बड़ा बजट वाला व्यवसाय है।[127] यह तिकड़ी उन पुरुषों के लिए गोलियाँ चाहती है जिन्हें उस क्षेत्र में परेशानी है और साथ में लड़कियों के लिए "वियाग्रा" (Viagra) की गोली। एक सेक्सोलॉजिस्ट ने कहा, "हमें वह मिल गया है जो दवा कंपनियाँ चाहती हैं... वे पैसे कमाने में हमारी मदद की तलाश कर रहे हैं... पुरुषों के लिए गोलियाँ और लड़कियों के लिए मूड बढ़ाने वाली गोली नई मेडिकेयर दवा योजना (Medicare drug plan) के तहत पूर्ति की जा सकती हैं।[128] हमारा कार्यक्रम अभी बहुत व्यस्त है।"[129] चूँकि 65 वर्ष की आयु में मेडिकेयर उपयोगकर्ताओं में से लगभग 58% और 85 वर्ष की आयु में 71% महिलाएँ हैं, [130] अगर मेडिकेयर किसी पुरुष के मूड को बढ़ाने वाली गोली को कवर करता है, तो इससे बहुत सारा पैसा कमाया जा सकता है। इसलिए, जीवनशैली की दवाएँ बनाने वाली कंपनियाँ चाहती हैं कि अधिक महिलाएँ कामुक महसूस करने में रुचि लें। क्योंकि महिलाएँ कामुक विषयों और सेक्सोलॉजी से उदारवादी सेक्स विचारों को मुख्यधारा में लाने से रोकती रही हैं, इसलिए तीनों समूह अब लड़कियों और महिलाओं को कामुक होने में अधिक रुचि दिखाना चाहते हैं। अतीत में, लोगों ने इसे एक बड़ी कॉर्पोरेट साजिश कहा होगा।

क्योंकि एनआईएच के 94% वैज्ञानिक शीर्ष अधिकारियों के साथ पैसे कमाने के संबंध में पाए गए, जिन्होंने दवा कंपनियों से 25 लाख डॉलर से अधिक की रकम हासिल की, यहां तक कि कुछ कानून निर्माता भी इसमें शामिल हैं।[131] सेक्स "शोधकर्ताओं", नटखट सामग्री निर्माताओं (Naughty content makers) और दवा कंपनियों के बीच यह गठजोड़ राष्ट्रीय स्वास्थ्य और सरकार के लिए एक बड़ा खतरा है। किन्से इंस्टीट्यूट (Kinsey Institute) पर "आज" पहली नज़र डालने से पता चलता है कि लगभग सरकार, राज्य और कंपनियों से मिलने वाले उनके पैसे का 95% हिस्सा लोगों को नटखट चीजों में अधिक रुचि लेने के तरीकों में जाता है।

वे छात्रों और अन्य लोगों के साथ अपने अधिकांश प्रयोगों में नॉटी सामग्री का उपयोग करते हैं। अब तक, प्रयोगों से व्यसन या आवेग जैसी समस्याओं की कोई रिपोर्ट नहीं है। लेकिन अब, कानून कहता है कि कानून निर्माता प्रयोगों में शामिल सभी लोगों के नाम और पते प्राप्त कर सकते हैं, भले ही उन्होंने इसे गुप्त रखने का वादा किया हो। खुद को "स्वास्थ्य पेशेवर" कहकर, सेक्सोलॉजिस्टों को शिक्षीय विश्वसनीयता (Academic credibility) मिली और कामुक भावनाओं का अध्ययन करने के लिए मस्तिष्क स्कैनर और अन्य उपकरणों का उपयोग करके मूड ड्रग्स और गंध का परीक्षण करने के लिए नई तकनीक मिली।

नटखट सामग्री निर्माताओं, दवा शोधकर्ताओं और निर्देशक जूलिया हेइमैन के नेतृत्व वाले किन्से इंस्टीट्यूट (केआई) के बीच "पैसा कमाने के संबंध" के स्पष्ट सबूत हैं। हेइमैन "सिंक्लेयर इंस्टीट्यूट" (Sinclair Institute) के लिए भी काम करता है, जो एक ऑनलाइन नटखट सामग्री विक्रेता है जो नटखट व्यवसायों के लिए सहायता प्रदान करता है, एड्स कुशल "गुदा मज़ा"(AIDS efficient "anal fun" devices) उपकरणों जैसे सामान जिन्हें "सेक्स टॉय" कहा जाता है। यह सार्वजनिक नौकरी के प्लेबॉय समर्थक के इतिहास के साथ फिट बैठती है, और उनकी टीम नटखट सामग्री का उपयोग करने, बनाने और उसके आदी होने के लिए जानी जाती है। हेइमैन का लगभग 95% पैसा लोगों को नटखट चीजों में अधिक रुचि लेने में जाता है, ज्यादातर उन्हें कामुक फिल्में दिखाकर। यहां तक कि एक छोटा "कैंसर" प्रयोग "एक छोटी, शैक्षिक बातचीत के बाद मूड" के बारे में है। 1999 में एक और अंशकालिक अध्ययन, "रक्त और मज्जा प्रत्यारोपण से रिकवरी को बढ़ावा देना", राष्ट्रीय कैंसर संस्थान या नेशनल लाइब्रेरी ऑफ मेडिसिन वेबसाइटों पर सूचीबद्ध नहीं था। यह कामुक भावनाओं की जांच भी कर सकता है या नहीं भी कर सकता है।

यह जानते हुए भी कि किन्से का नटखट बच्चे पर शोध संदिग्ध था, 1998 में, KI ने साहसपूर्वक किन्से रिपोर्ट (1948, 1953) को अच्छे और सटीक विज्ञान के रूप में पुनः प्रकाशित किया। [132] 2003 में, KI ने संदिग्ध "विशेषज्ञों" के एक समूह का उपयोग करके "बचपन में यौन विकास" प्रकाशित किया, जो या तो नटखटी और यहां तक कि अनुचित मैनुअल को संपादित, समर्थन या संदर्भित करते हैं।[133] ये KI बाल "विशेषज्ञ" लगभग सभी अमेरिकी नैतिकता के बारे में बुरी बातें कहते हैं और एक बच्चे होने और नटखटी चीजों के बारे में न जानने के सामान्य मानकों को अस्वीकार करते हैं। यौवन (सेक्सी महसूस करने के सामान्य समय के रूप में) पर चल रहा हमला KI के नटखटी बच्चे के झूठ और 1955 से अनुमेय सेक्स कोड का समर्थन करता है जिसने वर्तमान नटखट सामग्री परिसर को शुरू किया। कामुक भावनाओं के साथ KI के प्रयोग उनके बचपन में यौन विकास के निष्कर्षों से मेल खाते हैं। दोनों ही नटखट चीजों में बच्चों की रुचि का समर्थन करते हैं, जिसका अर्थ हो सकता है कि हाँ कहने की उम्र कम हो और अधिक नटखटी सामग्री और मूड-सही दवाएँ हों। वयस्कों के लिए जो सामान्य है, वह बच्चों को भी जल्दी प्रभावित करता है, बच्चों की बीमारियों और गर्भावस्था के लिए टीके पहले से ही जांचे जा चुके हैं और दो की आवश्यकता है (हेपबी, एचपीवी) और कई और टीके आने वाले हैं। यदि सेक्सोलॉजिस्ट द्वारा प्रशिक्षित स्वास्थ्य पेशेवर "मानसिक स्वास्थ्य" जांच और निदान को नियंत्रित करते हैं (जैसा कि कुछ कैथोलिक स्कूलों में होता है), तो भविष्य बहुत चिंताजनक हो सकता है।

हस्तमैथुन उद्योग: स्वास्थ्य, रिश्तों और समाज के लिए ख़तरा

क्या होगा अगर मैं आपको बताऊँ कि अमेरिका में एक बहु-अरब डॉलर का उद्योग है जो आपकी प्राकृतिक यौन इच्छाओं का उपयोग करने और उन्हें आत्म-संतुष्टि की बाध्यकारी आदत में बदलने पर आधारित है ? क्या होगा अगर मैं आपको बताऊँ कि इस उद्योग को सरकार, मीडिया और तथाकथित विशेषज्ञों का समर्थन प्राप्त है जो यह दावा करते हैं कि वे जानते हैं कि आपके लिए सबसे अच्छा क्या है ? क्या होगा अगर मैं आपको बताऊँ कि यह उद्योग संभोग के पवित्र अर्थ, परिवार की नींव और मानव व्यक्ति की गरिमा को नष्ट कर रहा है ?

पश्चिम में लोगों की सोच के अनुसार, संभोग को कुछ हासिल करने का एक तरीका माना जाता है। दूसरी ओर, एक अधिक धर्मनिरपेक्ष दृष्टिकोण में, सेक्स को ही लक्ष्य के रूप में देखा जाता है, और इस दृष्टिकोण के लोग उस लक्ष्य तक पहुँचने के लिए किसी भी तरीके का

उपयोग करेंगे। पश्चिमी सभ्यता के दो हज़ार वर्षों के दौरान, मैथुन का मुख्य शारीरिक कारण प्रजनन माना जाता है, और इसका सामाजिक और आध्यात्मिक उद्देश्य परिवार का निर्माण माना जाता है। इसलिए, यह विवाहित जोड़ों के लिए है, जहाँ यह एक और उद्देश्य पूरा करता है - पति और पत्नी को करीब लाना, एक मजबूत बंधन बनाना जो परिवार की नींव बनाता है।

हालाँकि, धर्मनिरपेक्षता संभोग को एक अलग नज़रिए से देखती है। उनके लिए, सेक्स का शारीरिक और सामाजिक उद्देश्य, बस सेक्स है। इसे "प्राकृतिक" माना जाता है। दिलचस्प बात यह है कि भले ही सेक्स को पूरी तरह से प्राकृतिक माना जाता है, लेकिन इस दर्शन का पालन करने वाले लोग अक्सर प्रकृति से छेड़छाड़ करने की कोशिश करते हैं। कृत्रिम गर्भनिरोधक की वकालत करते हुए, वे अनिवार्य रूप से आपसी हस्तमैथुन जैसे कृत्यों को बढ़ावा देते हैं, अंतरंग क्षणों को केवल शारीरिक खेल में बदल देते हैं। चाहे कोई पुरुष अपना वीर्य गिराए या कंडोम का उपयोग करे, इसमें कोई अंतर नहीं है।

अब, आप डॉक्टरों और मनोवैज्ञानिकों जैसे विशेषज्ञों को, जिनमें संयुक्त राष्ट्र अमेरिका के पूर्व सर्जन जनरल भी शामिल हैं, यह कहते हुए सुन सकते हैं कि हस्तमैथुन अच्छा, हितकारी और स्वास्थ्यवर्धक है। लेकिन, वास्तव में, वे सच नहीं कह रहे हैं ।

आज के अमेरिका में, पोर्नोग्राफी का ज़िक्र किए बिना सेक्स पर चर्चा करना असंभव है, क्योंकि यह हमारे समाज का एक महत्वपूर्ण हिस्सा बन गया है। पोर्नोग्राफी का एकमात्र उद्देश्य दर्शकों को यौन रूप से उत्तेजित करना है। यह एक प्रतिस्पर्धी (Competitive market) बाज़ार है जहाँ उद्देश्य हस्तमैथुन है। अमेरिकी सरकार, जो सार्वजनिक ईसाई अभिव्यक्तियों, कला और शिक्षा को अभिवेचन करती है, पोर्नोग्राफी को संवैधानिक रूप से संरक्षित भाषण के रूप में संरक्षित और बचाव करती है। इसने कामुक सामग्री की मांग से प्रेरित विशाल और बढ़ते इंटरनेट उद्योग को बढ़ावा दिया है।

अगर आप आज के समय में सबसे लोकप्रिय वेब पेजों के बारे में सोचते हैं, तो वे धार्मिक साइट नहीं हैं, बल्कि "वयस्क मनोरंजन" से संबंधित हैं, जो अरबों डॉलर का राजस्व कमाते हैं। केबल नेटवर्क भी "वयस्क मनोरंजन" टीवी से लाभ कमाते हैं, और यहां तक कि नियमित रूप से दिखने वाले कार्यक्रम भी कामुकता के मामले में अधिक प्रतिस्पर्धी हो जाते हैं। खेल, फैशन और यहां तक कि संगीत वीडियो भी तेजी से कामुक होते जा रहे हैं।

इंटरनेट की आर्थिक उछाल कामुक सामग्री की मांग से काफी प्रभावित है। लोग यौन मनोरंजन के लिए वीडियो "टेलीकांफ्रेंस" में शामिल हो सकते हैं, जो हस्तमैथुन उद्योग के तेजी

से बढ़ते कारोबार में योगदान देता है। दुर्भाग्य से, यह प्रवृत्ति हानिकारक इरादों वाले व्यक्तियों को भी आकर्षित करती है, जैसे कि बाल यौन शोषण करने वाला (Pedophiles) और चाइल्ड पोर्नोग्राफर।

यहां तक कि "सामान्य" प्रतीत होने वाले उद्योग और मनोरंजन भी हस्तमैथुन की आर्थिक लहर पर कूद पड़े हैं। मुख्यधारा के टीवी अधिक कामुक रूप से प्रतिस्पर्धी हो गए हैं, टॉक शो में विकृति और कामुकता पर चर्चा की जाती है। फैशन और लोकप्रिय संगीत वीडियो तेजी से कामुक होते जा रहे हैं। प्राइम-आजकल के सिटकॉम (Prime-time sit-coms) विभिन्न अवैध गतिविधियों को बढ़ावा देते हैं और उनका जश्र मनाते हैं, तथा पारंपरिक नैतिकता के खिलाफ मीडिया युद्ध की सीमाओं को लांघते हैं।

इस प्रवृत्ति से बच पाना मुश्किल है। यहां तक कि फॉक्स न्यूज जैसे कथित रूप से परिवार के अनुकूल चैनल भी स्पष्ट सामग्री के विज्ञापन दिखाते हैं। बच्चों के बीच लोकप्रिय चैनल, जैसे एमटीवी और वीएच1, उत्तेजक सामग्री वाले वीडियो दिखाते हैं। यह सिर्फ़ वयस्कों का मनोरंजन नहीं है; यह अत्यधिक यौन उत्तेजना से प्रेरित बाज़ार है।

निष्कर्ष के तौर पर, टीवी, इंटरनेट और यहां तक कि रोज़मर्रा के विज्ञापनों में हम जिस सामग्री को देखते हैं, वह एक ऐसी संस्कृति को दर्शाती है जो पारंपरिक मूल्यों का विरोध करती है। वयस्कों के लिए यह जानना ज़रूरी है कि क्या प्रसारित किया जा रहा है और बच्चों को वयस्क सामग्री के संपर्क में आने से बचाने के लिए कदम उठाना चाहिए, जिसे अक्सर गलत तरीके से "मनोरंजन" के रूप में लेबल किया जाता है। यह पश्चिमी संस्कृति और समृद्ध यहूदी-ईसाई नैतिक परंपरा में गहराई से निहित मूल्यों के खिलाफ़ है।[134]

अमेरिकी संस्कृति का यौनीकरण

पिटिरिम सोरोकिन की पुस्तक "द अमेरिकन सेक्स रिवोल्यूशन" में लेखक ने कामुकता के संबंध में अमेरिकी समाज के गहन परिवर्तन पर गहनता से चर्चा की है। यह अन्वेषण सांस्कृतिक दृष्टिकोण और मानदंडों में महत्वपूर्ण बदलाव और उसके जटिल विवरणों को उजागर करता है, जो सेक्स पर अमेरिकी विचारों के विकास पर प्रकाश डालता है।

पिछली दो शताब्दियों में, और विशेष रूप से हाल के दशकों में, हमारी संस्कृति रिश्तों के बारे में चर्चाओं से बहुत प्रभावित हुई है। सेक्स अब अमेरिकी जीवन का एक बड़ा हिस्सा है और हमारी संस्कृति के हर पहलू में दिखाई देता है।

साहित्य: हमारी किताबें अक्सर संभोग पर ध्यान केंद्रित करती हैं, खासकर इसके अधिक चरम रूपों पर। पिछली सदी में, कई कहानियाँ असामान्य लोगों के बारे में थीं - वेश्याएँ, अपराधी और मानसिक स्वास्थ्य संबंधी समस्याएँ। समाज के अंधेरे पक्षों में रुचि बढ़ रही है - टूटे हुए परिवार, प्यार न पाने वाले बच्चे और अपराधियों का जीवन। आधुनिक पश्चिमी साहित्य, पाठकों का ध्यान आकर्षित करने के उद्देश्य से, अक्सर विभिन्न प्रकार के प्रेम के स्पष्ट चित्रण के इर्द-गिर्द घूमता है और विभिन्न मनोवैज्ञानिक मुद्दों के मनोविश्लेषण में संलग्न होता है।

संगीत: अमेरिकी संगीत समय के साथ बदल गया है । 19वीं सदी में, यह मुख्य रूप से धार्मिक या देशभक्ति से जुड़ा हुआ था। लेकिन जैसे-जैसे हम 20वीं सदी में प्रवेश कर रहे हैं, गाने रोमांटिक प्रेम के बारे में बात करते हैं, और अधिक कामुक और जंगली होते जा रहे हैं।

मंच, फिल्में, टेलीविजन और रेडियो : फिल्मों की तरह मनोरंजन भी सेक्स पर अधिक केंद्रित हो गया है । 1930 में लगभग 45% फिल्में सेक्स के बारे में थीं, और यह प्रवृत्ति जारी रही है। टेलीविज़न हमारे घरों में स्पष्ट सामग्री लाता है, कभी-कभी हमें असहज या गंदा महसूस कराता है। शो में अक्सर यौन आवेग और वासना को उनके सबसे कच्चे रूपों में दिखाया जाता है।

पत्रिकाएँ: पत्रिकाएँ हमें नियमित रूप से आकर्षक लोगों की तस्वीरें दिखाती हैं और उनमें सभी तरह की कामुक कहानियाँ शामिल होती हैं। यहाँ तक कि शिक्षाप्रद होने का दावा करने वाले लेख भी अक्सर सेक्स से जुड़े विषयों पर चर्चा करते हैं, फ्रायडियन सिद्धांतों से लेकर ऐतिहासिक हस्तियों के अंतरंग जीवन तक।

विज्ञापन देना : विज्ञापन अब उत्पादों को बेचने के लिए सेक्स अपील पर बहुत अधिक निर्भर करते हैं। चाहे वह कार हो, सौंदर्य प्रसाधन हो या भोजन हो, आप अक्सर अश्लील चित्र देखते हैं। यह प्रवृत्ति रेडियो और टीवी विज्ञापनों में भी मौजूद है, जहाँ विज्ञापन और कार्यक्रम दोनों में अक्सर यौन आकर्षण होता है।

व्यापार: व्यवसाय विज्ञापन में सेक्स अपील का बड़े पैमाने पर उपयोग करते हैं, भले ही यह नैतिक मानकों के विपरीत हो। यह दोहरा दृष्टिकोण हमारे समाज के नैतिक और रचनात्मक पहलुओं को कमजोर कर सकता है।

विज्ञान: सेक्स ने हमारे विज्ञान में भी अपनी जगह बना ली है, जिसने इतिहास, मनोविज्ञान और समाजशास्त्र में शोध को प्रभावित किया है। जबकि सेक्स पर वैज्ञानिक शोध का स्वागत

किया जाता है, एक चिंता यह है कि विभिन्न विषयों में सेक्स पर अत्यधिक ध्यान केंद्रित करने से समाज, संस्कृति और इतिहास की हमारी समझ प्रभावित हो रही है।

निष्कर्ष: हमारी संस्कृति में सेक्स की व्यापकता अभिव्यक्ति के विभिन्न रूपों में स्पष्ट है। जबकि इस प्रभाव के कुछ पहलू सकारात्मक हो सकते हैं, लेकिन इसका हमारे समाज पर रिश्तों की हमारी समझ से लेकर हमारे मानसिक स्वास्थ्य तक नकारात्मक प्रभाव पड़ने का भी जोखिम है।[135]

पागलपन का सार्वभौमिक सिद्धांत

पागलपन क्या है ? क्या यह कोई बीमारी है, कोई विकार है, या आदर्श से विचलन है ? क्या यह कोई अभिशाप है, बोझ है, या त्रासदी है ? या यह कुछ और ही है ? कुछ ऐसा जो हमारे द्वारा लगाए गए लेबल और श्रेणियों से बच जाता है ? कुछ ऐसा जो हमारे अस्तित्व की छिपी हुई सच्चाइयों और संभावनाओं को उजागर करता है ?

अपनी पुस्तक "द साइकोलॉजिकल सोसाइटी" में लेखक मार्टिन एल ग्रॉस ने इसे सार्वभौमिक पागलपन का सिद्धांत नाम दिया है। हम अपने दोस्तों, परिवार और यहाँ तक कि खुद पर भी कुछ मानसिक समस्याओं का संदेह करने लगे हैं। न्यूयॉर्क शहर में, मेट्रोपोलिस में मानसिक स्वास्थ्य नामक दस वर्षीय अध्ययन में पाया गया कि लगभग 80 प्रतिशत वयस्कों में मानसिक बीमारी के लक्षण दिखाई दिए, और चार में से एक को वास्तविक समस्याएँ थीं।

1977 में मानसिक स्वास्थ्य पर राष्ट्रपति के आयोग ने इन गंभीर निष्कर्षों से सहमति जताई थी। इसने कहा कि हमारा मानसिक स्वास्थ्य जितना हमने सोचा था उससे भी बदतर है, और सभी अमेरिकियों में से एक चौथाई लोग तीव्र भावनात्मक तनाव से जूझ रहे हैं। उन्होंने चेतावनी दी कि 3,20,00,000 अमेरिकियों को पेशेवर मनोचिकित्सक की मदद की आवश्यकता हो सकती है।

नेशनल इंस्टीट्यूट ऑफ मेंटल हेल्थ के एक मनोवैज्ञानिक ने सार्वभौमिक पागलपन को बहुत संभावित चीज़ के रूप में देखा है। "देश में लगभग कोई भी परिवार मानसिक विकारों से पूरी तरह मुक्त नहीं है," उन्होंने हाल ही में एक संघीय अध्ययन में कहा। उनका अनुमान है कि, अस्पतालों में 500,000 विखंडित मनस्कताग्रस्त (सिज़ोफ्रेनिकों - schizophrenics) के अलावा, 1750000 मनोरोगी अस्पताल में भर्ती नहीं हैं, और 6,0,00,000 तक अमेरिकी सिज़ोफ्रेनिया से संबंधित अजीब मानसिक व्यवहार दिखाते हैं। वह "मनोवैज्ञानिक अशांति के

बारे में बात करते हैं जो एक अमेरिकी समाज में व्याप्त है जो भ्रमित, विभाजित और अपने भविष्य के बारे में चिंतित है।"

हर साल, लाखों लोग कई तरह की मनोचिकित्सा करवाते हैं, मनोविश्लेषण से लेकर सरल सहायक चिकित्सा तक, या तो समूहों में या अकेले। कुछ लोग मानवतावादी उपचारों की नई लहर में निर्वाण की तलाश करते हैं, जिसमें गेस्टाल्ट थेरेपी (Gestalt Therapy) से लेकर नग्न मैराथन (Nude marathons) तक कई कल्पनाशील विचार शामिल हैं। हमें लगभग सौ अलग-अलग मनोचिकित्साएँ दी जाती हैं, जिनमें से प्रत्येक सर्वश्रेष्ठ होने का दावा करती है।

आउटपेशेंट मनोरोग क्लीनिक (Outpatient psychiatric clinics) इस नई चिकित्सा प्रवृत्ति से गुलजार हैं। 1955 में, उन्होंने कुल 233,000 लोगों का इलाज किया। तब से, यह संख्या सालाना 2,4,00,000 रोगियों तक बढ़ गई है। इसमें 570 संघीय समर्थित सामुदायिक मानसिक स्वास्थ्य केंद्रों (Community Mental Health Centers) में प्रति वर्ष इलाज कराए जाने वाले 1,5,00,000 अन्य मरीज शामिल नहीं हैं।

मनोचिकित्सा के लिए मुख्य आधार मनोचिकित्सक हैं, जिनमें से अधिकांश अपने निजी कार्यालयों में रोगियों को देखते हैं, नैदानिक मनोवैज्ञानिक और मनोरोग सामाजिक कार्यकर्ता (एम.एस.डब्ल्यू. डिग्री), सहायता व्यवसायों की बढ़ती तीसरी पंक्ति है। 1973 में निजी अभ्यास के अमेरिकी मनोरोग एसोसिएशन के अध्ययन और अमेरिकन साइकोलॉजिकल एसोसिएशन की एक हालिया रिपोर्ट के आधार पर, हम अनुमान लगा सकते हैं कि 1500000 अमेरिकी इन चिकित्सकों के निजी कार्यालयों में अपनी मानसिक मरम्मत करवाते हैं।

कुल मिलाकर, हर साल लगभग 60,00,000 अमेरिकी क्लीनिकों और अस्पतालों में और निजी चिकित्सकों से मनोचिकित्सा प्राप्त करते हैं। हालांकि, चिकित्सा में पूरी संख्या जानने के लिए, हमें उन आम चिकित्सकों की बढ़ती संख्या पर भी विचार करना होगा जो प्राथमिक कार्यशालाओं और मुठभेड़ों से लेकर मनोवैज्ञानिक सूची प्रदान करते हैं। कम से कम 10,00,000 से अधिक अमेरिकी इन स्रोतों से चिकित्सा प्राप्त करते हैं, जिससे कुल मिलाकर 70,00,000 लोग सालाना मनोवैज्ञानिक हस्तक्षेप प्राप्त करते हैं।

यह उपचार समान रूप से फैला हुआ नहीं है, क्योंकि चिकित्सा व्यवसायों में भौगोलिक पूर्वाग्रह है। उदाहरण के लिए, लगभग आधे मनोचिकित्सक न्यूयॉर्क, कैलिफोर्निया, इलिनोइस, पेंसिल्वेनिया या मैसाचुसेट्स में अभ्यास करते हैं। लगभग एक तिहाई अकेले न्यूयॉर्क और

कैलिफोर्निया में हैं। लेकिन यह पेशा तेज़ी से देश के बाकी हिस्सों में फैल रहा है। यहां तक कि कभी मनोवैज्ञानिक रूप से अलग-थलग रहने वाले नेब्रास्का में अब सौ से ज़्यादा मनोचिकित्सक हैं।[136]

हमारी दुनिया जानवरों से भरी हुई है जो तीव्र इच्छाओं से प्रभावित हैं, जिसमें अंतरंगता (Intimacy) की तीव्र इच्छाएँ और सुख और दर्द से संबंधित परस्पर विरोधी प्रवृत्तियाँ शामिल हैं। संयुक्त राष्ट्र अमेरिका में, मनोविज्ञान, मनोरोग विज्ञान, समाजशास्त्र, शिक्षा और नृविज्ञान (Anthropology) जैसे विभिन्न क्षेत्रों में सेक्स पर ध्यान केंद्रित करने के स्पष्ट प्रमाण हैं। यह प्रभाव फ्रायड के विचारों से उपजा है, जो सर्व-यौन कल्पना (Pan-sexual fantasies) में विश्वास करते थे। दुर्भाग्यवश, ये सिद्धांत फैल गए हैं, तथा सामाजिक विज्ञान के विभिन्न क्षेत्रों को प्रभावित कर रहे हैं, जिसके परिणामस्वरूप सेक्स से संबंधित गैर-फ्रायडियन विचारधाराओं को स्वीकार किया जा रहा है।

वैज्ञानिक समर्थन की कमी और प्रेम, विवाह और पितृत्व जैसे आवश्यक मानवीय मूल्यों पर नकारात्मक प्रभाव के बावजूद, ये सिद्धांत कायम हैं। कई वैज्ञानिक और आम जनता, जिनमें लेखक, कलाकार, व्यवसायी, सरकारी अधिकारी, शिक्षक, प्रचारक और सामाजिक कार्यकर्ता शामिल हैं, इन विचारों को अपनाते हैं। यह सफलता यौन आवेश और मानसिक विचलन की चिंताजनक प्रवृत्ति को दर्शाती है, जो हमारे समाज के विभिन्न पहलुओं को प्रभावित करती है।

नैतिकता और धर्म के संदर्भ में, बहुसंख्यकों के लिए आनंद को बढ़ावा देने वाले सुखवादी मूल्यों को व्यापक स्वीकृति मिली है। संयम, शुद्धता और वफ़ादारी जैसी अवधारणाओं की आलोचना की जाती है क्योंकि वे कथित तौर पर आनंद को नकारती हैं। किसी भी आनंददायक यौन संबंध को उचित ठहराने पर ध्यान है , चाहे उनकी प्रकृति कुछ भी हो। नैतिक मूल्यों में इस बदलाव ने सामाजिक मानदंडों को ढीला करने में योगदान दिया है, विवाहपूर्व और विवाहेतर संबंधों को अपनाना, तथा अपराधबोध और पश्चाताप जैसे पारंपरिक गुणों को नकारना।

इस बदलाव का असर व्यक्तिगत व्यवहार से कहीं आगे तक फैला हुआ है। सौंदर्य प्रतियोगिताएं, परेड और मनोरंजन उद्योग अब सफलता के लिए सेक्स अपील को प्राथमिकता देते हैं। फैशन से लेकर सौंदर्य प्रसाधनों तक, सेक्स का प्रभाव स्पष्ट है। कपड़ों के डिज़ाइन, विज्ञापन और यहाँ तक कि रोज़मर्रा की बातचीत भी यौन भावनाओं से भरी हुई है। सेक्स-

दिमाग़ की बढ़ती लहर ने शरीर के क्रमिक उघाड़न को बढ़ावा दिया है, जिससे फैशन के मानदंडों में काफ़ी बदलाव आया है। यहाँ तक कि हमारे श्रवण, घ्राण और स्वाद संबंधी वातावरण भी इससे अछूते नहीं हैं, क्योंकि संगीत, सुगंध और खाद्य पदार्थ कामुक रूप से आकर्षक होने के लिए डिज़ाइन किए गए हैं।

हमारी संस्कृति के इस व्यापक यौनकरण के दूरगामी परिणाम हैं। निरंतर यौन उत्तेजनाओं से प्रभावित व्यक्ति अपनी अति-उत्तेजित इच्छाओं का विरोध करने के लिए संघर्ष करते हैं। अवैध संबंध अधिक स्वीकार्य हो जाते हैं, और नैतिक मानदंडों की अवहेलना की जाती है। सांस्कृतिक मूल्यों में यह बदलाव व्यक्तियों की भलाई और हमारे राष्ट्र के भविष्य के बारे में चिंताएँ पैदा करता है। इन मुद्दों को संबोधित करने के लिए हमारे सेक्स-संतृप्त वातावरण द्वारा उत्पन्न चुनौतियों से निपटने के लिए धार्मिक, नैतिक और कानूनी मानदंडों को गहराई से आत्मसात करने की आवश्यकता है।[137]

अध्याय 19

ब्रह्मचर्य की शिक्षा क्यों नहीं दी जाती

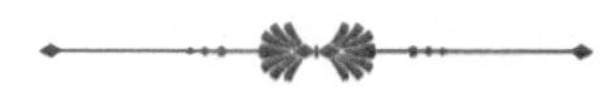

सबसे पहले और सबसे महत्वपूर्ण बात यह है कि कुछ फर्जी सेक्स विशेषज्ञों ने इस धारणा का इस्तेमाल अपने फायदे के लिए किया है और लोगों के मन में ब्रह्मचर्य के प्रति डर पैदा किया है, जिसे मानसिक और तंत्रिका संबंधी विकारों का स्रोत और स्वास्थ्य के लिए गंभीर खतरा माना जाता है। इस दृष्टिकोण के आधार पर, डॉक्टरों और मनोवैज्ञानिकों ने युवाओं की तंत्रिका संबंधी समस्याओं के लिए ब्रह्मचर्य को दोषी ठहराया है और युवा पुरुषों को सेक्स से परहेज करने के कथित खतरों के बजाय सेक्स वर्करों के पास जाने और खुद को यौन रोगों के संपर्क में लाने का सुझाव दिया है ।

दूसरे शब्दों में, ब्रह्मचर्य का पालन करने की इच्छा रखने वाले बहुत से लोग इसे टालने या समझौता करने के लिए बहाने बनाते हैं । वे अपने भोगों को तर्कसंगत बना सकते हैं, अपनी कमज़ोरियों को उचित ठहरा सकते हैं, या अपनी परिस्थितियों को दोष दे सकते हैं। उन्हें लग सकता है कि ब्रह्मचर्य उनके लिए बहुत कठिन है , बहुत अव्यावहारिक या बहुत पुराना है। वे इसके लाभ पर संदेह कर सकते हैं, इसकी प्रासंगिकता पर सवाल उठा सकते हैं, या इसके परिणामों से डर सकते हैं।

मैं उन आम बहानों की जांच करूंगा जो लोग ब्रह्मचर्य से बचने के लिए देते हैं, और हम उनके पीछे की भ्रांति और भ्रम को उजागर करेंगे। हम दिखाएंगे कि कैसे ये बहाने अज्ञानी और बेचैन मन की उपज हैं, जो इंद्रियों और अहंकार के गुलाम हैं। हम यह भी बताएंगे कि कैसे ये बहाने हमें ब्रह्मचर्य के सच्चे आनंद और स्वतंत्रता का अनुभव करने से रोकते हैं, जो हमारे अस्तित्व की स्वाभाविक अवस्था है।

मैं इन बहानों पर काबू पाने और ब्रह्मचर्य के लिए आवश्यक दृष्टिकोण और अनुशासन विकसित करने के लिए व्यावहारिक और प्रभावी तरीके सुझाऊँगा। मैं ब्रह्मचर्य के प्राचीन और

आधुनिक गुरुओं के ज्ञान और मार्गदर्शन को सामने रखूँगा, जिन्होंने अपने जीवन में इसकी शक्ति और संभावना को प्रदर्शित किया है। मैं ब्रह्मचर्य के अभ्यासियों की गवाही और अंतर्दृष्टि भी साझा करूँगा, जिन्होंने अपनी यात्रा में इसकी सुंदरता और इसकी कृपा की खोज की है।

ब्रह्मचर्य की हानि के कारण

बहुत से लोग विभिन्न कारणों से ब्रह्मचर्य का पालन करना छोड़ देते हैं। हम ब्रह्मचर्य की हानि के कुछ वैज्ञानिक कारणों का पता लगाएँगे। ब्रह्मचर्य की हानि के कुछ मुख्य कारण ये हैं:

नं.1 उद्विग्नता (Distractions) : आपको अपने जीवन में उद्विग्नता के मुख्य स्रोतों की पहचान करनी चाहिए। स्वामी विवेकानंद ने सलाह दी कि अपने मन को स्वतंत्र रूप से भटकने दें और उसका निरीक्षण करें। थोड़ी देर बाद, यह शांत हो जाएगा और आपको एहसास होगा कि "मैं अपने मन को देख रहा हूँ; मेरा मन मुझसे अलग है"। आप देखेंगे कि आपकी उद्विग्नता कम हो गयी हैं, आपका मन शांत और शांतिपूर्ण हो गया है।

नं.2 क्षमता की अज्ञानता: अपनी क्षमता को न जानना वीर्यपात का एक प्रमुख कारण है। इससे धैर्य, साहस की कमी और अंततः वीर्य की हानि होती है। आपमें अदृत क्षमता है। आपको अपनी क्षमता को पहचानना चाहिए और अपने क्षेत्र में सफलता प्राप्त करनी चाहिए।

नं. 3 बहाने: जो व्यक्ति अपने जीवन में मेहनत नहीं करना चाहता वह बहाने बनाता है। अपनी समस्याओं और परिस्थितियों के बारे में शिकायत करता है, लेकिन सच तो यह है कि समस्याएं और परिस्थितियां आपकी गुणवत्ता में सुधार करती हैं। आरामदायक स्थिति में कुछ असाधारण करना संभव नहीं है। इसके बजाय, लोगों ने जीवन की सबसे कठिन और प्रतिकूल परिस्थितियों में उल्लेखनीय नई खोज (Remarkable innovations) की हैं।

बहाने बनाना बंद करो और खुद को भाग्यशाली समझो क्योंकि तुम्हें चुनौतियाँ और मानवीय बुद्धि दी गई है। तुम अपने प्रयास और आंतरिक शक्ति से सभी चुनौतियों पर विजय पा सकते हो। यही जीवन जीने का असली आनंद है।

नं. 4 गैरजिम्मेदार: जो व्यक्ति जिम्मेदारियों से बचता है, उसका दिमाग मजबूत नहीं हो पाता। उसका मन हमेशा खाली रहता है, जो बुरे और कामुक विचारों को आकर्षित करता है। परिणामस्वरूप, वह वीर्य खो देता है। जिम्मेदारी हमारे मन और बुद्धि का परीक्षण करने का एक बेहतर तरीका है। यह उन व्यक्तियों और उन लोगों को लाभ पहुंचाता है जो ब्रह्मचर्य जीवन शैली का पालन करना चाहते हैं।

नं. 5 यौन शक्ति की गलतफहमियां: अत्यधिक वीर्य निकलने का एक मुख्य कारण यौन शक्ति की गलत समझ से नुकसान होता है। यौन शक्ति एक बहुत शक्तिशाली भावना भी है जो एक जोड़े में नया जीवन पैदा करती है। यह कई रूपों में बदलती है। सबसे पहले, यह बच्चों के साथ भावनात्मक लगाव में बदल जाती है। बच्चों का अपने माता-पिता के साथ भावनात्मक लगाव होता है। फिर यह शुद्ध हो जाता है और भाई-बहन की भावना में बदल जाता है। धीरे-धीरे यह भावनाओं के कई रूप ले लेता है। प्रकृति भावनात्मक लगाव के बिना मौजूद नहीं हो सकती। यह "भावनात्मक लगाव" का एक भ्रम है। एक सामान्य इंसान भावनात्मक लगाव के इस जाल में फंस जाता है।

प्रकृति सृष्टि को काल के विशाल सागर के अंदर लपेट लेती है, ठीक वैसे ही जैसे मकड़ी जाल बनाकर उसके अंदर रहती है और उसे लपेट लेती है। ज्ञानी व्यक्ति भावना के महत्व को जानता है और मानता है कि मोह माया से परे, सभी प्रकार के पागलपन और निराशा से मुक्त उज्ज्वल ज्ञान से भरा हुआ है। यदि व्यक्ति ब्रह्म मुहूर्त में उठकर योग, ध्यान और शास्त्रों का अध्ययन करता है तो मोह माया उसे प्रभावित नहीं कर सकती।

नं. 6 आध्यात्मिकता का अभाव: हम पहले ही वीर्य के महत्वपूर्ण घटकों के बारे में बात कर चुके हैं। ब्रह्मचर्य को केवल वैज्ञानिक तरीकों से सिद्ध नहीं किया जा सकता। हमें अध्यात्म का भी उपयोग करना होगा, जो एक सच्चा विज्ञान है। अनेक प्रख्यात वैज्ञानिकों और विद्वानों ने भारतीय अध्यात्म की प्रशंसा की है। भारतीय शास्त्र और संतों की पुस्तकें उन लोगों के लिए बहुत उपयोगी हैं जो ईमानदारी से ब्रह्मचर्य के मार्ग पर चलना चाहते हैं। आप शास्त्रों का सार तभी समझ सकते हैं जब आप प्रतिदिन आध्यात्मिक अभ्यास करेंगे ।

नं. 7 खान-पान की आदतें: एक कहावत है : "जैसा अन्न वैसा मन "। स्वामी विवेकानंद ने कहा है कि "शुद्ध भोजन से शुद्ध विचार उत्पन्न होते हैं"। गीता में श्रीकृष्ण ने उचित खान-पान और उचित भ्रमण की सलाह दी है। ब्रह्मचर्य जीवन के लिए शाकाहार बहुत सहायक है। आपको हमेशा सात्विक भोजन करना चाहिए। केवल सात्विक भोजन ही आपके मन को स्वच्छ और शुद्ध बनाता है। आपका मन एक जंगली जानवर बन जाता है और अगर वह सात्विक नहीं है तो झूठी इच्छा के अनुसार कार्य करता है। लेकिन मन एक पालतू जानवर बन जाता है जो गुरु द्वारा दिए गए सात्विक भोजन से बहुत विनम्र , आज्ञाकारी और खुश होता है। आप सात्विक भोजन से अपने स्वामी स्वयं बन सकते हैं। फिर, अभ्यास करना और प्रगति करना बहुत आसान हो जाता है ।

नं. 8 परिणाम की उम्मीद: कुछ लोग अभ्यास के तुरंत बाद सकारात्मक परिणाम की उम्मीद करते हैं | इसीलिए कुछ दिन, एक या कुछ महीने ब्रह्मचर्य का पालन करना पड़ता है। लेकिन उन्हें धैर्य रखना चाहिए और ब्रह्मचर्य का पालन शुरू करने के तुरंत बाद होने वाले अद्त बदलाव को देखना चाहिए। सकारात्मक बदलाव देखने के लिए उन्हें कम से कम दो साल तक ब्रह्मचर्य जीवनशैली का पालन करना चाहिए।

नंबर 9 निराशा: निराशा अधिक सोचने और अस्थिरता का मुख्य कारण है। जब युवा पुरुष सीमित परिणामों के बारे में अधिक सोचना शुरू करते हैं, तो यह चिंता का कारण बनता है। नकारात्मक विचार बढ़ जाते हैं और पुरुष तुरंत आनंद के लिए स्खलन करने के लिए ललचाता है। लेकिन इसका अंत बड़ी निराशा के साथ होता है। और इस तरह, वीर्य हानि का यह चक्र तेज़ हो जाता है।

यह समझना महत्वपूर्ण है कि लोग ब्रह्मचर्य के साथ संघर्ष क्यों करते हैं, लेकिन चिंता न करें, यह असंभव मिशन नहीं है। अलौकिक ब्रह्मचर्य जीवनशैली को अपनाएँ, और न केवल आप उन चुनौतियों से निपटेंगे, बल्कि आप अपने शरीर, इंद्रियों और विचारों को भी नियंत्रित करेंगे ताकि अलौकिक ब्रह्मचर्य जीवनशैली को सहज बनाया जा सके। हमारे आगामी अध्यायों में कुछ बेहतरीन सुझावों के लिए बने रहें।

अध्याय 20

ब्रह्मचर्य जीवनशैली की परिवर्तनकारी शक्ति

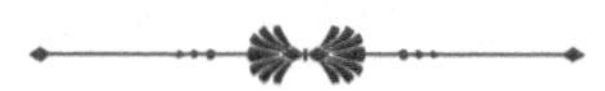

कौनसी वस्तु व्यक्ति को सफल, स्वस्थ और सुखी बनाती है? क्या वह वस्तु पैसा, प्रसिद्धि या शक्ति है ? या कुछ गहरा और अधिक सूक्ष्म है ? इस अध्याय में, हम ब्रह्मचर्य की प्राचीन अवधारणा का पता लगाएंगे, जिसका शाब्दिक अर्थ है "परम वास्तविकता के साथ सामंजस्य में रहना"। ब्रह्मचर्य यह सिर्फ़ यौन संयम के बारे में नहीं है, बल्कि एक अनुशासित और सदाचारी जीवन जीने के बारे में है जो मानसिक, शारीरिक और आध्यात्मिक उत्कृष्टता की ओर ले जाता है। जैसा कि कहावत है, 'जैसे एक मजबूत इमारत बनाने के लिए एक मजबूत आधार शिला की आवश्यकता होती है, वैसे ही अच्छे नैतिक मूल्य एक शानदार व्यक्तित्व के निर्माण की जड़ हैं।"

ब्रह्मचर्य इस समझ पर आधारित है कि मानव मन आंतरिक और बाह्य दोनों तरह के विभिन्न कारकों से प्रभावित होता है, जो हमारे विचार, भावना और कार्य को प्रभावित करते हैं । उत्कृष्ट पुस्तक "थिंक एंड ग्रो रिच" के लेखक नेपोलियन हिल के अनुसार, मन के दस उत्तेजक हैं जो मानव मन को सक्रिय करते हैं और हमारे भाग्य को आकार देते हैं। ये हैं:

- **यौन अभिव्यक्ति की इच्छा:** यह हमारी यौन इच्छाओं को व्यक्त करने की स्वाभाविक और शक्तिशाली इच्छा है । ऊर्जा, जो रचनात्मक या विनाशकारी हो सकती है, यह इस बात पर निर्भर करता है कि हम उसका उपयोग कैसे करते हैं।

- **प्रेम:** यह किसी के प्रति स्नेह और समर्पण की शुद्ध और बिना शर्त भावना है , जो हमें महान चीज़ें हासिल करने के लिए प्रेरित कर सकती है ।

- **नाम, प्रसिद्धि और धन की तीव्र इच्छा:** यह मान्यता, सम्मान और धन, को पाने की महत्वाकांक्षा और लालसा है जो हमें कड़ी मेहनत और बुद्धिमानी से काम करने के लिए प्रेरित कर सकते हैं।

- **संगीत:** यह ध्वनियों और लय को संयोजित करने की कला और विज्ञान है, जो शांति प्रदान कर सकता है, हमारे मूड और मन को उत्तेजित या उन्नत करता है।

- **दोस्ती:** यह आपसी विश्वास, समर्थन और वफादारी का बंधन और संबंध है, जो हमारे जीवन को समृद्ध कर सकता है और हमें लगाव और मूल्यवान महसूस करा सकता है।

- **मास्टरमाइंड समूह:** यह दो या दो से अधिक लोगों का गठबंधन और सहयोग है जो एक समान लक्ष्य और दृष्टिकोण साझा करते हैं, जो हमारे कौशल और ज्ञान को बढ़ा सकते हैं और हमें मदद कर सकते हैं चुनौतियों पर विजय प्राप्त करने में हमारी मदद कर सकते हैं।

- **आपसी दुख:** यह वह सहानुभूति और करुणा है जो हम तब महसूस करते हैं जब हम दूसरों को दुखी देखते हैं। दर्द या संकट, जो हमारी मानवता और दयालुता को जागृत कर सकता है।

- **आत्मसुझाव:** यह आत्म-चर्चा और पुष्टि है जिसका उपयोग हम अपने अवचेतन मन को प्रभावित करने के लिए करते हैं, जो हमारे विश्वास और दृष्टिकोण को आकार दे सकता है और हमें अपने लक्ष्य को प्राप्त करने के लिए सशक्त बना सकता है।

- **डर:** यह वह भावना और प्रतिक्रिया है जिसे हम तब अनुभव करते हैं जब हम किसी वास्तविक या कथित चुनौती का सामना करते हैं, जो या तो हमें पंगु बना सकता है या हमें उससे उबरने के लिए मजबूर कर सकता है।

- **नशीले पदार्थ और शराब:** ये वे पदार्थ और रसायन हैं जिनका सेवन हम अपने स्वास्थ्य को बदलने के लिए करते हैं। चेतना की वह अवस्था, जो या तो हमें आराम दे सकती है या नुकसान पहुंचा सकती है।

इन दस मन उत्तेजकों में से आठ प्राकृतिक और सकारात्मक हैं, जबकि दो कृत्रिम और नकारात्मक हैं। इन दस मन उत्तेजकों में से सबसे शक्तिशाली और प्रभावशाली है यौन अभिव्यक्ति की इच्छा, जो हमारी यौन ऊर्जा का स्रोत है। यौन ऊर्जा वह रचनात्मक शक्ति है जो सभी जीवन और सर्जन को संचालित करती है। यह वह शक्ति भी है जो एक साधारण व्यक्ति को एक प्रतिभाशाली व्यक्ति में बदल सकती है, अगर उसे सही दिशा में निर्देशित किया जाए। एक प्रतिभाशाली व्यक्ति वह होता है जिसने अपने मन और शरीर पर काबू पा लिया हो और किसी भी क्षेत्र में असाधारण उपलब्धियाँ हासिल की हैं। एक प्रतिभाशाली

व्यक्ति वह होता है जिसके पास एक व्यक्तिगत **चुंबकत्व,** एक अद्वितीय और सकारात्मक पहचान होती है जो दूसरों को आकर्षित और प्रभावित करती है।

हम अपनी यौन ऊर्जा को सही दिशा में कैसे मोड़ सकते हैं और एक जीनियस बन सकते हैं ? हम अपने दैनिक जीवन में ब्रह्मचर्य का पालन कैसे कर सकते हैं और इसके लाभ कैसे उठा सकते हैं ? हम एक सामान्य व्यक्ति और एक जीनियस के बीच कैसे अंतर कर सकते हैं, और एक जीनियस की पहचान किन गुणों से होती है ? हम इस अध्याय के अगले प्रकरण में इन सवालों और अन्य सभी जवाब देंगे। **बने रहें और ब्रह्मचर्य के रहस्यों को जानने के लिए तैयार हो जाएँ,** जो अनुशासन और आध्यात्मिकता का अमृत है ।

यहां हम यह पता लगाएंगे कि प्रतिभाशाली लोग विचारों के विभिन्न स्रोतों तक कैसे पहुंचते हैं और उनका उपयोग कैसे करते हैं। इसके तीन मुख्य खोत हैं:

- **अवचेतन मन:** यह एक छिपा हुआ खजाना है जो हर व्यक्ति के पास होता है, लेकिन केवल प्रतिभाशाली लोग ही इसे प्रभावी ढंग से उपयोग कर सकते हैं। अपनी यौन ऊर्जा को अपने अवचेतन मन में भेजकर, वे इसे उच्च आवृत्ति (Higher frequency) पर सक्रिय करते हैं और पूरे दिन मार्गदर्शन प्राप्त करते हैं। वे अपने सपनों में भी अद्त विचार प्राप्त कर सकते हैं। उनके निर्णय, कार्य और व्यवहार असाधारण हो जाते हैं ।

- **सामूहिक अवचेतन:** यह विचार और सोच का वह समूह है जो दूसरे लोगों के अवचेतन मन में होता है। प्रतिभाशाली लोग इस आवृत्ति को समझ सकते हैं और दूर से ही दूसरे लोगों के मूल्यवान विचारों का उपयोग कर सकते हैं। वे उच्चतम सफलता प्राप्त करने के लिए अपने काम में उनका बुद्धिमानी से उपयोग करते हैं।

- **अनंत बुद्धि:** यह असीमित ज्ञान का स्रोत है जो समय और स्थान से परे है। महान लोगों के विचार और सोच जो अभी भी जीवित हैं, आकाश में तैर रहे हैं। वे अनंत और कल्पना से परे हैं। प्रतिभाशाली लोग काम रूपांतरण (Sex Transmutation) के माध्यम से इन विचारों तक पहुँच सकते हैं, जो उनके विचारों को प्रकाश से भी तेज़ बनाता है। वे विचार प्राप्त करते हैं, अपने विचारों को मजबूत करते हैं, और उसे क्रियान्वित करते हैं। प्रतिभाशाली लोग इस स्रोत का सहारा तब लेते हैं जब उनका अपना अवचेतन मन और सामूहिक अवचेतन मन पर्याप्त नहीं होता। अनंत बुद्धि से प्राप्त विचार अतुलनीय और 100% सत्य होते हैं। वे कभी असफल नहीं होते क्योंकि वे सबसे श्रेष्ठ आध्यात्मिक विचार हैं।

अब आइये व्यक्तिगत चुम्बकत्व की अवधारणा को समझें, जो प्रतिभाशाली लोगों का एक गुण है ।

- **शारीरिक स्पर्श:** जब आप किसी सामान्य व्यक्ति से हाथ मिलाते हैं तो आपको कुछ विशेष महसूस नहीं होता, लेकिन जब आप किसी प्रतिभाशाली व्यक्ति से हाथ मिलाते हैं तो आपको निश्चित रूप से एक सकारात्मक आवेग महसूस होगा। यह व्यक्तिगत आकर्षण का संकेत है। आप तुरंत एक ऐसा उत्साह महसूस करेंगे जो शायद आपको पहले कभी महसूस न हुआ हो।

- **आवाज़:** प्रतिभाशाली लोगों की आवाज़ में जादुई प्रभाव होता है। भले ही वे संगीत के जानकार न हों उनके शब्दों में संगीतमय माधुर्य और मनमोहक आकर्षण होता है ।

- **गतिविधि:** जीनियस लोग बहुत सक्रिय होते हैं, चाहे उनकी शारीरिक संरचना कुछ भी हो । वे चलते हैं अनुग्रह और शांति के साथ ।

- **काम रूपांतरण (Sex Transmutation)** : जीनियस लोग सेक्स ट्रांसम्यूटेशन में सफल होते हैं, चाहे वह होशपूर्वक हो या अनजाने में। इसलिए उनमें स्वाभाविक रूप से आत्म-नियंत्रण या संयम होता है। वे अपनी आत्म-अभिव्यक्ति और भावनाओं को अपने अवचेतन मन से जोड़ सकते हैं, और वे दूसरों को प्रभावित करने की कोशिश नहीं करते। इसके बजाय, उनका करिश्मा लोगों में सकारात्मकता फैलाता है ।

- **दिखावट:** जीनियस लोग अपने व्यक्तित्व को बनाए रखने के लिए बहुत ध्यान रखते हैं। वे अपने कपड़ों का चयन बेतरतीब ढंग से नहीं करते, बल्कि अपने व्यक्तित्व, शरीर की संरचना और रंग के अनुसार करते हैं।

ब्रह्मचर्य के 50 असाधारण लाभ

क्या होगा अगर हम आपको बताएं कि आपके जीवन को बदलने और अपनी उच्चतम क्षमता को प्राप्त करने का एक सरल और शक्तिशाली तरीका है ? एक ऐसा तरीका जो आपके शारीरिक, मानसिक और आध्यात्मिक कल्याण को बढ़ा सकता है, और आपको अपनी पसंद के किसी भी क्षेत्र में प्रतिभाशाली बना सकता है ? एक ऐसा तरीका जिसका इतिहास के कुछ महानतम दिमाग और आत्माओं ने अभ्यास किया है और जिसकी रक्षा की है, जैसे कि स्वामी विवेकानंद, स्वामी शिवानंद, सुकरात और निकोला टेस्ला ? उस तरीके को ब्रह्मचर्य कहा जाता है, जो आत्म-नियंत्रण और अनुशासन का योग सिद्धांत है ।

ब्रह्मचर्य का अर्थ केवल मैथुन से दूर रहना नहीं है, बल्कि अपनी यौन ऊर्जा, जो प्रकृति की सबसे शक्तिशाली और रचनात्मक शक्ति है, उसको उच्चतर और उत्कृष्ट कार्यों की ओर मोड़ना है। ब्रह्मचर्य का अभ्यास करके, आप अपने अवचेतन मन, सामूहिक अवचेतन और अनंत बुद्धि जैसे विचारों और विचारों के विभिन्न स्रोतों तक पहुँच सकते हैं और उनका उपयोग कर सकते हैं। आप व्यक्तिगत चुंबकत्व भी विकसित कर सकते हैं, एक ऐसा गुण जो दूसरों को आकर्षित और प्रभावित करता है। आप ब्रह्मचर्य के विभिन्न लाभों का अनुभव कर सकते हैं, जैसे कि बढ़ी हुई ऊर्जा, जीवन शक्ति, आत्मविश्वास, एकाग्रता, स्मृति, बुद्धि, अंतर्ज्ञान, रचनात्मकता और खुशी।

हम एक ऐसे युवक की सच्ची सफलता की कहानी पेश करेंगे जिसने ब्रह्मचर्य का पालन किया और अपने व्यक्तिगत और व्यावसायिक जीवन में उल्लेखनीय परिणाम प्राप्त किए। उसका नाम है गुजरात के 26 वर्षीय इंजीनियर प्रशील परमार, जो सामाजिक कार्य, योग एवं ध्यान के प्रति उत्साही हैं। उन्होंने ब्रह्मचर्य जीवनशैली का पालन करके अनुभव किए गए 50 असाधारण लाभों का खुलासा किया है।

यहां ब्रह्मचर्य के 50 लाभ दिए गए हैं जो उन्होंने स्वयं अपने शब्दों में अनुभव किए :

1. मेरा दिमाग शांत और अधिक केंद्रित है। मेरी एकाग्रता और याद्दाश्त बेहतर है। मैं शांतिपूर्ण और शांत महसूस करता हूं।

2. तनावपूर्ण परिस्थितियों में भी मेरी हृदय गति स्थिर और सामान्य रहती है। मैं अब चिंतित या घबराया हुआ महसूस नहीं करता।

3. मैं अब उदास या दुखी महसूस नहीं करता।

4. अब मुझे कब्ज या पाचन संबंधी समस्या नहीं है।

5. जब मैं दौड़ता हूँ तो मेरे जोड़ लचीले और चिकने हो जाते हैं। मेरा शरीर अधिक चुस्त और तंदुरुस्त रहता है।

6. मेरी आँखें चमकदार और साफ़ हैं। अब मेरे आँखों के नीचे काले घेरे नहीं हैं।

7. मेरा शरीर ऊर्जा और उत्साह से भरा हुआ है। मुझे धूप में बाहर जाना, दौड़ना और फुटबॉल खेलना पसंद है।

8. मैं अपने मन, शरीर और वाणी की शक्ति का उपयोग करके कुछ भी हासिल कर सकता हूँ। मेरे पास असीमित क्षमता और संभावनाएँ हैं।

9. मेरी एकाग्रता और समझ कौशल में सुधार होता है। मैं चीजों को तेजी से और बेहतर तरीके से सीख और समझ सकता हूँ।

10. मेरी इच्छाशक्ति मजबूत और दृढ़ है। मैं आत्मविश्वासी महसूस करता हूँ और कुछ भी करने में सक्षम हूँ। मेरा अपने मन पर नियंत्रण है।

11. यदि मैं कुछ वर्षों तक इन्द्रियों पर उचित नियंत्रण रखते हुए ब्रह्मचर्य का पालन करूँ, तो मेरी प्राणशक्ति अर्थात वीर्य सूक्ष्म रूप में परिवर्तित हो जाती है और मैं अधिक शक्तिशाली हो जाती है।

12. मेरी रोग प्रतिरोधक क्षमता बहुत अच्छी और मजबूत है। मैं संक्रमण और बीमारियों से आसानी से लड़ सकता हूँ।

13. मेरी शारीरिक, मानसिक और बौद्धिक शक्ति बढ़ती है। साथ ही मेरा आत्मविश्वास और आत्म-सम्मान भी बढ़ता है।

14. मैं अपने जीवन में अधिक आनंद और खुशी महसूस करता हूँ।

15. मैं खुद का और अपने मूल्यों का अधिक सम्मान करता हूँ। मेरी एक सकारात्मक आत्म-छवि और पहचान है।

16. मैं कम सोता हूँ लेकिन ज़्यादा आराम करता हूँ। मैं हर सुबह तरोताज़ा महसूस करता हूँ।

17. मेरा आत्म-सम्मान और आत्म-मूल्य बहुत ऊंचा है। मैं खुद को अधिक महत्व देता हूं और उसकी सराहना करता हूँ।

18. मेरा मनोभाव दयालु और सहानुभूतिपूर्ण है। मैं दूसरों की ज़्यादा परवाह करता हूँ और उनकी मदद करता हूँ।

19. मैं अधोवस्त्र या असुविधाजनक अंडरगारमेंट्स पर पैसे बर्बाद नहीं करता। मैं पैसे बचाता हूँ और उन्हें बुद्धिमानी से खर्च करता हूँ।

20. मुझे पैसे बचाने की आदत है। मैं अपने पैसे संबंधी मामले की योजना और बजट अच्छी तरह से बनाता हूँ।

21. मुझे समय बचाने की आदत है। मैं अपना समय अच्छी तरह से प्रबंधित और व्यवस्थित करता हूँ।

22. मुझे शारीरिक और मानसिक ऊर्जा बचाने की आदत है। मैं अपनी ऊर्जा का सही तरीके से उपयोग और संरक्षण करता हूँ।

23. ब्रह्मचर्य मुझे थकान, सामान्य कमज़ोरी और तंत्रिका कमज़ोरी से लड़ने में मदद करता है। मैं ज़्यादा सतर्क और ऊर्जावान महसूस करता हूँ।

24. अगर मैं एक निश्चित अवधि तक ब्रह्मचर्य का पालन करता हूँ, तो मुझे अपने अंदर ऊर्जा का संचार महसूस होता है। मैं अधिक जीवंत और ऊर्जावान महसूस करता हूँ।

25. ब्रह्मचर्य का पालन करने से बालों का समय से पहले सफ़ेद होना और आँखों की कई समस्याएँ दूर होती हैं। मैं जवान और स्वस्थ दिखता हूँ।

26. ब्रह्मचर्य मेरी त्वचा को जवान , चमकदार और झुर्रियों से मुक्त रखता है। मैं चमकदार और आकर्षक दिखता हूँ।

27. अपनी इंद्रियों पर नियंत्रण रखने से मेरा वीर्य बचता है जो "ओजस" में बदल जाता है और मुझे जवान बनाए रखता है।

28. ब्रह्मचर्य से बहुत से स्वास्थ्य लाभ होते हैं, न केवल आध्यात्मिक व्यक्तियों के लिए बल्कि कई हॉलीवुड हस्तियों के लिए भी जो ब्रह्मचर्य जीवन शैली का पालन करते हैं। मैं स्वस्थ और उनके जैसा सफल रह सकता हूँ।

29. ब्रह्मचर्य मुझे अपने क्रोध और अस्थिरता पर नियंत्रण पाने में मदद करता है। मैं अधिक शांत और संतुलित महसूस करता हूँ।

30. मैं अच्छी तरह से ध्यान केंद्रित कर सकता हूँ और अपने दिमाग में सभी अव्यवस्था को खत्म कर सकता हूँ। मेरा दिमाग साफ और तेज है।

31. यह सेक्स और पोर्न की लत लगने के जोखिम को खत्म करता है। मेरी कोई भी अस्वास्थ्यकर या हानिकारक आदत नहीं है।

32. यह धारणा सही नहीं है कि इस रास्ते को चुनने से कुछ गलत हो सकता है या मेरी संभोग में रुचि कम हो सकती है। संभोग के प्रति मेरा दृष्टिकोण स्वस्थ और स्वाभाविक है ।

33. मुझे प्यार और संभोग के बीच का अंतर बेहतर समझ में आ गया है। मैं उन्हें भ्रमित या मिला-जुला नहीं पाता ।

34. मैं समझता हूँ कि प्यार सिर्फ़ रोमांटिक रिश्तों तक सीमित नहीं है। मैं कई तरह से प्यार कर सकता हूँ और प्यार पा सकता हूँ।

35. ब्रह्मचर्य किसी भी बुरे प्रभाव से रहित है। यह केवल सकारात्मक और लाभकारी प्रभाव लाता है।

36. क्रोध, अहंकार, लोभ और छल-कपट की भावनाएँ धीरे-धीरे समाप्त हो जाती हैं। मेरा हृदय शुद्ध और महान है।

37. मेरी इच्छाशक्ति इतनी बढ़ गई है कि एक बार जब मैं कोई विचार हाथ में ले लेता हूँ, तो मुझे उसे पूरा करने का पूरा भरोसा होता है। मेरा मन बहुत मजबूत और दृढ़ है।

38. ब्रह्मचर्य के अभ्यास से मुझे आत्म-ऊर्जा में वृद्धि महसूस होती है। मेरा व्यक्तित्व शक्तिशाली और गतिशील है।

39. निरंतर अभ्यास और सहन शक्ति से मेरी दृष्टि बेहतर हुई है। मैं चीजों को बेहतर ढंग से देख और समझ सकता हूँ।

40. मैं अपने कंप्यूटर के सामने ज़्यादा समय बिता सकता हूँ, इससे मेरी दृष्टि धुंधली नहीं होती और मेरी आँखें थकती नहीं हैं। मेरी दृष्टि अच्छी और स्वस्थ है।

41. आंखों के सामने की फ्लोटर्स भी कम हो जाती हैं या पूरी तरह से गायब हो जाती हैं। मेरी दृष्टि स्पष्ट और निर्बाध हो गई है।

42. मुझे अब कोई डर नहीं है। मैं अब भविष्य के बारे में चिंता नहीं करता। मेरा दृष्टिकोण आत्मविश्वासपूर्ण और आशावादी है।

43. मैं ख़तरनाक स्थिति में भी बिना घबराए और स्थिति को और खराब किए बिना ही शांति से सोच और काम कर सकता हूँ। मेरा व्यवहार शांत और संयमित है।

44. मुझे असली मर्दानगी का एहसास होने लगा है। मेरी उपस्थिति मजबूत और दृढ़ है।

45. मुझे चीजों को बेहतर तरीके से याद रखना आसान लगता है। मेरी याददाश्त अच्छी और भरोसेमंद है।

46. मैं पुरानी घटनाओं और उन चीजों को भी याद रख सकता हूँ जो बहुत समय पहले हुई थीं। मेरी याददाश्त बहुत लंबी और स्पष्ट है।

47. मेरा दिमाग बहुत तेज़ हो गया है। मेरा दिमाग तेज़ और बुद्धिमान है।

48. मुझे किसी खास काम को करते हुए पकड़े जाने की कोई चिंता नहीं है। मुझे कोई अपराधबोध या शर्म नहीं है।

49. मैं समझदार हूँ और अपराध या चालाकी भरी गतिविधियों का समर्थन नहीं करता। मेरे पास नैतिकता और नैतिक मूल्य हैं।

50. मैं अपने जीवन के अन्य पहलुओं जैसे भोजन, व्यायाम आदि पर बेहतर नियंत्रण कर सकता हूं। मेरे पास एक संतुलित और सामंजस्यपूर्ण जीवन शैली हैं।

बहुत से लोगों ने ब्रह्मचर्य का मार्ग अपनाया है और उन्हें अद्त परिणाम प्राप्त हुए हैं। बस आवश्यकता है कि आप दृढ़ संकल्प और लगन के साथ इस यात्रा को शुरू करें और उस पर डटे रहें; फिर, भाग्य आपका साथ देगा। संयम मन, शरीर और आत्मा के लिए आवश्यक है।

ब्रह्मचर्य के सामाजिक और आध्यात्मिक लाभ

पिछले भाग में, हमने ब्रह्मचर्य के लाभ पर चर्चा की, लेकिन कुछ सामाजिक और आध्यात्मिक लाभों का अनुभव करने के लिए, व्यक्ति को ब्रह्मचर्य जीवनशैली के कुछ नियमों का पालन करने की आवश्यकता है। ब्रह्मचर्य का अभ्यास करने से जो सबसे अच्छी चीजें सीखी जा सकती हैं, उनमें से एक है आत्म-अनुशासन। कई युवाओं के जीवन में अनुशासन की कमी होती है, जो उनके लक्ष को प्राप्त करने के लिए आवश्यक है। हम समझते हैं कि यौन इच्छाओं का विरोध करना बहुत मुश्किल है, और आगे बढ़ने से पहले, हम इस बात पर ज़ोर देना चाहते हैं कि मैथुन शरीर से ज़्यादा दिमाग में होता है। अगर कोई व्यक्ति पूरे दिन संभोग के बारे में सोचता है, तो उसे अपने मन या मस्तिष्क से परेशानी है, न कि अपने यौन अंग से। लेकिन अगर वही व्यक्ति यह समझ ले कि संभोग कोई भावना या जीवन का सच्चा उद्देश्य नहीं है और अपने जीवन के अगले हिस्से के लिए ब्रह्मचर्य का मार्ग चुनता है, तो वह वास्तविक आत्म-अनुशासन सीख जाएगा। एक बार जब व्यक्ति अपने मन और विचारों को नियंत्रित करना सीख जाता है, तो उसके लिए कुछ भी मुश्किल नहीं रह जाता, क्योंकि ब्रह्मचर्य उसके इच्छित भाग्य का द्वार खोलने का एक सर्वोच्च साधन है। यह उसे जीवन में जो कुछ भी करना है, उसमें मदद करेगा।

संयम का एक और लाभ यह समझना है कि सच्चा प्यार क्या है। लोग उदास और चिंतित महसूस करते हैं क्योंकि वे ब्रह्मचर्य जीवन शैली का पालन नहीं करते हैं। वे नहीं जानते कि सच्चा प्यार क्या है। जब कोई व्यक्ति प्रेम का वास्तविक अर्थ समझ लेता है, तो वह आनंदित

हो जाता है, और यह अपने आप ही लगभग सभी मानसिक समस्याओं को समाप्त कर देता है। जब कोई व्यक्ति जानता है कि सच्चा प्यार क्या है, तो वह इसे बनाए रखने में बेहतर हो जाता है। वह जानता है कि सभी भावनात्मक असंतुलनों पर काबू पाकर जीवन कैसे जिया जाए। अपने भीतर विद्यमान आत्म स्वरुप को जानने से व्यक्ति का स्वयं के साथ सच्चे प्रेम का उदय होता है जो निज आत्मा में सिमित न होकर पुरे विश्व और ब्रह्माण्ड में फ़ैल जाता है, वो अपने विकास के साथ साथ दूसरों का विकास और मंगल हो इस भाव से जीवन जीने लगता है और उसे आत्मसात करता है |

अंतिम लेकिन कम महत्वपूर्ण नहीं, आध्यात्मिकता - ईश्वर की ओर दिशा। आध्यात्मिकता शारीरिक, मानसिक और भावनात्मक स्वास्थ्य को बढ़ा सकती है। अधिक धार्मिक या आध्यात्मिक लोग तनाव से बेहतर तरीके से निपट सकते हैं। यह आश्चर्य की बात नहीं है, क्योंकि आध्यात्मिकता अपने विभिन्न रूपों में हज़ारों वर्षों से तनाव से राहत और आराम का स्रोत रही है। तनाव कई पुरानी बीमारियों और मानसिक स्वास्थ्य समस्याओं, जैसे चिंता और अवसाद का मुख्य कारण है। धर्म और आध्यात्मिकता हमेशा से ही मानव अस्तित्व का अभिन्न अंग रहे हैं। लेकिन संयम न रखने के कारण, मनुष्य कृतघ्न और आध्यात्मिक जीवन नहीं जीते हैं। आध्यात्मिक स्वास्थ्य आपके शरीर के साथ-साथ आपके मन और आत्मा के लिए भी लाभकारी होता है। आध्यात्मिकता आपको अपने जीवन में अर्थ खोजने में मदद करती है, जिससे आपको अधिक खुशी मिल सकती है, अधिक कृतज्ञता का अनुभव हो सकता है, अधिक करुणा महसूस हो सकती है, सामाजिक संबंधों में सुधार हो सकता है और तनाव को बेहतर तरीके से संभालने में मदद मिल सकती है।

अध्याय 21

युजनिक्स मानव के अध:पतन के लिए एक दिव्य समाधान

आज की आधुनिक दुनिया में, लोग अपने कुत्ते , बिल्लि और घोड़े की वंशावली के बारे में अधिक चिंतित हैं, लेकिन इस बारे में नहीं सोचते कि उनके बच्चे कैसे गर्भ धारण किये जाते हैं । संयुक्त राष्ट्र अमेरिका के सेंटर फॉर डिजीज कंट्रोल (CDC) की एक रिपोर्ट के अनुसार, अमेरिका में कम से कम 50% पहली शादियाँ तलाक में समाप्त होती हैं (भारत में 1.1% और बढ़ रही है), और प्रति वर्ष 12 लाख गर्भपात होते हैं (भारत में 6-7 लाख), प्रजनन आयु की 62% महिलाएं गर्भनिरोधक विधियों का उपयोग करती हैं | (भारत में 50%) और अमेरिका में 2/3 महिलाएं अनचाही गर्भधारण का सामना करती हैं। दूसरे शब्दों में, USA में आधे से अधिक गर्भधारण अनपेक्षित होते हैं | संयुक्त राष्ट्र अमेरिका में लगभग 40 प्रतिशत जन्म अविवाहित महिलाओं द्वारा होते हैं ।[138]

इसका मतलब है कि परेशान दंपत्तियों द्वारा अवांछित संतान का दयनीय पालन-पोषण, जो परेशान बच्चे पैदा करते हैं, वे बड़े होकर परेशान वयस्क बनते हैं और उनके परिवार भी परेशान होते हैं। इस प्रकार, कुल मिलाकर परिणाम एक अशांत समाज है। वेदों के अनुसार, पति और पत्नी के बीच यौन संबंध कामुक आनंद के लिए नहीं बल्कि एकमात्र उद्देश्य के लिए होता है कि उन्हें धर्मसंगत संतान मिले जैसा भगवत गीता में भी लिखा हुआ है (**धर्माविरुद्धो भूतेषु कामोऽस्मि भरतर्षभ**)। [139]

दूसरे शब्दों में, पति-पत्नी के बीच प्रत्येक यौन क्रिया को शुभ दिन और समय के लिए पूर्व-नियोजित किया जाना चाहिए; पूर्व तैयारी और स्वस्थ दिनचर्या का पालन किया जाना चाहिए; और फिर भक्तिपूर्ण चेतना के साथ संतान की कल्पना की जानी चाहिए। गर्भधान

संस्कार के सिद्धांत के आधार पर संतान का गर्भाधान यह निर्धारित करता है कि जन्म लेने वाली आत्मा के गुण राक्षसी हैं या दैवीय। इसलिए, गर्भाधान संस्कार अत्यंत महत्वपूर्ण है। जहाँ तक यौन कृत्य का संबंध है, वैदिक शास्त्र निम्नलिखित निष्कर्ष पर पहुँचते हैं:

एवं व्यवायः प्रजया न रत्या इमं विशुद्धं न विदुः स्वधर्मम्।

"इस प्रकार मैथुन का विधान धर्ममय सन्तान प्राप्ति के लिए है, विषयभोगों के लिए नहीं। मूर्ख लोग इस शुद्ध धर्म को नहीं समझ सकते।"[140]

ब्रह्मचर्य के अभाव में न केवल बीमार और कमज़ोर बच्चे पैदा होते हैं, बल्कि अनैतिक अपराधी भी पैदा होते हैं। विशेष रूप से, किशोरावस्था में बच्चे को जन्म देना युवा माँ के लिए बुरा माना जाता है क्योंकि आँकड़े बताते हैं कि उसके स्कूल छोड़ने, बिना योग्यता या कम योग्यता रखने, बेरोज़गार या कम वेतन पाने, खराब आवास स्थितियों में रहने, अवसाद से पीड़ित होने और कल्याणकारी योजनाओं पर निर्भर रहने की संभावना अधिक होती है। इसी तरह, एक किशोर माँ के बच्चे के गरीबी में रहने, बिना पिता के बड़े होने, उपेक्षा या दुर्व्यवहार का शिकार होने, स्कूल में कम अच्छा प्रदर्शन करने, अपराध में शामिल होने, नशीली दवाओं और शराब का दुरुपयोग करने और अंततः किशोर माता-पिता बनने और फिर से चक्र शुरू करने की संभावना अधिक होती है।[141]

मानव जीवन की बड़ी कहानी में, बच्चे पैदा करना भविष्य के लिए एक महत्वपूर्ण धागा बुनने जैसा है। इस अध्याय की आगे की चर्चा सी. जे. वैन व्लिएट और "अमेरिकन सेक्स रिवोल्यूशन" पिटिरिम सोरोकिन की पुस्तक "द कॉइल सर्पेंट" (The Coil Serpent by C. J. Van Vliet and the American Sex Revolution Pitirim Sorokin) से प्रेरित है, जो सुसन्तति विज्ञान (Eugenics) (यह सुनिश्चित करना कि भविष्य की पीढ़ियाँ स्वस्थ और मजबूत हों) और ब्रह्मचर्य (हमारे कार्यों के बारे में सावधान रहना, खासकर जब बच्चे पैदा करने की बात आती है) के बीच संबंध के बारे में है। आइए जानें कि सभी को सुरक्षित और सुखी रखने के लिए बच्चे के लिए गर्भधारण के बारे में सावधानी से सोचना क्यों महत्वपूर्ण है।

अमेरिकी सेक्स क्रांति के पहले चरण के दौरान, इसके नेताओं ने जानबूझकर विवाह और परिवार को नष्ट करने का प्रयास किया। मुक्त प्रेम को आधिकारिक "पानी का गिलास" सिद्धांत द्वारा महिमामंडित किया गया था: यदि कोई व्यक्ति प्यासा है, तो पार्टी लाइन के अनुसार, यह कोई मायने नहीं रखता कि वह अपनी प्यास बुझाने के लिए किस गिलास का उपयोग करता है; यह भी उतना ही महत्वहीन है कि वह अपनी यौन भूख को कैसे संतुष्ट

करता है। विवाह और आकस्मिक यौन संबंध के बीच कानूनी अंतर को समाप्त कर दिया गया था। साम्यवादी कानून केवल अनिश्चित या निश्चित अवधि के लिए पुरुष और महिला के बीच उनकी इच्छा की संतुष्टि के लिए "अनुबंध" की बात करता था, - एक वर्ष, एक महीने, एक सप्ताह या यहां तक कि एक रात के लिए भी। कोई भी व्यक्ति जितनी बार चाहे उतनी बार विवाह और तलाक ले सकता था। पति या पत्नी एक दूसरे को सूचित किए बिना तलाक प्राप्त कर सकते थे। यह भी आवश्यक नहीं था कि "विवाह" पंजीकृत हों। नए प्रावधानों के तहत द्विविवाह और यहां तक कि बहुविवाह भी स्वीकार्य थे। राज्य संस्थानों में गर्भपात की सुविधा दी गई। विवाह पूर्व संबंधों की प्रशंसा की गई, और विवाहेतर संबंधों को सामान्य माना गया।

कुछ ही वर्षों में, जंगली, बेघर बच्चों की भीड़ सोवियत संघ के लिए एक वास्तविक खतरा बन गई। लाखों लोगों की ज़िंदगियाँ, ख़ास तौर पर युवा लड़कियों की, बर्बाद हो गईं; तलाक़ों में तेज़ी से वृद्धि हुई, साथ ही गर्भपात भी हुए । बहुविवाह और बहुपतित्व वाली माताओं के बीच नफ़रत और संघर्ष तेज़ी से बढ़े, और साथ ही मनोविकार भी बढ़े। राष्ट्रीयकृत कारखानों में काम कम हो गया। कुल मिलाकर परिणाम इतने भयावह थे कि सरकार को अपनी नीति बदलने के लिए मजबूर होना पड़ा। "पानी का गिलास" सिद्धांत के प्रचार को प्रतिक्रान्तिकारी घोषित किया गया, और विवाहपूर्व शुद्धता और विवाह की पवित्रता के आधिकारिक महिमामंडन ने इसकी जगह ले ली । 1945 से गर्भपात पर प्रतिबंध लगा दिया गया था, सिवाय माँ के स्वास्थ्य या इसी तरह के विचारों से जुड़ी असाधारण स्थितियों में। तलाक की स्वतंत्रता को मौलिक रूप से सीमित कर दिया गया; 14 जुलाई 1944 के आदेश द्वारा, अधिकांश नागरिकों के लिए इसे असंभव बना दिया गया।

अब तक चक्र पूरा हो चुका है, और सेक्स के इस अत्यधिक कठोर दमन में थोड़ी सी ढील इसे सामान्य बना रही है। सोवियत रूस में आज पश्चिमी देशों की तुलना में अधिक एकपत्नीत्व, स्थिर और विक्टोरियन परिवार और वैवाहिक जीवन है। यह देखते हुए कि पूरा चक्र एक ही शासन के तहत हुआ, यह प्रयोग अत्यधिक जानकारीपूर्ण है। यह स्पष्ट रूप से असीमित संभोग स्वतंत्रता के विनाशकारी परिणामों को दर्शाता है, विशेष रूप से रचनात्मक विकास के संबंध में । 1918 से 1926 की अवधि में, जब उस स्वतंत्रता को बढ़ावा दिया गया था, सोवियत सरकार विनाशकारी कार्यों में व्यस्त थी, और कैद रूसी राष्ट्र सकारात्मक पुनर्गठन या रचनात्मक सांस्कृतिक विकास के कार्य में बहुत कुछ हासिल करने में असमर्थ था। 1930 के बाद, जब सेक्स स्वतंत्रता पर अंकुश लगाने का कार्य अनिवार्य रूप से पूरा हो

गया, तो सरकार की विनाशकारी गतिविधियाँ कम होने लगीं, और इसके रचनात्मक कार्यों ने गति पकड़ी।

औद्योगीकरण और आर्थिक विकास, सशस्त्र बलों का निर्माण, स्कूल, अस्पताल और शोध संस्थानों का तेजी से विकास, भौतिक और यहां तक कि सामाजिक विज्ञान और मानविकी को बढ़ावा देने के लिए किए गए प्रयास लगातार सफल होते गए। इसके बाद ललित कला और साहित्य का पुनर्जागरण हुआ, धर्म के पिछले उत्पीड़न में उल्लेखनीय कमी आई और रूस के महान राष्ट्रीय मूल्यों की बहाली और महिमा हुई, जिन्हें पिछली अवधि में कम्युनिस्ट शासन द्वारा बदनाम किया गया था।[142]

नैतिकता की आवश्यकता

संतान की प्राप्ति करते समय बहुत सावधानी बरतनी चाहिए और यह सोचना चाहिए कि क्या सही है। कभी-कभी लोग इस बारे में पर्याप्त नहीं सोचते कि दुनिया में आने वाले बच्चों के लिए क्या सबसे अच्छा है। यह अध्याय सुझाव देता है कि लोगों को बच्चे पैदा करते समय अधिक सावधान और नियंत्रण रखने की आवश्यकता है, अपने बच्चों के भविष्य को सबसे पहले रखना चाहिए। गर्भधारण से बहुत पहले एक अनिवार्य सुजननिक प्रक्रिया है जिसमें माता-पिता का बच्चे के प्रति समर्पण आवश्यक है।

अधिकांश माता-पिता अपने बच्चे के जन्म के बाद उसकी भलाई के लिए कोई भी त्याग, कोई भी बलिदान करने के लिए तैयार रहते हैं। लेकिन उसके सर्वोत्तम संभव कल्याण के लिए संभावित माता-पिता - और इसका मतलब है सभी युवा — अपने शरीर को ऐसी स्थिति में रखने के लिए तैयार रहना चाहिए कि जन्मपूर्व विकास के लिए दोषरहित बीज और उत्तम मिट्टी उपलब्ध हो। हालांकि, लगभग एक नियम के रूप में प्रजनन अंगों के दुरुपयोग से बीज में पुरुष का योगदान कमजोर हो गया है, और अक्सर वंशानुगत बीमारी से संक्रमित हो गया है। और जहां अतीत में कम से कम मिट्टी - माँ का शरीर - भ्रूण को उचित अवसर प्रदान करती थी, यह कारक भी अधिक से अधिक खराब होने के लिए उजागर हो रहा है। ऐसा लगता है कि मानव जाति जानबूझकर एक और अधिक दयनीय संतान के पशुवत माता-पिता में बदल रही है।

बच्चे के गर्भधान के लिए इस्तेमाल किए जाने से पहले यौन क्रिया के साथ कोई भी छेड़छाड़, बीज और मिट्टी की शुद्धता को खतरे में डालती है। इस संबंध में संकीर्णता विशेष रूप से घातक है, क्योंकि यौन क्रिया की अंतरंगता में प्रत्येक साथी दूसरे पर एक स्थायी छाप

छोड़ता है। इन छापों के निशान बाद के भागीदारों तक और अंततः पति-पत्नी तक पहुँचते हैं। इसका भौतिक प्रमाण इस "स्वीकृत तथ्य" में निहित है कि एक श्वेत महिला के लिए, जब वह अन्य नस्लों की यौन तरंगों से प्रभावित हो जाती है, तो श्वेत नस्ल के पुरुष के साथ मिलकर भी श्वेत संतान को जन्म देना असंभव होता है ।

इसी तरह भावी पिता अपने साथ हर उस महिला के मिश्रित, आम तौर पर प्रदूषित प्रभाव लाता है जिसके साथ उसने यौन संबंध बनाए हैं । और ये प्रभाव न केवल शारीरिक संरचना को प्रभावित करते हैं; वे अपने प्रभाव में बहुत दूर तक पहुंचते हैं, क्योंकि "सेक्स व्यापार में अनैतिकता आत्मा के सार को दूषित करती है।" इसलिए दोनों भावी माता-पिता का इच्छित प्रजनन के लिए एक साथ आने तक अखंड कौमार्य एक अनिवार्य सुजनन आवश्यकता है ।

प्रजनन क्रिया के दौरान प्रबल वासना से बचना संतान के इच्छुक माता-पिता की यौन शुद्धता कम महत्वपूर्ण नहीं है । क्योंकि "कामुक वासनाएँ ... कामाग्नि में गर्भाधान के माध्यम से संचारित होती हैं। दो शरीरों का मिलन ... अश्लील इंद्रिय सुख से दूषित नहीं होना चाहिए, यदि आत्माओं का शक्तिशाली संबंध इसे उनके अजन्मे बच्चे के लिए एक आदर्श आह्वान का चरित्र प्रदान करता है।" इस प्रकार एक उच्च विकसित आत्मा को आकर्षित किया जा सकता है।[143]

परमहंस योगानंद जैसी उच्च विकसित आत्मा भी आत्म-संयमित माता-पिता द्वारा आकर्षित हो सकती है। परमहंस योगानंद अपनी पुस्तक "एक योगी की आत्मकथा," में लिखते हैं, अपने शुरुआती दिनों में विवाहित जीवन के दौरान, मेरे माता-पिता बनारस के महान गुरु लाहिड़ी महाशय के शिष्य बन गए। इस संगति ने पिताजी के स्वाभाविक तपस्वी स्वभाव को और मजबूत किया। माँ ने एक बार मेरी सबसे बड़ी बहन रोमा से एक उल्लेखनीय स्वीकारोक्ति की: "तुम्हारे पिताजी और मैं पति-पत्नी के रूप में साल में केवल एक बार, संतान प्राप्ति के उद्देश्य से, एक साथ सोते हैं।[144]

आत्मसंयमी माता-पिता द्वारा न केवल आध्यात्मिक आत्माएं आकर्षित की जा सकती हैं, बल्कि रचनात्मक प्रतिभाएं, दार्शनिक, वैज्ञानिक, विचारक, कलाकार और लेखक भी आत्मसंयमी समाज में जन्म ले सकते हैं।

आइए जानें कि छठी शताब्दी ईसा पूर्व के उत्तरार्ध से पहले ग्रीस में यौन जीवन को नियंत्रित करने के लिए एक सख्त नियम था, जो अविभाज्य विवाह तक ही सीमित था। सभी अपराधियों को दंडित किया जाता था, अक्सर परिवार और भूमि से बाहर निकाल दिया जाता

था। हालाँकि, उस सदी के अंत में, कानूनी और तथ्यात्मक प्रतिबंधों में थोड़ी ढील ध्यान देने योग्य हो गई, और पाँचवीं और चौथी शताब्दी ईसा पूर्व के पहले भाग के दौरान, यह स्वतंत्रता यौन अराजकता में बदले बिना बढ़ती रही। ये वही शताब्दियाँ हैं जो कई क्षेत्रों में रचनात्मकता के विस्फोट से चिह्नित हैं।

यह दर्शनशास्त्र में सुकरात, प्लेटो और अरस्तू का ग्रीस है (This is the Greece of Socrates, Plato, and Aristotle in philosophy) ; चित्रकला में पॉलीक्लेटस और पॉलीग्नोटस का; वास्तुकला और मूर्तिकला में फेडियास, प्रैक्सिटेल्स और स्कोपस का; साहित्य में पिंडर, एस्चिलस, सोफिकल्स, युरिपिडीज़ और एरिस्टोफेन्स का; संगीत में टेरपेन्डर, साइमोनाइड्स ऑफ़ क्लोस, एगाथोक्लीज़, मेलानिपिडीज़ द ओल्डर, फ्रीनिस, बैकिलिड्स का ग्रीस है। (Polycletus and Polygnotus in painting; of Pheidias, Praxiteles and Scopas in architecture and sculpture; of Pindar, Aeschylus, Sophicles, Euripides, and Aristophanes in literature; Terpander, Simonides of Klos, Agathocles, Melanippides the Older, Phrynis, Bacchilides in music) | इसी अवधि में यूनानियों द्वारा सबसे अधिक वैज्ञानिक खोज और तकनीकी आविष्कार किए गए, (आठवीं और सातवीं शताब्दी में 6 और 3; छठी, पाँचवीं और चौथी शताब्दी में 26, 39, 52; छठी, पाँचवीं और चौथी शताब्दी में 42, 14, 12 | तीसरी, दूसरी और पहली शताब्दी ई.पू.) अंततः, इसी अवधि में ग्रीस अपनी राजनीतिक रचनात्मकता और प्रभाव के शिखर पर पहुंच गया।[145]

यौन स्वतंत्रता चौथी शताब्दी ईसा पूर्व के उत्तरार्ध से शुरू होकर, तेजी से अराजकता की ओर बढ़ती है; और तीसरी, दूसरी और पहली शताब्दी ईसा पूर्व के दौरान, यह पूरे हेलेनिस्टिक दुनिया (Hellenistic world) में फैल जाती है। इसी अवधि में सभी सांस्कृतिक क्षेत्रों में ग्रीक रचनात्मक प्रतिभा का तेजी से पतन हुआ, साथ ही जनसंख्या में कमी, मनोबल में गिरावट और राजनीतिक स्वतंत्रता का नुकसान हुआ। रोम में भी कुछ ऐसा ही चक्र चला।[146]

प्रेम और आगे की सोच की भूमिका

यहां तक कि जब माता-पिता एक-दूसरे से प्यार करते हैं, तब भी बच्चे पैदा करने के बारे में हमेशा उतना ध्यान नहीं दिया जाता जितना कि होना चाहिए। लेकिन यह अध्याय कहता है कि अच्छे माता-पिता को इस बारे में बहुत सोचना चाहिए कि उनके बच्चे किस तरह के होंगे। यह सिर्फ़ प्यार करने के बारे में नहीं है; यह उन बच्चों के लिए एक प्यार भरा चुनाव करने के बारे में है जिन्हें वे दुनिया में ला सकते हैं।

रोमांस से परे सुजननिकी (Eugenics beyond Romance)

प्यार बहुत बढ़िया है, लेकिन स्वस्थ और प्रसन्न बच्चे पैदा करने के लिए, यह एकमात्र चीज़ नहीं है जो मायने रखती है। यह अध्याय हमें बताता है कि भले ही कोई बड़ी प्रेम कहानी न हो, फिर भी लोग स्वस्थ बच्चे पैदा कर सकते हैं। मुख्य बात यह है कि माता-पिता को अपने भविष्य के बच्चों के प्रति समर्पण होना चाहिए और बच्चे पैदा करने से पहले खुद की अच्छी देखभाल करनी चाहिए।

स्वस्थ शिशु पाने के लिए महत्वपूर्ण नियम

जब तक आप तैयार न हों, तब तक शुद्ध बने रहें: बच्चे पैदा करने की प्रक्रिया में संलग्न होने से पहले तब तक प्रतीक्षा करें जब तक आप बच्चे पैदा करने के लिए तैयार न हो जाएं। यह सब कुछ शुद्ध और सुरक्षित रखने में मदद करता है।

बच्चे पैदा करने से पहले शुद्ध रहें: बच्चे पैदा करने से पहले बहुत से अलग-अलग लोगों के साथ न घूमें। यह न केवल आपके शरीर पर बल्कि आपकी आत्मा पर भी एक स्थायी छाप छोड़ सकता है। इंतज़ार करना और मानसिक और शारीरिक रूप से शुद्ध रहना महत्वपूर्ण है।

गर्भावस्था और स्तनपान के दौरान गले मिलना और चूमना मना है: गर्भावस्था के दौरान और बच्चे को दूध पिलाते समय माता-पिता को एक-दूसरे के बहुत करीब आने से बचना चाहिए। यह सभी के लिए बेहतर है, और इससे शिशुओं को स्वस्थ रहने में मदद मिलती है।

तब तक प्रतीक्षा करें जब तक बच्चा दूध पीना बंद न कर दे: माता-पिता को तब तक इंतज़ार करना चाहिए जब तक बच्चा दूध पीना बंद न कर दे। ऐसा इसलिए है क्योंकि शरीर प्रोलैक्टिन (Prolactin) नामक एक पदार्थ बनाता है जो दूध बनाने में मदद करता है लेकिन यह भी बताता है कि हमें और बच्चे पैदा करने से पहले इंतजार करना होगा।

तीव्र भावनाओं से बचना: जब बच्चे पैदा होते हैं तो उस खास पल को भावनाओं के कारण बर्बाद न होने दें। प्यार को शुद्ध रखें और बच्चे पैदा करने की प्रक्रिया के दौरान चीजों को बहुत ज़्यादा तीव्र न होने दें। ध्यान सिर्फ़ शारीरिक इच्छाओं पर नहीं, बल्कि गहरे संबंध पर होना चाहिए।

हमारे बच्चे स्वस्थ और प्रसन्न रहें इस सुनिश्चित करने की यात्रा में ब्रह्मचर्य को सुजननिकी (Eugenics) के साथ जोड़ना एक बुद्धिमानी भरा रास्ता अपनाने जैसा है। यह बच्चों को जन्म देने के मामले में और देखभाल करने के बारे में होशियार कदम है। जैसे-जैसे दुनिया बदलती है, भविष्य में लोग पीछे मुढ़कर देख सकते हैं और देख सकते हैं कि हमने दुनिया में नए जीवन लाने में अधिक विचारशील और उद्देश्यपूर्ण होना सीखा है। [147]

अध्याय 22

चक्र - मानव शरीर की गुप्त शक्ति

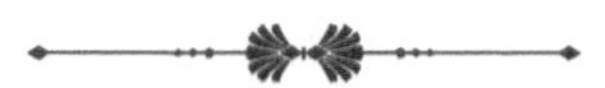

इस अध्याय में, हम महत्वपूर्ण द्रव के संरक्षण , उसके आकर्षक क्षेत्र और मानव शरीर के भीतर ऊर्जा केंद्रों पर इसके गहन प्रभाव के बारे में जानेंगे, जिन्हें चक्र के रूप में जाना जाता है। जैसे-जैसे हम इस अन्वेषण पर आगे बढ़ते हैं, यह स्पष्ट हो जाता है कि वीर्य को संरक्षित करने का कार्य एक शारीरिक अभ्यास से परे है; यह महत्वपूर्ण ऊर्जा, प्राण के रूप में जानी जाने वाली जीवन शक्ति को बचाने का एक मार्ग है। इस पुस्तक का अगला भाग , प्राण और हमारे शरीर पर चक्रों के रूप में जाने जाने वाले विशिष्ट बिंदुओं के बीच जटिल संबंध को उजागर करेगा।

रीढ़ की हड्डी के साथ संरेखित ये चक्र, महत्वपूर्ण ऊर्जा के प्रवाह के लिए प्रवेश द्वार के रूप में कार्य करते हैं। मानव शरीर में ऐसे सात चक्र हैं। शक्ति कही जाने वाली यह संग्रहीत ऊर्जा ऊपर उठती है, यह ब्रह्मांडीय ऊर्जा को सिर की ओर स्थानांतरित करना शुरू कर देती है, जो कुंडलिनी के रूप में जानी जाती है। इस अध्याय में, हम चक्र और प्राण की गतिशीलता को गहराई से अवलोकन करेंगे एवं ब्रह्मचर्य जीवनशैली में उनके महत्व को समझेंगे।

संस्कृत से लिया गया शब्द "चक्र" का अर्थ है "डिस्क" या "पहिया", जो भीतर घूमते ऊर्जा केंद्रों का प्रतीक है। सर्वोत्तम कामकाज के लिए, इन चक्रों को सक्रिय और संतुलित होना चाहिए। कोई भी असंतुलन या रुकावट भावनात्मक या शारीरिक लक्षण के रूप में प्रकट हो सकती है, जो सिर की ओर बढ़ने के लिए आवश्यक आरक्षित महत्वपूर्ण ऊर्जा की कमी को दर्शाती है। इस अध्याय में चर्चा की गई तथ्यों का उद्देश्य इन चक्रों को खोलना और ब्रह्मचर्य जीवनशैली को उसके वास्तविक सार में अपनाना है।

आपकी रीढ़ की हड्डी सात प्रमुख चक्रों से सुसज्जित है, जो आपकी खोपड़ी के आधार से लेकर शीर्ष तक फैले हुए हैं, हालांकि कुछ विशेषज्ञ शरीर में कम से कम 114 अलग-अलग

चक्रों की उपस्थिति का सुझाव देते हैं। इस अध्याय में सात मुख्य चक्रों की विशेषता और महत्व के बारे में मैंने बात की है |

7 मुख्य चक्र कौन से हैं?

1. **मूल - मूलाधार चक्र (लाल रंग):** मूलाधार चक्र आपकी रीढ़ की हड्डी के आधार पर स्थित है। यह आपको जीवन के लिए एक आधार या नींव प्रदान करता है, और यह आपको जमीन पर टिके रहने और चुनौतियों का सामना करने में सक्षम महसूस करने में मदद करता है। मूलाधार चक्र आपकी सुरक्षा और स्थिरता की भावना के लिए जिम्मेदार है।

2. **त्रिक - स्वाधिष्ठान चक्र (नारंगी रंग):** स्वाधिष्ठान चक्र आपके नाभि के ठीक नीचे स्थित है। यह चक्र आपकी यौन और रचनात्मक ऊर्जा के लिए जिम्मेदार है। यह इस बात से भी जुड़ा है कि आप अपनी भावनाओं के साथ-साथ दूसरों की भावनाओं से कैसे संबंधित हैं।

3. **सौर जाल - मणिपुर चक्र (पीला रंग):** सौर जाल चक्र, या मणिपुर, आपके पेट/नाभि क्षेत्र में स्थित है। यह आत्मविश्वास और आत्मसम्मान के लिए जिम्मेदार है और आपको अपने जीवन पर नियंत्रण महसूस करने में मदद करता है।

4. **हृदय - अनाहत चक्र (हरा रंग):** हृदय चक्र, या अनाहत, आपके हृदय के पास, आपकी छाती के केंद्र में स्थित होता है। जैसा कि अपेक्षित है, हृदय चक्र हमारे प्रेम और करुणा दिखाने की क्षमता से संबंधित होता है।

5. **गला - विशुद्ध चक्र (नीला रंग):** गले का चक्र, या विशुद्ध, आपके गले में स्थित होता है। यह चक्र मौखिक रूप से संवाद करने की हमारी क्षमता से संबंधित है।

6. **तीसरी आँख - आज्ञा चक्र (जामुनी रंग):** तीसरा नेत्र चक्र, या आज्ञा, आपकी आंखों के बीच में स्थित होता है। आप इस चक्र को अपनी मजबूत अंतर्दृष्टि के लिए धन्यवाद दे सकते हैं। इसका कारण यह है कि तीसरा नेत्र चक्र अंतर्ज्ञान के लिए जिम्मेदार होता है। यह कल्पना शक्ति से भी जुड़ा होता है।

7. **क्राउन - सहस्रार चक्र (बैंगनी या सफेद रंग):** सहस्रार चक्र आपके सिर के शीर्ष पर स्थित होता है। आपका सहस्रार आपकी आत्मा, दूसरों और ब्रह्मांड के साथ आपके

आध्यात्मिक संबंध का प्रतिनिधित्व करता है। यह आपके जीवन के उद्देश्य में भी भूमिका निभाता है।

इसके अतिरिक्त, यह अध्याय कुंडलिनी की अवधारणा की खोज करता है, जिसका उद्देश्य मस्तिष्क की कार्यप्रणाली की आधुनिक चिकित्सा समझ के साथ पारंपरिक सिद्धांतों का सामंजस्य स्थापित करना है। इस यात्रा में एक समीक्षा शामिल है। कुंडलिनी के बारे में प्राचीन अवधारणाओं की एक श्रृंखला, जो व्यावहारिक प्रयोगों के माध्यम से सदियों से आकार लेती रही है, इस गहन घटना के बारे में अंतर्दृष्टि प्रदान करती है।

कुंडलिनी क्या है ?

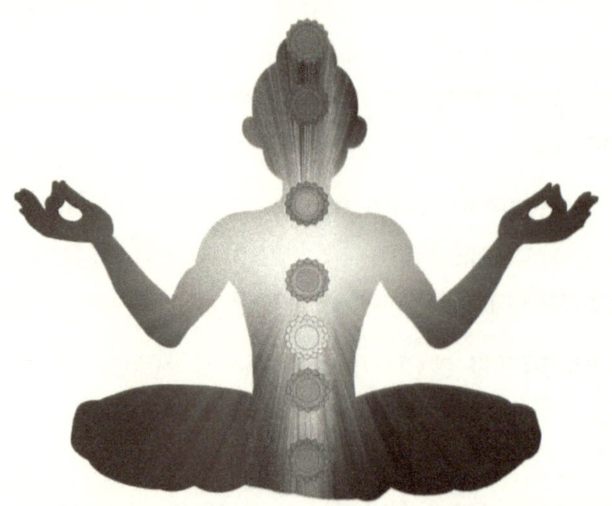

आइए हम अपने मस्तिष्क के काम करने के तरीके के बारे में कुछ जानते हैं, उसकी तुलना कुंडलिनी के प्राचीन विचारों से करके यह पता लगाते हैं कि यह क्या है । लोगों ने कुंडलिनी के बारे में लंबे समय तक, लगभग हज़ारों सालों तक सोचा है । उन्होंने इसे समझने के लिए कई तरह की कोशिशें की, और इसी से हमारे पास आज जो विचार हैं, वे सामने आए ।

प्राण और कुण्डलिनी विज्ञान

प्राचीन गुप्त प्रणालियों का कहना है कि हमारे शरीर में बुद्धिमान, जीवन देने वाली चीजें भरी हुई हैं। भारत में, इसे प्राण कहते हैं, चीन में, इसे ची कहते हैं, और विल्हेम रीच ने इसे ऑर्गोन नाम

दिया। पूरे इतिहास में अलग-अलग समूहों के अपने-अपने नाम थे। यह चीज हमारे गैर-भौतिक, आध्यात्मिक पक्ष को हमारे शरीर से जोड़ती है, जहाँ हम जागरूक महसूस करते हैं। जीवन को ऊर्जा की आवश्यकता है, है न? तो, यह कहाँ से आती है? इसे सृष्टि के स्थिर और गतिशील दोनों भागों के रूप में सोचें, जैसा कि आर्थर एवलॉन ने समझाया था। बड़े चित्र के दृष्टिकोण से, स्थिर भाग सार्वभौमिक चेतना है, जिसे परमात्मा या शिव कहा जाता है। गतिशील भाग हमारी भौतिक दुनिया को बनाने वाली पहली, रचनात्मक ऊर्जा है, जिसे शक्ति के रूप में जाना जाता है।

अब, मनुष्यों में, जो पूरे ब्रह्मांड के छोटे संस्करण की तरह हैं, शिव और शक्ति हमारी सीमित मानवीय जागरूकता (जीवात्मा) और जीवन ऊर्जा (प्राण) बन जाते हैं। कुंडलिनी उस बड़ी ब्रह्मांडीय शक्ति का हमारा व्यक्तिगत संस्करण है जो ब्रह्मांड को बनाती और चलाती है।

जब हमारी व्यक्तिगत शक्ति, हमारी अपनी चेतना (जीवात्मा) के रूप में कार्य करते हुए, सर्वोच्च शिव की चेतना से जुड़ती है, तो हमारी दुनिया जिसे हम जानते हैं, गायब हो जाती है, और हम मुक्ति प्राप्त करते हैं। अब, प्राण बहुत विलक्षण और रचनात्मक है।

हम इसकी रचनात्मकता के उदाहरण के रूप में मानव प्रजनन को ले सकते हैं । यह आश्चर्यजनक है कि कैसे एक छोटा सा निषेचित अंडा मात्र नौ महीनों में एक पूर्ण विकसित मानव में बदल जाता है - जब आप करीब से देखते हैं तो यह वास्तव में एक चमत्कार है। हमारे शरीर में पाँच प्रकार के प्राण होते हैं - प्राण, अपान, उदान, समान और व्यान। ऐसा लगता है कि ये अलग-अलग भूमिकाएँ हैं जो ऊर्जा साँस लेने, पाचन, परिसंचरण और हमारे शरीर को स्वस्थ रखने जैसे कामों के लिए निभाती है।

यह प्राण कहाँ स्थित है?

प्राण का स्थान निश्चित करना कठिन है, क्योंकि यह बहुत सूक्ष्म है। अभी तक कोई भी प्रयोग इसे मापने या इसकी प्रकृति को पूरी तरह से समझने में सक्षम नहीं है। प्राण के दो पहलू हैं । एक है व्यक्तिगत प्राण, जो प्रत्येक व्यक्ति की जीवन-शक्ति ऊर्जा है। दूसरा है सार्वभौमिक प्राण, जो पदार्थ के ऊर्जा क्षेत्रों से लेकर आकाशगंगाओं तक पूरी सृष्टि में व्याप्त है। हम सभी जानते हैं कि ऊर्जा को न तो बनाया जा सकता है और न ही नष्ट किया जा सकता है (ऊर्जा संरक्षण का नियम)। प्राण इस ऊर्जा का नाम है, जो ब्रह्मांड में प्रचुर मात्रा में है। हमारे शरीर में, प्राण हर कोशिका में मौजूद है, जो इसे कार्य करने में सक्षम बनाता है। इस सार का मोटा

रूप शरीर की कोशिकाओं और ऊतकों से निकाला जाता है और परिवर्तन के माध्यम से, बायोएनर्जी में परिवर्तित हो जाता है, जो मस्तिष्क और तंत्रिका तंत्र को शक्ति प्रदान करता है।

यह ऊर्जा शुक्र (वीर्य) के रूप में संग्रहित होती है। आइए इस अवधारणा को स्पष्ट करें। वीर्य मूलाधार चक्र (नीचे का चक्र) में संचित होता है। यह चक्र आगे की प्रक्रियाओं में भूमिका निभाता है। जब कोई वीर्य को संरक्षित करता है और ब्रह्मचर्य का पालन करता है, तो यह वीर्य (प्राण ऊर्जा, कुंडलिनी) ऊपर की ओर प्रवाहित होता है और धीरे-धीरे अगले चक्र तक पहुँचने पर यह नए चक्रों को सक्रिय करता है और सहस्रार चक्र (क्राउन चक्र) तक पहुँचता है। प्राण ऊर्जा का दो-तरफ़ा प्रवाह होता है। एक योगी जानता है कि उसे किस चक्र में कब इस ऊर्जा की आवश्यकता है। जब शरीर में यौन इच्छा होती है, तो यह ऊर्जा अपने आप नीचे की ओर जाती है।

यह कुंडलिनी जागरण का चक्र है। यह सबसे शक्तिशाली प्रक्रिया है जिसे कोई भी व्यक्ति अपने जीवनकाल में अनुभव कर सकता है। वैदिक संस्कृति में, छात्र अपनी पढ़ाई के दौरान 13 से 25 वर्ष की आयु तक ब्रह्मचर्य का पालन करते थे। इसलिए उस समय कुंडलिनी को जागृत करना आम बात थी। लेकिन अब, उस लंबे और शुद्ध ब्रह्मचर्य को बनाए रखना बहुत मुश्किल है।

शुद्ध ब्रह्मचर्य क्या है?

जब हम इस प्रदूषित वातावरण में रहते हैं, तो यह भी महत्वपूर्ण है कि हमारी महत्वपूर्ण ऊर्जा जो ऊपर की ओर जाती है, वह शुद्ध हो। आपकी महत्वपूर्ण ऊर्जा की गुणवत्ता और मात्रा आपके कुंडलिनी जागरण की गुणवत्ता को प्रभावित करती है।

यदि कोई शरीर पर बल प्रयोग करके या अशुद्ध ऊर्जा से कुंडलिनी जागृत करता है तो क्या होगा?

जब कोई व्यक्ति अशुद्ध उद्देश्यों से बलपूर्वक केवल ऊर्जा और व्यक्तिगत लाभ के लिए कुंडलिनी को उसकी उच्च अवस्था में जागृत करने का प्रयास करता है, पहली बात अशुद्ध ऊर्जा या इरादे से कुंडलिनी को जागृत करना बहुत कठिन होता है। लेकिन अगर कोई ऐसा करता है, तो उसे अच्छे जीवन का आनंद नहीं मिलेगा। वह अपने शरीर में इस परिवर्तन से दुखी और असंतुष्ट रहेगा। उसका मनोवैज्ञानिक संतुलन बिगड़ जाएगा, जिससे पागलपन हो सकता है। कुंडलिनी पहले सहस्रार में लंबे समय तक नहीं रहती है। ये अवधि योगी के

अभ्यास की तीव्रता पर निर्भर करती है। फिर कुंडलिनी के वापस लौटने की एक स्वाभाविक प्रवृत्ति (संस्कार) होती है। योगी इसे लंबे समय तक ऊपर रखने के लिए अपना पूरा प्रयास करेगा। वह ऐसा बार-बार करता है ताकि यह स्थायी रूप से वहीं स्थिर हो सके। इसलिए, कुंडलिनी एक द्विध्रुवीय घटना (Bipolar phenomenon) है, जिसमें रीढ़ की हड्डी के आधार पर ऊर्जा केंद्र और रीढ़ की हड्डी के शीर्ष पर मस्तिष्क में चेतन केंद्र दो ध्रुवों (Poles) के रूप में होते हैं ।

ब्रह्म-रंध्र क्या है?

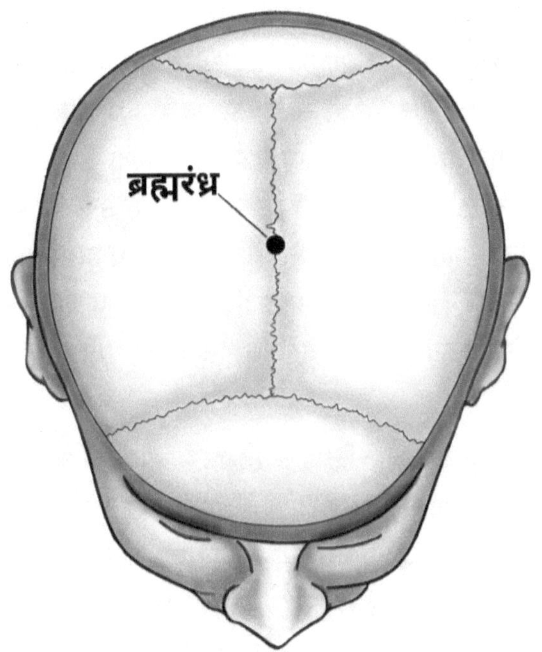

आप चक्र और कुंडलिनी जागरण की अवधारणाओं से परिचित हैं। लेकिन क्या आप जानते हैं कि उनके परे क्या है ? अगर हम अपनी कुंडलिनी ऊर्जा को उसके उच्चतम स्तर तक बढ़ा दें तो क्या होगा ? अगर हम अपने सहस्रार (क्राउन चक्र) को सक्रिय कर दें तो क्या होगा ? यह ऊर्जा ब्रह्म-रंध्र तक पहुँच जाएगी। यह मस्तिष्क में एक केंद्र है जिसका उल्लेख कुछ प्राचीन पूर्वी भारतीय गूढ़ ग्रंथों में ब्रह्म-रंध्र या 'ब्रह्मा के कक्ष' के रूप में किया गया है।

गोपी कृष्ण के अनुसार, यह केंद्र उन सभी उच्च मानसिक क्षमताओं का स्रोत है जो कुंडलिनी जागरण के कारण चेतना के विस्तार से संबंधित हैं । यह कहाँ स्थित है ? यह वह बिंदु है जहाँ रीढ़ की हड्डी से नहर मस्तिष्क के निलय से मिलती है। यह स्थान और इसके आस-पास के स्थान मस्तिष्कमेरु द्रव से भरे हुए हैं, जिसके बारे में कहा जाता है कि यह रक्त से प्राप्त होता है और रक्तरस (Plasma) के समान होता है।[148]

ब्रह्म-रंध्र एक स्थिर बिंदु है जिसे बनाए रखना मुश्किल है, लेकिन जब ब्रह्म-रंध्र में ऊर्जा अधिक होती है, तो इसे सामान्य स्थिति में वापस लाना बहुत मुश्किल होता है। जननांगों के पास मूल तंत्र (Basic mechanism) और मस्तिष्क में ब्रह-रंध्र के बीच एक सीधा और तत्काल संबंध है। एक की उत्तेजना दूसरे को भी प्रभावित करती है। ध्यान, जो गहन एकाग्रता का एक रूप है, लगभग सभी आध्यात्मिक प्रथाओं में इतना महत्वपूर्ण है, शायद इसके कारण मस्तिष्क में इस केंद्र पर इसका सक्रिय प्रभाव है । योग का सार एकाग्रता है, और अंतिम तीन चरण, धारणा, ध्यान और समाधि, बढ़ती तीव्रता के तीन स्तर हैं। अंतिम चरण में, समाधि, अभ्यासी इतना गहराई से ध्यान केंद्रित करते हैं कि उन्हें किसी भी बाहरी उत्तेजना का अहसास नहीं होता। एकाग्रता और मस्तिष्क के बीच संबंध इस तथ्य से और भी पुष्ट होता है कि बहुत से लोग जिन्हें तीव्र कुंडलिनी गतिविधि के दौरान परेशानी होती है, वे मानसिक परेशानी का स्तर और उनके द्वारा की जाने वाली एकाग्रता की मात्रा के बीच सीधा संबंध बताते हैं।

अगर यह सच है कि कुंडलिनी क्रिया के दौरान मस्तिष्क में जाने वाली ऊर्जा ज़्यादातर यौन अंगों से आती है, तो शारीरिक उद्देश्यों के लिए इस ऊर्जा का कोई भी उपयोग चेतन केंद्र को शक्ति प्रदान करने के लिए उपलब्ध आपूर्ति को भी कम कर देगा। दिलचस्प बात यह है कि कुंडलिनी जागरण के कई मामलों में यौन इच्छा का आंशिक या पूर्ण नुकसान होने की सूचना मिली है। ब्रह्मरंध्र के इस विज्ञान को आपको बताने का उद्देश्य आपको दुखी या खिन्न महसूस कराना नहीं है कि आपने इस विज्ञान को जाने बिना बहुत समय बिताया है। मुख्य लक्ष्य आपको ब्रह्मचर्य के अद्त लाभ से अवगत कराना है। जब कोई व्यक्ति अपनी जीवनशैली में ध्यान करना शुरू करता है, तो वह एक अलौकिक मानव का जीवन जीने लगता है। जब आपकी अधिकतम ऊर्जा ब्रह्मरंध्र में होती है, तो आप सार्वभौमिक ब्रह्मांडीय ऊर्जा से जुड़ जाते हैं। इस प्रक्रिया को कृत्रिम न बनाएँ। जीवन में उद्देश्य खोजने का सबसे अच्छा तरीका यही है। इस प्रक्रिया को स्वाभाविक बनाएँ ताकि ऐसा होने के बाद आपको कोई मानसिक समस्या न हो।[149]

ब्रह्मचर्य के लिए मिरर न्यूरॉन सिद्धांत को जानना आवश्यक है

ब्रह्मचर्य के बारे में हम पहले ही काफी कुछ जान चुके हैं, लेकिन कुछ लोग इस मार्ग को छोड़कर फिर से यौन जीवन क्यों अपना लेते हैं ? इसका मुख्य कारण यह है कि उन्हें अपनी आत्मा में कुछ आंतरिक असुविधा या खालीपन, एकाकीपन महसूस होता है और उन्हें लगता है कि ब्रह्मचर्य उनके लिए उपयुक्त नहीं है, इसलिए वे इसे छोड़ देते हैं। एक और महत्वपूर्ण कारण आदतों के विज्ञान से जुड़ा है।

इससे पहले कि हम जानें कि आदतें कैसे बनती हैं, आइए समझते हैं कि शरीर और मस्तिष्क कैसे काम करते हैं । मस्तिष्क तंत्रिका कोशिकाओं (Nerve cells) से भरा होता है, जो इसे बहुत तेज़ बनाते हैं। कई वैज्ञानिकों ने दिखाया है कि मस्तिष्क उच्च गति से कार्य करने के लिए विद्युत संकेतों का उपयोग करता है। जब हम कोई कार्य करना चाहते हैं, तो हम सबसे पहले मस्तिष्क की नसों को संकेत भेजते हैं, जो फिर इसे शरीर और मस्तिष्क के भीतर भी पहुंचाते हैं।

डोनाल्ड हेब के अनुसार, मस्तिष्क जब एक ही कार्य को बार-बार करता है, तो एक नमूना (पैटर्न) बनाता है। प्रत्येक कार्य के लिए, मस्तिष्क के न्यूरॉन्स (Brain neuron) की एक विशिष्ट गतिविधि का नमूना होता है जो उस कार्य को पूरा करता है। जब हम कोई आदत शुरू करते हैं या बंद करते हैं, तो मस्तिष्क का नमूना बदल जाता है और नई स्थिति के अनुकूल हो जाता है। उदाहरण के लिए, यदि दो विकल्प हैं, एक शराब पीने का और दूसरा न पीने का, और हम शराब पीने की आदत बना लेते हैं, तो वह विकल्प अधिक प्रमुख और मजबूत हो जाएगा, और शराब न पीने का दूसरा विकल्प धीरे-धीरे फीका पड़ जाएगा और गायब हो जाएगा।

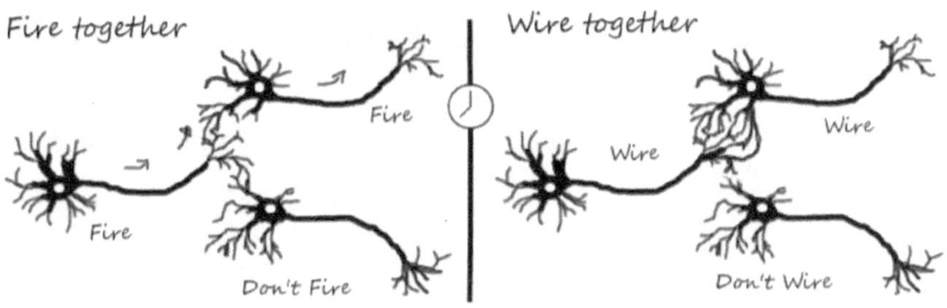

हेब का नियम कहता है कि "जो न्यूरॉन्स एक साथ सक्रिय होते हैं, वे एक साथ जुड़ जाते हैं।" (Neurons that fire together wire together)

मिरर न्यूरॉन सिद्धांत (Mirror Neuron Principle): यह सिद्धांत बताता है कि ब्रह्मचर्य के लिए केवल शारीरिक संयम ही पर्याप्त नहीं है, क्योंकि विचार भी न्यूरोनल गतिविधि (Neuronal activity) को प्रेरित कर सकते हैं । जब वैज्ञानिकों ने केले खाने वाले बंदरों के मस्तिष्क संकेतों का अवलोकन किया, तो उन्होंने पाया कि वही संकेत उन बंदरों में मौजूद थे जो सिर्फ़ दूसरे बंदर को केला खाते हुए देख रहे थे। इसका मतलब यह है कि जब हम सिर्फ़ यौन विचारों को देखते या सोचते हैं, तब भी हम ब्रह्मचर्य का उल्लंघन कर रहे होते हैं।

कौन ब्रह्मचर्य का पालन करने की इच्छा रखते हैं

1. **अज्ञानी:** उन्हें कोई ज्ञान नहीं है; वे खुद को सुधारना नहीं चाहते और दूसरों को ऐसा करने से रोकना नहीं चाहते। वे आलसी, अज्ञानी हैं और सोचते हैं कि वे जीवन के बारे में पहले से ही सही हैं।

2. **सुखवादी:** वे जीवन के दो विरोधाभासी सिद्धांतों का पालन करते हैं। वे ब्रह्मचर्य के लाभ का आनंद लेना चाहते हैं और साथ ही यौन भावनाओं में भी लिप्त होना चाहते हैं। इनमें नो-फैपर्स (No-Fappers) और वे लोग शामिल हैं जो शीघ्रपतन (Premature Ejaculation) या स्तंभन दोष (Erectile Dysfunction) का इलाज चाहते हैं।

3. **"सिद्धांत में माहिर" लेकिन "व्यावहारिक रूप से असफल":** उनके पास ज्ञान तो है लेकिन बुद्धि नहीं।

    वे अपनी मनचाही जीवनशैली नहीं जी पाते। वे ब्रह्मचर्य के लिए ज़रूरी सभी क्रियाएँ नहीं करते। इसका कारण हेब के नियम में निहित है। वे हस्तमैथुन और यौन इच्छाओं की अपनी आदतों को नहीं बदल पाते। उनके मस्तिष्क के न्यूरॉन्स इस तरह से स्थिर हो गए हैं कि वे विचलित हो जाते हैं और अपने पैटर्न को बदलने लगते हैं। लेकिन उन्हें नए पैटर्न का अभ्यास करके अपने मस्तिष्क सर्किट को बदलने की आवश्यकता है। वे महान मैथुन , गीले सपने (Wet dreams) और इच्छाओं के बारे में नहीं सोच सकते जबकि वे ब्रह्मचर्य जीवन जीना चाहते हैं । वे केवल एक गिलास में अधिक साफ पानी डालकर गंदे पानी को शुद्ध कर सकते हैं, जो अंततः पानी को साफ कर देगा;

इसी तरह, पुरानी आदतों को बदलने में समय लगता है और इसके लिए लगातार सकारात्मक सोच की आवश्यकता होती है।

4. **अलौकिक(The Superhuman):** वे जानते हैं और उनके पास मार्ग पर चलने का ज्ञान है। वे जीवन में सच्चे ब्रह्मचर्य का पालन कर रहे हैं। वे दूसरों को भी उनके जैसा बनने में मदद करते हैं। जब आप इस जीवनशैली का पालन करना शुरू करते हैं तो अन्य सभी शारीरिक समस्याएं ठीक हो जाती हैं। आपको इन समस्याओं के बारे में चिंता करने की ज़रूरत नहीं है। मस्तिष्क की गतिविधि के नए पैटर्न को मजबूत करने के लिए बस रोजाना अभ्यास करें। अगले अध्याय में, आप उन सभी अभ्यास को सीखेंगे जो मस्तिष्क को ब्रह्मचर्य के शुद्ध मार्ग पर मजबूती से स्थापित करने के लिए आवश्यक हैं ।

अध्याय 23

अलौकिक ब्रह्मचर्य जीवन शैली का अनुसरण कैसे करें

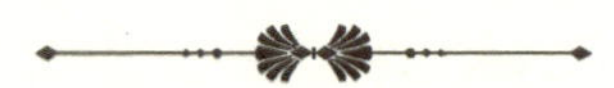

ब्रह्मचर्य के लाभ के बारे में जानने के बाद आप इसके नियमों में रुचि ले सकते हैं। ब्रह्मचर्य का अभ्यास करने के लिए, आपको कुछ दिशा-निर्देशों का पालन करना होगा जो आपको इसके लाभ प्राप्त करने में मदद करेंगे। यदि आप इन दिशा-निर्देशों का ईमानदारी से पालन करते हैं, तो आपको कोई संदेह या पछतावा नहीं होगा। इन दिशा-निर्देशों को बताने से पहले मैं आपको एक कहानी सुनाता हूँ।

एक आदमी नाव में सवार होकर जा रहा था। रास्ते में उसकी नाव कई बड़े-बड़े पत्थरों से टकरा गई। इन पत्थरों ने उसकी नाव में 25 छेद कर दिए। वह 24 छेदों को बंद करने में कामयाब रहा, लेकिन उसने एक छेद खुला छोड़ दिया। आखिरकार उसकी नाव नदी में डूब गई। क्यों ? क्योंकि नाव को डुबाने के लिए एक छेद ही काफी होता है।

इसी तरह ब्रह्मचर्य या वीर्य धारण में सफल होने के लिए आपको अपने जीवन में इन 25 नियमों का पालन करना होगा और आप अपने ब्रह्मचर्य में कभी असफल नहीं होंगे। यह मेरा विचार नहीं है, बल्कि ब्रह्मचर्य का पालन करने वाले महान विद्वानों का अनुभव है।

1. **दृढ़ निश्चय:** शास्त्र और बुद्धिमान पुरुषों के अनुसार, आत्मविश्वास से परिणाम प्राप्त होते हैं। इसीलिए आपको सोने से पहले और जागने पर, यह सोचना चाहिए कि "मुझमें साहस है", "मुझमें ईश्वर की शक्ति है", "मुझमें वीरता है", "मुझमें आत्मविश्वास है", और "मैं सब कुछ कर सकता हूँ"। भागवत गीता का श्लोक याद रखें - "संशयात्मा विनश्यति" जो लोग संदेह करते हैं वे बर्बाद हो जाते हैं, इसलिए हमेशा सकारात्मक सोचें।

2. **शुद्ध दृष्टि:** आपकी दृष्टि ही सभी समस्याओं का मूल है, इसलिए आपको अपनी दृष्टि को सही करना चाहिए और हर महिला को अपनी माँ या बहन के समान समझना चाहिए। अगर गलती से आपको उसका अंग दिख जाए तो उसे अपनी माँ के समान समझना चाहिए। जब भी आप किसी महिला से बात करें तो हमेशा अपनी नज़रें नीची रखें। अगर आप उसकी आँखों में देखकर उसके बारे में कल्पना करोगे तो आप अपना ब्रह्मचर्य या वीर्य खो दोगे। किसी महिला की तस्वीर देखकर उसके बारे में सोचना बंद करें।

3. **सादा जीवन उच्च विचार:** बहुत ज़्यादा फ़ैशन के पीछे मत भागो; यह तुम्हारे लिए अच्छा नहीं है । जब तुम अपने सामने बहुत सारे खाने की चीज देखते हो, तो तुम्हें झूठी भूख लगती है, और तुम तब भी खा लेते हो जब तुम्हें सच में भूख नहीं होती। इसलिए तुम्हें कामुक लोगों से दूर रहना चाहिए और अपने आस-पास के वातावरण को नियंत्रित करें और सादा जीवन जियें। अन्यथा, वासना आपको बेरहमी से नष्ट कर देगी।

4. **बुरी संगत से बचें:** बुद्धिमान लोग कहते हैं कि सांप के काटने से एक बार मौत होती है, लेकिन बुरी संगति से बार-बार मौत होती है। क्योंकि बुरी संगति से आप बुरी चीजें करेंगे, देखेंगे और सुनेंगे, और सबसे बुरी बात यह है कि आप वैसे ही बन जाएंगे। दुनिया में सभी बुरी चीजें बुरी संगति के कारण होती हैं। इसीलिए गोस्वामी तुलसीदास ने कहा, "मैं स्वर्ग में भी बुरे लोगों के साथ नहीं रहना पसंद करूंगा क्योंकि दुष्ट लोग स्वर्ग को नरक में बदल देंगे। मैं नरक में भी अच्छे लोगों के साथ रहना पसंद करूंगा क्योंकि बुद्धिमान लोगों की मौजूदगी और अच्छी संगति नरक को स्वर्ग बना देती है। इसका मतलब है कि विचार व्यक्ति के व्यक्तित्व और वातावरण को आकार देते हैं। इसलिए, अच्छी संगति वास्तविक ज्ञान विकसित करने के लिए बहुत महत्वपूर्ण है, जो सही कार्य, व्यवहार, और सही निर्णयों की ओर ले जाती है।

5. **नियमित रूप से धर्मग्रंथ पढ़ें:** आप सोच रहे होंगे कि हमें हमेशा सही संगति क्यों नहीं मिलती। हम इसके बारे में क्या कर सकते हैं? इसका एक ही समाधान है: बुद्धिमान लोगों की संगति की कमी को पूरा करने के लिए हमारे धर्मग्रंथों को पढ़ें। महान आत्माओं की बुद्धि से प्रतिदिन जुड़ें, और जीवन की असंख्य चुनौतियों का समाधान उसमें खोजें ।

6. **स्वच्छ शरीर स्वच्छ मन को दर्शाता है:** आप गंदे शरीर के साथ ब्रह्मचर्य का पालन नहीं कर सकते, इसलिए आपको उचित तरीके से स्नान को प्राथमिकता देना चाहिए।

7. **आहार अनुशासन:** ब्रह्मचर्य और भोजन का आपस में गहरा संबंध है। काम के देवता अधिक खाने वालों को निर्दयता से दंडित करते हैं और मार देते हैं। ऐसा व्यक्ति अगले सात जन्मों तक ब्रह्मचर्य का पालन नहीं कर सकता। सादा और सात्विक आहार बहुत ज़रूरी है, और आपको संयमित रूप से खाना चाहिए। आप जो खाते हैं वह मस्तिष्क के लिए भोजन है, और अगर मस्तिष्क का भोजन सात्विक नहीं है, तो आपके विचार भी बदल जाएँगे।

8. **विषाक्त पदार्थ और नशे की लत को छोड़ें:** यदि आप नशे की लत में हैं, तो आपका वीर्य पतला होगा, और आपको बार-बार यौन इच्छाएँ होंगी। आप कभी भी सपने में भी ब्रह्मचर्य पालन नहीं कर पाएंगे। इसलिए, आपको हमेशा शराब, धूम्रपान, ड्रग्स से दूर रहना चाहिए। तंबाकू या अन्य ऐसी लतों से दूर रहें और अपने स्वास्थ्य का ध्यान रखें।

9. **वीर्य की हानि का सबसे बड़ा कारण कब्ज है:** जब आप बहुत अधिक वीर्य खो देते हैं, तो आपकी पाचन अग्नि कमजोर हो जाती है, जिसके परिणामस्वरूप पाचन खराब हो जाता है, और आपकी आंतें साफ नहीं होती हैं। अच्छा स्वास्थ्य बनाए रखने के लिए आपको दो बार मल त्याग करना चाहिए।

10. **अपने जननांगों को धोएँ:** पेशाब करने के बाद अपने जननांगों को धोना ज़रूरी है। नहाते समय अपने जननांगों को अच्छी तरह से साफ करें। इसके कई फायदे हैं।

11. **नियमित व्यायाम बहुत ज़रूरी है:** जो लोग शारीरिक गतिविधि करते हैं, उनके बीमार होने की संभावना कम होती है क्योंकि उनका शरीर सक्रिय और स्वस्थ रहता है। अगर आप व्यायाम नहीं कर सकते, तो आपको दिन में दो बार 2-4 किलोमीटर पैदल चलना चाहिए। इसके कई फ़ायदे हैं, ख़ास तौर पर ब्रह्मचर्य जीवनशैली वालों के लिए।

12. **जल्दी सोएँ और जल्दी उठें:** अगर आपकी सुबह की शुरुआत खराब होती है, तो आपका पूरा दिन बर्बाद हो जाएगा। सुबह का समय बहुत बड़ा वरदान है। इसलिए सुबह के समय का पूरा उपयोग करें। रात 10 बजे से पहले सो जाएँ और ब्रह्म मुहूर्त में जल्दी उठकर योग, आध्यात्मिक अभ्यास आदि की अपनी दिनचर्या करें।

13. **प्राणायाम का अभ्यास करें:** जिस तरह हम शरीर के लिए शारीरिक व्यायाम करते हैं, उसी तरह प्राणायाम प्राण यानी हमारी सांसों के लिए व्यायाम है। यह आपके प्राण को मजबूत करेगा, आपकी ऊर्जा को बचाएगा और आपको हमेशा स्वस्थ रखेगा। आप लंबे समय तक जीवित रहेंगे और प्राणायाम आपके मन को शांत करेगा। यह आपको

ब्रह्मचर्य का अभ्यास करने में भी मदद करेगा। प्राणायाम के कई प्रकार हैं और हम नाड़ीशोधन और त्रिबंध प्राणायाम की सलाह देते हैं।

14. **उपवास:** आयुर्वेद कहता है कि अग्नि भोजन को पचाती है और उपवास अशुद्धियों को जलाने में मदद करता है। गलत खान-पान और जीवनशैली के कारण आपके शरीर में अशुद्धियाँ जमा हो जाती हैं और उपवास उन्हें खत्म कर देता है। इसलिए आयुर्वेद हर पखवाड़े, खासकर एकादशी के दिन उपवास करने की सलाह देता है। यह सनातन संस्कृति की प्राचीन तकनीक है। यह आपको शारीरिक रूप से स्वस्थ, मानसिक रूप से स्थिर और आध्यात्मिक रूप से उन्नत बनाता है।

15. **व्रत व प्रतिज्ञा की शक्ति:** जो व्यक्ति अपने वचनों का पालन करता है, वही सच्चा पुरुषार्थ करता है और जो उन्हें तोड़ता है, वह कायर होता है। किसी महान उद्देश्य या ब्रह्मचर्य के लिए किए गए व्रत का दृढ़ संकल्प बुद्धिमान व्यक्तियों का गुण है। एक बार व्रत करने और उसका पालन करने के बाद, यह आपको जीवन भर के लिए शक्ति प्रदान करेगा। आपको अपने प्रयासों में निश्चित सफलता मिलेगी। ब्रह्मचर्य में व्रत करना एक बड़ा हथियार है। यदि आप अपना दृढ़ संकल्प और प्रेरणा बढ़ाना चाहते हैं, तो आप इसे अनदेखा नहीं कर सकते।

16. **डायरी रखें :** डायरी व्यक्ति का सबसे बड़ा साथी है। अपनी खूबियों और कमियों, अच्छे और बुरे कामों के बारे में रोजाना लिखें ताकि आप सोने से पहले आत्मनिरीक्षण कर सकें। इससे आपको अपनी अच्छी आदतें बढ़ाने और बुरी आदतें कम करने में मदद मिलेगी। डायरी रखने वाला व्यक्ति जल्दी सत्यवादी बनता है और ब्रह्मचर्य में अधिक उत्साह से सफल होता है।

17. **आलस्य:** आलसी और भोग-विलास में डूबा व्यक्ति कभी ब्रह्मचर्य में सफल नहीं हो सकता। हमेशा खुद को व्यस्त रखें और अपनी इच्छाओं के अनुसार अच्छे कामों में लगे रहें। यह आलस्य, वासना और लालच को दूर रखेगा, जिससे आपको, समाज को लाभ होगा और हर तरफ आपकी महिमा होगी। गीता में भगवान कृष्ण कहते हैं कि अधर्म में जीने की तुलना में धर्म में मरना बेहतर है। जो अपने धर्म का पालन नहीं करता और दूसरों के धर्म का अनुसरण करता है, वह गलत कर रहा है। जो अपने धर्म को नहीं जानता और उस पर भरोसा नहीं करता, वह आत्म-विनाश का द्वार खोलता है।

18. **धर्म वह है जिसे अपनाया जा सके**: यह आपकी चेतना को शुद्ध करता है, आपकी बुद्धि को स्पष्ट करता है, आपके विचार और कार्यों को बेहतर बनाता है। धर्म आपके जीवन में कई अच्छे गुण लाता है, इसलिए हमेशा अपने धर्म का पूरी आस्था के साथ पालन करें और ब्रह्मचर्य में सफल हों।

19. **स्थिरता विकसित करें** : संसार एक सुसंगत व्यवस्था का पालन करता है जो इसे बनाए रखती है। इसी तरह, हमें भी प्रकृति के नियमों का पालन करना चाहिए। तभी हमारा दैनिक कार्यक्रम और समय प्रबंधन सुस्थापित नियमों के अनुरूप होगा, जिसके परिणामस्वरूप एक स्वस्थ और खुशहाल जीवनशैली होगी। कुछ नियमों का अभाव सभी दुख और बीमारियों का स्रोत है, और व्यक्ति कभी भी ब्रह्मचर्य का पालन नहीं कर सकता। इसलिए, संरचित जीवनशैली का पालन करने में निरंतरता बहुत जरूरी है।

20. **लंगोट पहनना:** लंगोट पहनने से वीर्य के नुकसान की संभावना कम हो जाती है और आपका मन हमेशा शांत रहता है। लंगोट पहनने के कई फायदे हैं क्योंकि इसके पीछे एक विज्ञान है। यह यौन अंगों की सुरक्षा करता है और शारीरिक उत्तेजना को भी रोकता है जो वीर्य के नुकसान का कारण बन सकता है। यह कठिन है, लेकिन हस्तमैथुन की रोकथाम के लिए आवश्यक है।

21. **खड़ाऊ पहनना:** खड़ाऊ पहनने से पैर के अंगूठे के पास एक बड़ी नस दबती है, जो जननांग से बहुत करीब से जुड़ी होती है। खड़ाऊ पहनने से ब्रह्मचर्य की रक्षा होती है। यह एक महान विज्ञान है, इसलिए आपको खड़ाऊ पहनने का लाभ उठाना चाहिए। चप्पल पहनने से आपको यह लाभ नहीं मिलेगा।

22. **बहुत ज़्यादा विलासिता से बचें:** अत्यधिक विलासिता और भोग विलास में रहना ब्रह्मचर्य की हानि का कारण है। आपको अपनी दिनचर्या में बिना वाहन के पैदल चलने की आदत डालनी चाहिए। सिर्फ़ वाहन पर निर्भर रहना स्वास्थ्य के लिए अच्छा नहीं है, इसलिए ब्रह्मचर्य को मज़बूत करने के लिए नियमित पैदल चलना ज़रूरी है। विलासितापूर्ण माहौल में आध्यात्मिक ऊर्जा जो ब्रह्मचर्य के लिए संग्रहित होती है, उस पर टिके रहना मुश्किल हो जाता है।

23. **सार्वजनिक अपमान का डर:** वीर्य की कमी से चेहरा फीका पड़ जाता है, आँखों के आस-पास काले घेरे पड़ जाते हैं और झुर्रियाँ पड़ जाती हैं। बुद्धिमान लोग तुरंत ही समझ जाएँगे कि आप बार-बार वीर्य खो रहे हैं। अगर आप छह महीने तक ब्रह्मचर्य का

पालन करते हैं, तो आपकी आँखें और चेहरा चमक उठेगा, आपकी आवाज़ में दम होगा और आप जहाँ भी जाएँगे, वहाँ आपका सम्मान होगा। इसलिए आपको सार्वजनिक अपमान के डर से संयम का अभ्यास करना चाहिए ।

24. **भगवान की भक्ति:** भगवत गीता में भगवान कृष्ण ने कहा है कि चाहे कोई कितना भी दुष्ट क्यों न हो, वह भगवान की भक्ति से खुद को आसानी से शुद्ध कर सकता है और अपने पापों से मुक्त हो सकता है, जिससे उसका मन आध्यात्मिक रूप से शांत हो जाएगा। उसका कभी नाश नहीं होगा, और वह एक महान आत्मा बन सकता है। इसलिए आपको आध्यात्मिक अभ्यास की शक्ति से अपने ब्रह्मचर्य की रक्षा करनी चाहिए।

25. **सभी नियमों का पालन करें:** कृपया इन सभी नियमों की समीक्षा कम से कम एक बार सुबह-सुबह करें। यह नेक अभ्यास व्यर्थ नहीं जाएगा, और आप एक वर्ष के भीतर उच्च स्तर तक पहुँच सकते हैं। इन सभी 25 नियमों का पालन करके, हम विश्वास के साथ दावा कर सकते हैं कि वे एक मृत व्यक्ति में भी जीवन को पुनर्जीवित कर सकते हैं। इसे स्वयं अनुभव करें क्योंकि यह हमेशा महान विद्वानों द्वारा कहा गया है "अनुभव ही जीवन का सच्चा ज्ञान है।"

अध्याय 24

ब्रह्मचर्य के लिए योगासन और प्राणायाम

ब्रह्मचर्य के लिए योगासन अलौकिक जीवनशैली का अनिवार्य हिस्सा है। मानसिक और आध्यात्मिक स्तर पर ब्रह्मचर्य का पालन करना ही काफी नहीं है; आपको योगासन के साथ शारीरिक ब्रह्मचर्य का अभ्यास भी करना होगा। हमने ६०० ईसा पूर्व में एक प्राचीन ऋषि, आचार्य कणाद द्वारा लिखे गए वैशेषिक सूत्र का उल्लेख किया है। सूत्र कहता है, **"वेगः निमित्तवेशेषात् कर्मणो जायते"** | इस सूत्र को आज न्यूटन के प्रथम नियम के रूप में जाना जाता है। यह नियम कहता है, एक स्थिर वस्तु स्थिर रहती है, और एक गतिशील वस्तु उसी गति और दिशा के साथ गतिशील रहती है जब तक कि उस पर बाहरी बल कार्य न करे। यदि हम न्यूटन के प्रथम नियम को ब्रह्मचर्य जीवनशैली पर लागू करें, तो ब्रह्मचर्य को जानने वाला व्यक्ति ब्रह्मचर्य जीवनशैली को अपनाकर ही शारीरिक, मानसिक और बुरी आदतों से जुड़ी सभी समस्याओं पर काबू पा सकता है। यहां ब्रह्मचर्य के लिए निर्धारित योगासन परिवर्तनकारी अलौकिक ब्रह्मचर्य जीवन शैली का एक मूलभूत पहलू है। इस महत्वपूर्ण तत्व की उपेक्षा करने से अक्सर व्यक्ति समय से पहले अपने ब्रह्मचर्य अभ्यास में लड़खड़ा जाते हैं। बहुत से लोग केवल थोड़े समय के लिए ही ब्रह्मचर्य का पालन करते हैं क्योंकि वे ब्रह्मचर्य अभ्यास के इस महत्वपूर्ण भाग से चूक जाते हैं।

याद रखें: आसन करने से पहले आपको यह याद रखना चाहिए कि गंदे दर्पण को साफ किए बिना आप अपना चेहरा नहीं देख सकते। इसलिए गंदे दर्पण को साफ करना बहुत ज़रूरी है। इसी तरह, आपकी जैविक और मनोवैज्ञानिक प्रणाली बुरी संगति, बुरी आदतें और नकारात्मक वातावरण से प्रदूषित हो गई है। आपको आसन और पुस्तक में दिए गए सुझावों की मदद से अपने शरीर की व्यवस्था को विषहीन व डिटॉक्स करने की ज़रूरत है।

ब्रह्ममुहूर्त में दौरान बार-बार अभ्यास और चिंतन करने से 10 दिनों में अवचेतन मन में एक स्थायी संस्कार बन जाता है ।

यह आपके जीवन का हिस्सा बन जाएगा, और सब कुछ आसान लगेगा। यदि आप ब्रह्मचर्य के बारे में सकारात्मक सोच रखते हैं, तो आप जल्द ही एक सकारात्मक और अनुकूल वातावरण देखेंगे। आप न केवल एक आदत बना रहे हैं, बल्कि आप चरित्र का निर्माण भी कर रहे हैं, जिसमें समय लगता है और यह मानव जीवन की सबसे शक्तिशाली संपत्ति है। हम आपको ब्रह्मचर्य के लिए योगासन के माध्यम से आंतरिक सफाई प्रक्रिया के बारे में बताएंगे, जो अपने अंग (श्रोणि क्षेत्र) (Pelvic area) की आस-पास की मांसपेशियों को प्रभावित करेगा, उन्हें मजबूत और अधिक संगठित करेगा। परिणाम स्वरुप तंत्रिका तंत्र बेहतर तरीके से काम करेगा, और आपकी यौन शक्ति बढ़ेगी। सबसे पहले, सुबह उठने के बाद 20 मिनट के लिए अपने शरीर को गर्म करें या कुछ व्यायाम करें। यदि आप अपने स्नान के बाद सुबह में यह आसन करते हैं, तो आपको आश्चर्यजनक परिणाम दिखाई देंगे, जो आपको ध्यान लगाने में भी मदद करेगा। चलिए अब योगासन से शुरुआत करते हैं।

(A) पादपश्चिमोत्तासनः

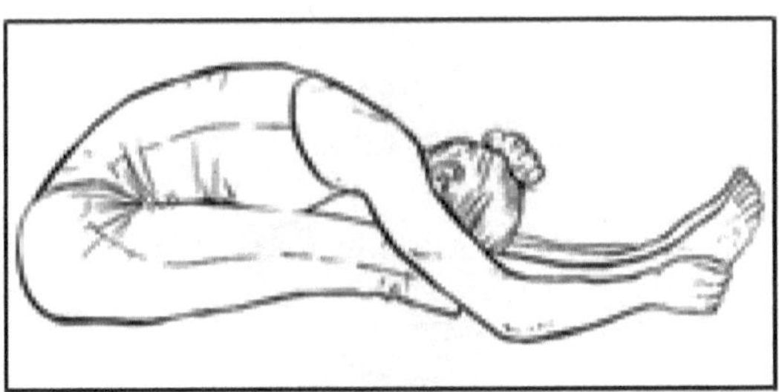

विधि: स्टाफ़ पोज़ से शुरू करें (अपने पैरों को बाहर की ओर फैलाएँ) शरीर के एक हिस्से पर, एक मुड़े हुए कम्बल के किनारे पर बैठे हुए अपनी एड़ियों को शरीर से दूर धकेलें; अपनी हथेलियों या उंगलियों को कूल्हों के पास फर्श पर दबाएं ।

साँस अंदर लें । अपने सामने के धड़ (Front torso)को लंबा रखें, साँस छोड़ें और अपने कूल्हों से आगे की ओर झुकें। अपनी पीठ को मोड़े बिना अपने पैरों पर मोड़ने के लिए रीढ़ को फैलाएं। अपने हाथों को प्रत्येक पैर के बाहर की ओर जितना हो सके उतना आगे ले जाएँ। यदि आप उन तक पहुँच सकते हैं, तो अपने हाथों से अपने पैरों के किनारों को पकड़ें। प्रत्येक

साँस अंदर लेने के साथ, अपने सामने के धड़ को थोड़ा ऊपर उठाएँ और फैलाएँ; प्रत्येक साँस बाहर छोड़ने के साथ आगे की ओर झुकने में अधिक आराम करें। यदि आप अपने पैरों को पकड़े हुए हैं, तो अपनी कोहनी को बगल की ओर इस तरह मोड़ें कि कोहनी फर्श को अच्छे से छुए । 1-3 मिनट तक इस मुद्रा में रहें। ऊपर आने के लिए, अपने पैरों को छोड़ दें। साँस अंदर लें और अपनी पूंछ की हड्डी (Tailbone) को नीचे खींचकर अपने धड़ को ऊपर उठाएँ ।

फ़ायदे: यह आसन नसों को शुद्ध करता है, जिससे व्यक्ति की कार्य क्षमता बढ़ती है और कई बीमारियों का इलाज होता है। इस आसन से कई शारीरिक विकार ठीक होते हैं जैसे अपच, कब्ज, जुकाम, तीव्र सर्दी, बलगम वाली खांसी, पीठ दर्द, हिचकी, श्वेतप्रदर, मूत्र रोग, स्वप्नदोष, वीर्य संबंधी विकार, अपेंडिसाइटिस, साइटिका, मूत्रमार्गशोथ, पीलिया, अनिद्रा, दमा, हाइपरएसिडिटी, तंत्रिका दुर्बलता, गर्भाशय संबंधी विकार, मासिक धर्म की अनियमितता, नपुंसकता (बांझपन), रक्त संबंधी विकार, विकास में रुकावट और कई अन्य रोग।

(B) ब्रह्मचर्यासन:

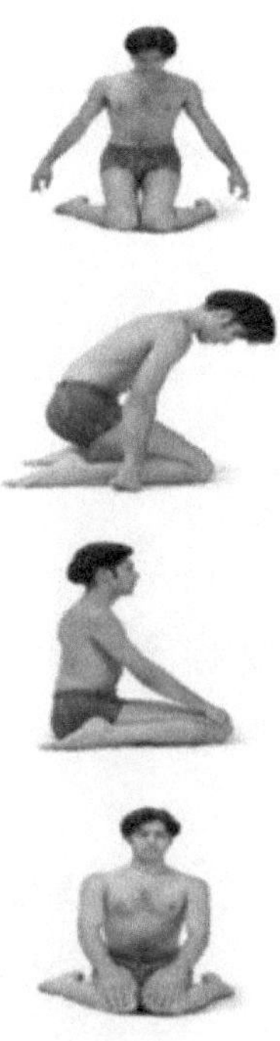

विधि: चटाई पर घुटनों के बल बैठ जाएँ । दोनों पैरों को दोनों तरफ फैलाएँ और दोनों हाथों को घुटनों पर रखें। अपने नितंबों को दोनों पैरों के बीच ज़मीन पर टिकाएँ। अपनी आँखें सामने की ओर रखें और शांत भाव से बैठें। सोने से पहले 5 से 10 मिनट तक इस आसन का अभ्यास करें, इस आसन को करते समय श्रद्धापूर्वक "**ॐ अर्यमायै नमः**" मंत्र का जाप करने से विशेष लाभ मिलता है।

फ़ायदे: यह दोषपूर्ण अंग क्षेत्र को स्वस्थ बनाए रखने में मदद करता है। यह यौन आवेगों को नियंत्रित करने में मदद करता है, उन्हें ऊपर की ओर प्रवाहित करता है। यह नसों में गर्मी को कम करता है। स्वप्नदोष जैसी समस्याओं को कम करता है। यह हमारे ब्रह्मचर्य को मजबूत करता है और हमारे पेट को साफ रखता है।

(C) मयूरासन:

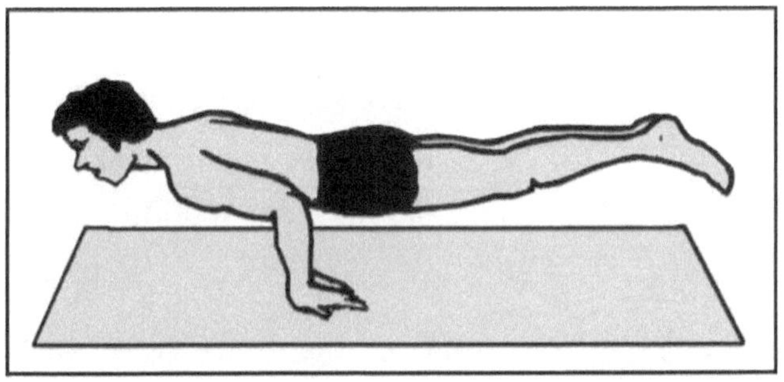

विधि : दरी या कार्पेट पर घुटने टेकें। अपने हाथों को ज़मीन पर रखें, अपने पैरों की ओर इशारा करते हुए। दोनों कोहनियों को मोड़ें, उन्हें अपनी नाभि के पास टिकाएँ। अब अपने शरीर को आगे की ओर झुकाएँ और अपने पैरों को पीछे की ओर खींचें। साँस छोड़ते हुए, दोनों पैरों को ज़मीन से उठाएँ और अपने सिर को नीचे करें, ताकि आपका शरीर ज़मीन के समानांतर हो। कोहनियाँ आपके पूरे शरीर का भार संभालती हैं। इस आसन को करते समय मणिपुर चक्र पर ध्यान केंद्रित करें। जब तक हो सके, इस स्थिति में रहें। फिर धीरे-धीरे मूल स्थिति में वापस आएँ ।

फ़ायदे: मयूरासन ब्रह्मचर्य के लिए बहुत अच्छा है। यह आपकी हथेलियों और भुजाओं को मजबूत बनाता है। यह मधुमेह के रोगियों के लिए बहुत मददगार है। यह शरीर में रक्त परिसंचरण में सुधार करता है; इस प्रकार शरीर के सभी अंग मजबूत और प्रभावी बनते हैं।

सावधानी: उच्च रक्तचाप और हर्निया वाले लोगों को इस आसन से बचना चाहिए ।

(D) सुप्त-वज्रासन:

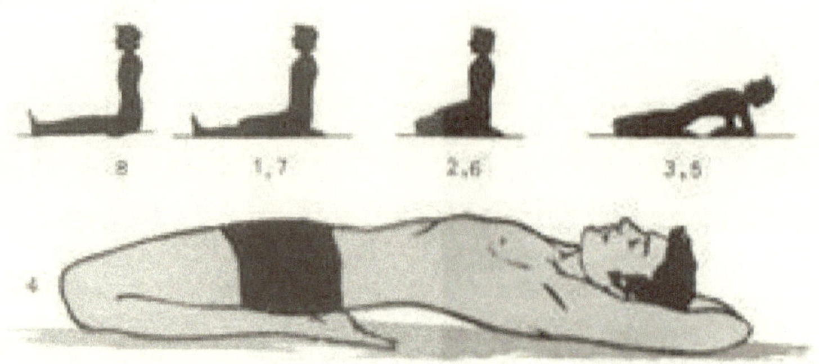

तरीका: वज्रासन में बैठ जाएं और दोनों जांघों को एक साथ रखकर पीठ के बल लेट जाएं। अपनी दोनों जांघों को एक साथ रखें। अब सांस छोड़ते हुए अपना बायाँ हाथ दाएँ कंधे के नीचे रखें और दायाँ हाथ बाएँ कंधे के नीचे रखें । अपने सिर को अपने हाथों से बने क्रॉस के ऊपर रखें । साँस छोड़ने के बाद त्रिबंध करें । विशुद्ध चक्र पर ध्यान केंद्रित करें ।

फ़ायदे: यह आपकी रीढ़ की हड्डी को आराम देता है। यह सभी आंतरिक ग्रंथियों को मजबूत बनाता है। यह आपकी भूख बढ़ाता है और दर्दनाक, कठोर मल को साफ करता है। यह स्वप्नदोष, वीर्य रोग, पथरी, बहरापन, आंखों की कमजोरी, टॉन्सिल आदि में भी मदद करता है ।

(E) सर्वांगासन

सर्वांगासन एक संस्कृत शब्द है, जिसमें सर्व का अर्थ है संपूर्ण अंग, जिसका अर्थ है आपके शरीर के सभी अंग के लिए आसन और व्यायाम। जब आप यह आसन करते हैं, तो आपका पूरा शरीर इसमें शामिल होता है; आप अपनी पीठ के बल लेट जाते हैं और फिर अपने पैरों को 90 डिग्री के कोण पर उठाते हैं। फिर आप अपने कूल्हों को अपने हाथों से ज़मीन से ऊपर उठाते हैं ताकि उन्हें सहारा मिले और अपने पूरे शरीर को अपने कंधों पर संतुलित करें।

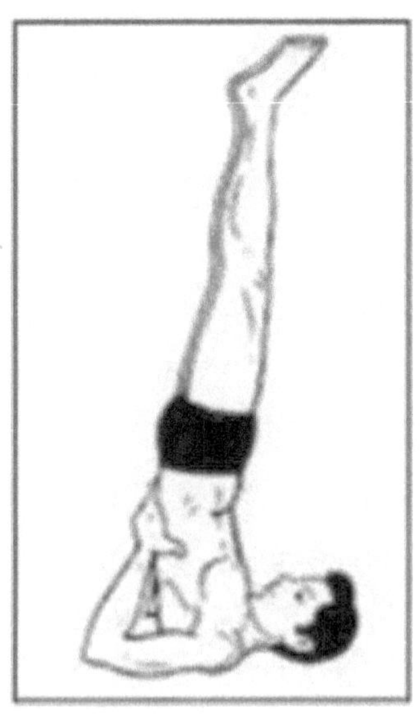

तरीका: साँस छोड़ें, अपने पैरों को सीधा करें और उन्हें अपने शरीर के साथ गर्दन तक के भाग को पूरा उठाए । अपने घुटनों को सीधा रखें और अपने शरीर को कूल्हे के जोड़ से ऊपर ज़मीन पर स्थिर रखें। साँस छोड़ें, अपनी बाहों को ऊपर उठाएँ, अपनी कमर को थामे रखें और अपने शरीर को जितना हो सके उतना ऊपर उठाएँ। अपने शरीर का सारा भार अपनी बाहों पर डालें और उन्हें अपनी कोहनियों पर टिकाएँ, अपने पैरों को सीधा रखें। एक बार जब आप इस स्थिति में स्थिर हो जाएँ, तो धीरे-धीरे अपने हाथों को अपनी कमर की ओर ले जाएँ, अपनी उँगलियों को अपने कूल्हे की हड्डियों के पीछे की ओर रखें और अपने अंगूठे को अपनी नाभि के दोनों ओर हल्के से दबाएँ। अपनी ठुड्डी को गले के निचले हिस्से में दबाएँ, फिर अपना सारा भार अपने कंधों, गर्दन और सिर के किनारे पर डालें (अंतिम मुद्रा)। आप साँस लेने के 4 सेकंड के भीतर इस प्रक्रिया को पूरा कर सकते हैं। जब तक आप सहज महसूस करें, तब तक इस मुद्रा में रहें, लेकिन दो मिनट से ज़्यादा नहीं, फिर लयबद्ध, धीमी और स्वाभाविक तरीके से साँस लें। कृपया शुरुआती स्थिति में वापस आएँ। धीरे से अपने घुटनों को मोड़ें, फिर उन्हें चटाई पर नीचे लाएँ। साँस लेते हुए 4 सेकंड के लिए अपने हाथों से उन्हें सहारा दें। अपने हाथों को अपनी पीठ से हटाएँ और शुरुआती स्थिति में वापस आएँ । कई बार गहरी साँस लें और कुछ मिनट आराम करें।

फ़ायदे: हमारे शरीर के ऊपरी भाग, विशेषकर गर्दन, छाती और सिर में रक्त के आदान-प्रदान में वृद्धि के कारण वासोमोटर कार्य (Vasomotor function) (रक्त वाहिकाओं के चौड़ा होने या संकुचित होने से संबंधित) में सुधार होता है। श्रोणि और उदर अंगों का अस्थायी स्थानांतरण। गुरुत्वाकर्षण दबाव का उल्लेखनीय प्रभाव कमर के ऊपर शरीर के विभिन्न अंग, जिनमें महत्वपूर्ण अंतःस्रावी ग्रंथियाँ शामिल हैं। कब्ज, सिरदर्द, अपच, तंत्रिका दर्द और स्नायु दौर्बल्य (Neurasthenia) से राहत। न्यूरैस्थेनिया आँख, कान, गले, नाक और सामान्य यौन स्वास्थ्य में एक कार्यात्मक विकार है। मस्तिष्क में रक्त प्रवाह में वृद्धि। संतुलित श्वसन, परिसंचरण (Circulatory)और पाचन तंत्र, साथ ही प्रजनन और तंत्रिका तंत्र, और बेहतर प्रतिरक्षा प्रणाली (Immune system)। ग्रीवा रीढ़ की हड्डी (Cervical spine) का लचीलापन बढ़ता है, जो तंत्रिकाओं को सकारात्मक रूप से प्रभावित करता है। मांसपेशियों को सुढल करके पेट के निचले हिस्से की शिथिलता कम होती है। यह हर्निया से बचने में भी मदद कर सकता है। गुदा की मांसपेशियों के गुरुत्वाकर्षण दबाव से राहत देकर बवासीर को कम करता है। सतर्क दिमाग, जो आत्मविश्वास बढ़ाता है।

(F) सूर्य नमस्कार :

सूर्य नमस्कार 12 शक्तिशाली योग मुद्राओं की एक श्रृंखला है । यह न केवल एक बेहतरीन हृदय कसरत (cardiovascular workout) है, बल्कि शरीर और मन को गहराई से प्रभावित करने का एक तरीका भी है। सूर्य नमस्कार के चरणों का अभ्यास करने का सबसे अच्छा समय सुबह खाली पेट है ।

सूर्य नमस्कार के प्रत्येक चरण में दो सेट होते हैं, जिनमें से प्रत्येक में 12 योग मुद्राएँ होती हैं। आपको सूर्य नमस्कार करने के विभिन्न तरीके मिल सकते हैं। हालाँकि, एक विशेष संस्करण पर टिके रहना और सर्वोत्तम परिणामों के लिए नियमित रूप से इसका अभ्यास करना उचित है। सूर्य की किरणों में जीवाणुरोधी और रोगाणुरोधी प्रभाव होते हैं। सूर्य नमस्कार आपको इस ग्रह पर जीवन का समर्थन करने के लिए सूर्य के प्रति आभार व्यक्त करने का अवसर भी देता है। सूर्य नमस्कार के अद्त आध्यात्मिक लाभ हैं। यह त्वचा रोगों के लिए अच्छा है क्योंकि जब आप सूर्य को धन्यवाद देते हैं, तो आपको बेहतर मानसिक और शारीरिक स्थिति के लिए सकारात्मक ऊर्जा मिलती है।

सूर्य नमस्कार के लाभ:

यह वजन कम करने में मदद करता है, यह आपको स्वस्थ रखता है और बीमारियों से मुक्त रहने में मदद करता है। शरीर और मन को संतुलित करता है रक्त परिसंचरण और पाचन तंत्र में सुधार करता है। दिल को मजबूत करता है और तनाव के स्तर को कम करता है। पेट की मांसपेशि, श्वसन प्रणाली, लसीका प्रणाली (lymphatic system), रीढ़ की हड्डी और अन्य आंतरिक अंगों को बल प्रदान करता है, रीढ़, गर्दन, कंधे, हाथ, कलाई, पीठ और पैर की मांसपेशियों को मजबूत करता है, जिससे समग्र लचीलेपन में सुधार होता है मनोवैज्ञानिक रूप से, यह शरीर, सांस और मन के जुड़ाव को नियंत्रित करता है। यह व्यक्ति को शांत करता है और तेज जागरूकता के साथ ऊर्जा के स्तर को बढ़ाता है। यह अनिद्रा का प्राकृतिक रूप से इलाज करने में मदद करता है। त्वचा की देखभाल और बालों की देखभाल में मदद करता है।

सूर्य नमस्कार के 12 चरण:

1. **प्रणामासन (प्रार्थना मुद्रा):** अपनी चटाई के किनारे पर खड़े हो जाएँ, अपने पैरों को एक साथ रखें और अपना वजन दोनों पैरों पर समान रूप से संतुलित करें। अपनी छाती को फैलाएँ और अपने कंधों को आराम दें। जैसे ही आप साँस लें, अपनी हथेलियों को प्रार्थना की मुद्रा में छाती के सामने लाएँ।

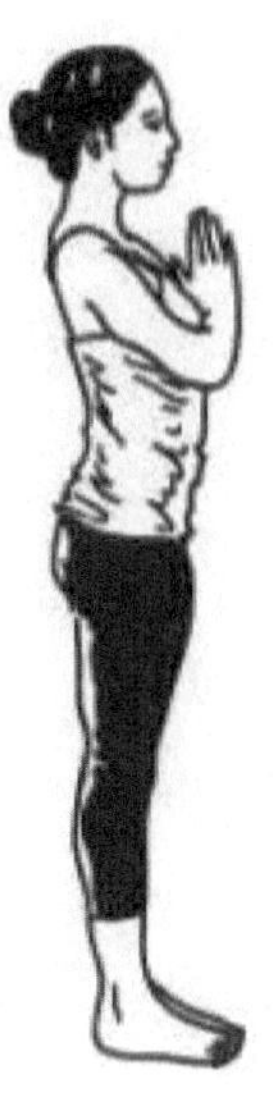

2. **हस्त उत्थानासन (हाथ ऊपर उठाकर खड़े होने की मुद्रा):** साँस छोड़ते हुए, बाजुओं को ऊपर और पीछे की ओर उठाएँ, द्विशिर पेशी (Biceps) को कानों के पास रखें। इस मुद्रा में, पूरे शरीर को ऊपर की ओर खींचना , उद्देश्य है एड़ियों से लेकर उंगलियों के पोरों तक।

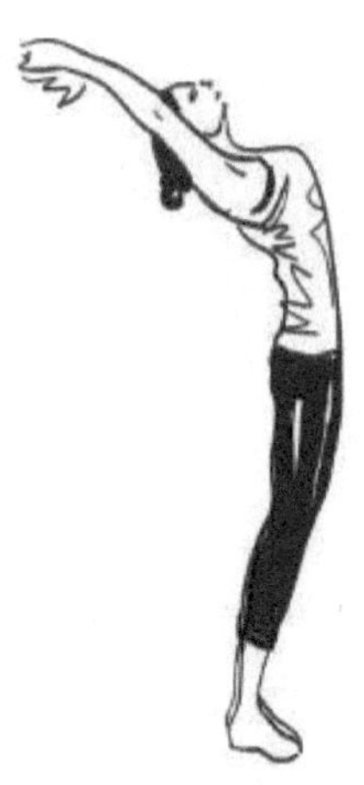

3. **पादहस्तासन (खड़े होकर आगे की ओर झुकना):** सांस अंदर लेना, कमर से आगे की ओर झुकें और रीढ़ की हड्डी को सीधा रखें। पूरी तरह से सांस लेते हुए अपने हाथों को अपने पैरों के पास फर्श पर ले आएं। इस योगासन को गहरा करने का सुझाव: यदि आवश्यक हो, तो आप हथेलियों को फर्श पर लाने के लिए घुटनों को मोड़ सकते हैं। अब घुटनों को धीरे से सीधा करने की कोशिश करें। हाथों को इसी स्थिति में रखना एक अच्छा विचार है और जब तक हम अनुक्रम समाप्त नहीं कर लेते तब तक उन्हें स्थानांतरित करने के लिए प्रतीक्षा करें।

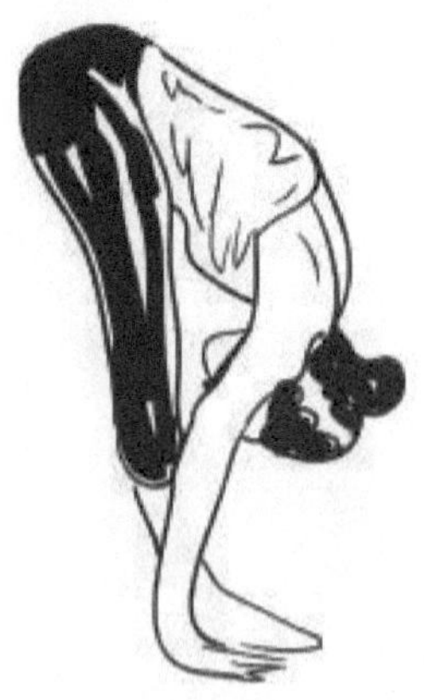

4. **अश्व संचालनासन (घुड़सवारी मुद्रा):** सांस छोड़ते हुए, अपने दाहिने पैर को जितना हो सके उतना पीछे ले जाएँ। दाहिने घुटने को ज़मीन पर लाएँ और ऊपर देखें। इस योगासन को और गहरा करने के लिए सुझाव: सुनिश्चित करें कि बायां पैर हथेलियों के ठीक बीच में हो ।

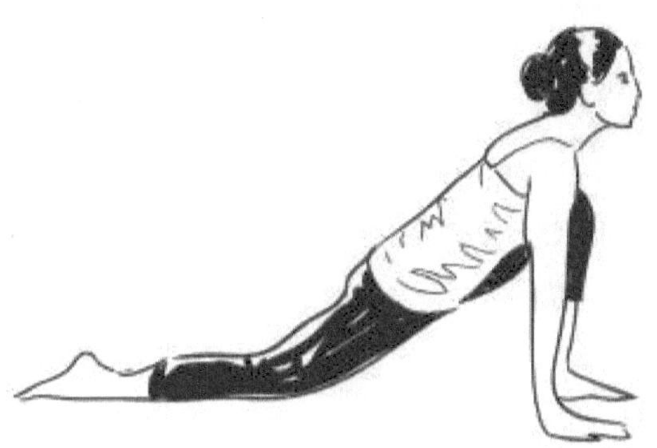

5. **पर्वतासन (अधोमुख श्वानासन):** सांस लेते हुए, कूल्हे और पूंछ हड्डी को ऊपर उठाएं और शरीर को उल्टे मुद्रा में ले आएं। इस योगासन को गहरा करने के लिए सुझाव: एड़ियों को ज़मीन पर रखें और धीरे से गुर्तिका(tailbone) को ऊपर उठाएं, जिससे आसन और गहरा हो जाए ।

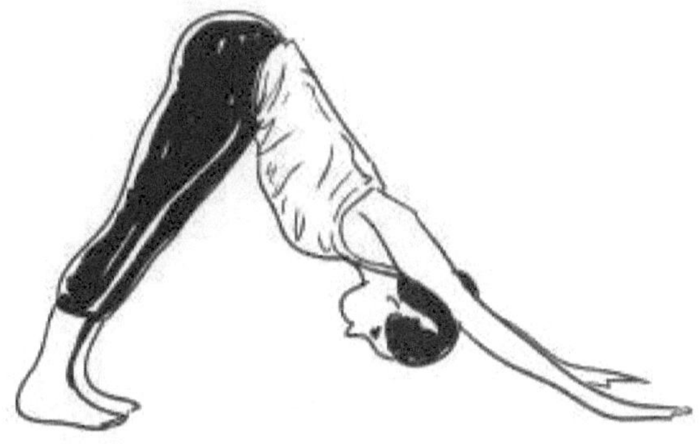

6. **अष्टांग नमस्कार (आठ भागों या बिंदुओं से नमस्कार):** साँस छोड़ते हुए, धीरे से अपने घुटनों को ज़मीन पर लाएँ । कूल्हों को थोड़ा पीछे ले जाएं, आगे की ओर खिसकें और अपनी छाती और ठोड़ी को ज़मीन पर टिकाएँ। अपने पिछले हिस्से को थोड़ा

ऊपर उठाएँ। दोनों हाथ, पैर, घुटने, छाती और ठोड़ी (शरीर के आठ अंग) ज़मीन को छूने चाहिए ।

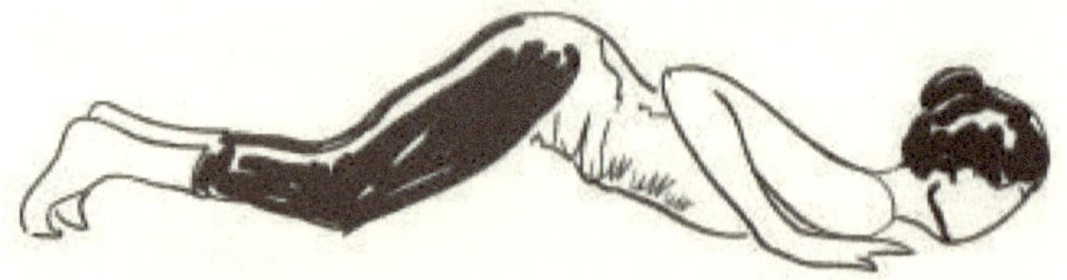

7. **भुजंगासन (कोबरा मुद्रा):** आगे की ओर खिसकें और छाती को भुजंग मुद्रा में ऊपर उठाएँ । गहरी साँस लें और इस मुद्रा में अपनी कोहनी को मोड़कर रखें, कंधों को कानों से दूर रखें। ऊपर की ओर देखें।

    इस योगासन को और गहरा करने के लिए **सुझाव:** जैसे ही आप सांस लें, छाती को धीरे से आगे की ओर धकेलने की कोशिश करें; जैसे ही आप सांस छोड़ें, नाभि को धीरे से नीचे की ओर धकेलने की कोशिश करें। पैर की उंगलियों को नीचे की ओर मोड़ें। सुनिश्चित करें कि आप जितना हो सके उतना आसन करें और अपने शरीर पर जोर न डालें।

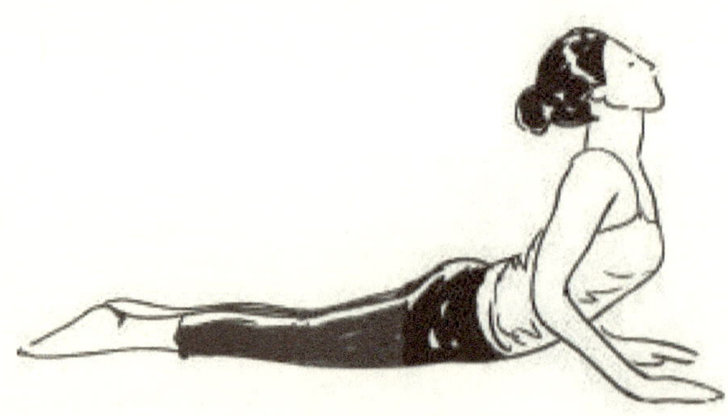

8. **पर्वतासन (अधोमुख श्वानासन):** सांस छोड़ें, पीठ को ऊपर उठाएं। शरीर को उल्टे मुद्रा में लाने के लिए कूल्हे और टेलबोन को ऊपर उठाएं। इस योगासन को गहरा करने के लिए एड़ियों को ज़मीन पर रखें और धीरे से टेलबोन को ऊपर उठाएं,आसन को और गहरा करते हुए ।

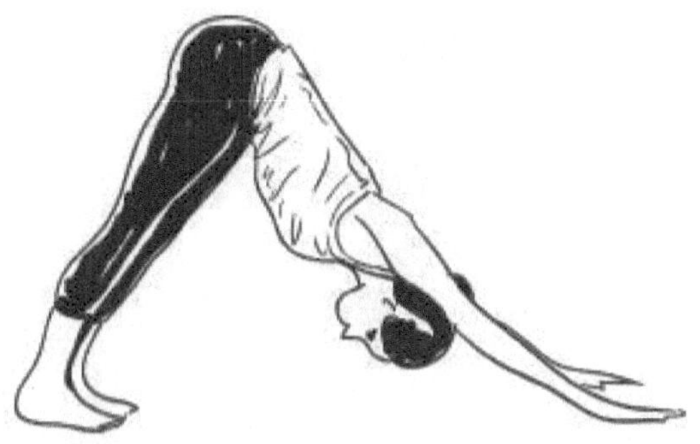

9. **अश्व संचलानासन(घुड़सवारी मुद्रा):** सांस लें, दाएँ पैर को दोनों हाथों के बीच आगे की ओर ले जाएँ। बायाँ घुटना फर्श को छूता है। कूल्हों को नीचे करें और ऊपर देखें। इस योगासन को गहरा करने की युक्ति: दाएँ पैर को दोनों हाथों के बीच में रखें और दाएँ पिंडली को फर्श से सीधा रखें। इस स्थिति में, कूल्हों को धीरे-धीरे फर्श की ओर नीचे लाने की कोशिश करें, ताकि खिंचाव गहरे हो जाएँ ।

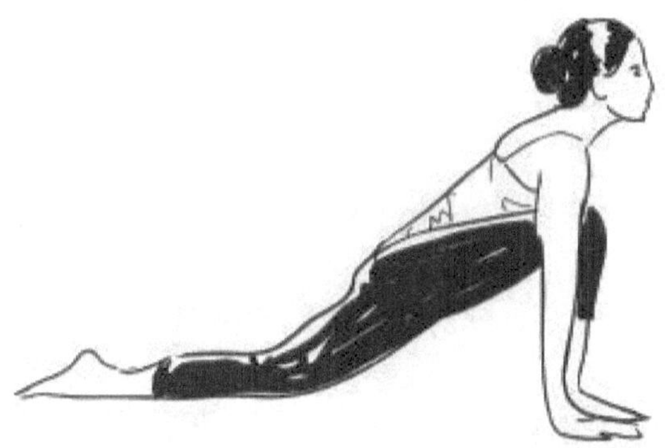

10. **पादहस्तासन (खड़े होकर आगे की ओर झुकना):** सांस छोड़ें, बाएं पैर को आगे की ओर लाएं। पैर आगे की ओर रखें। हथेलियाँ ज़मीन पर रखें। ज़रूरत पड़ने पर आप घुटनों को मोड़ सकते हैं।इस योगासन को गहरा करने की युक्ति : धीरे-धीरे घुटनों को सीधा करें, और अगर संभव हो तो अपनी नाक को घुटनों से छूने की कोशिश करें।

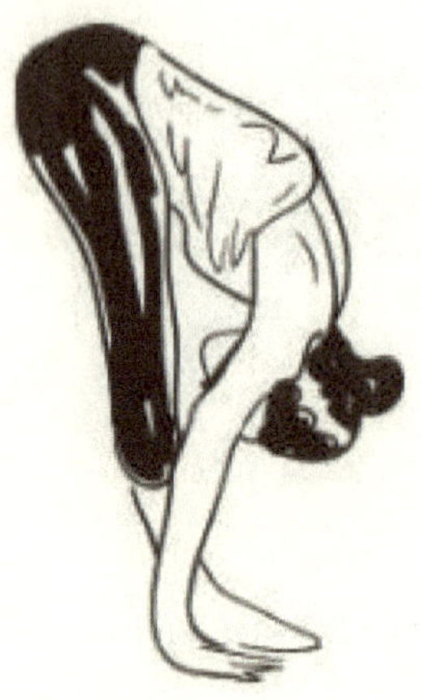

11. **हस्तउत्तानासन (उठे हुए हाथों की मुद्रा):** सांस अंदर लें, रीढ़ की हड्डी को ऊपर की ओर मोड़ें। हाथों को ऊपर उठाएं और थोड़ा पीछे की ओर झुकें, कूल्हों को थोड़ा बाहर की ओर धकेलें । इस योगा स्ट्रेच को गहरा करने के लिए सुझाव: सुनिश्चित करें कि आपके द्विशिर पेशी (Biceps) आपके कानों के पास हों। लक्ष्य पीछे की ओर खिंचाव के बजाय ऊपर की ओर खिंचाव करना है ।

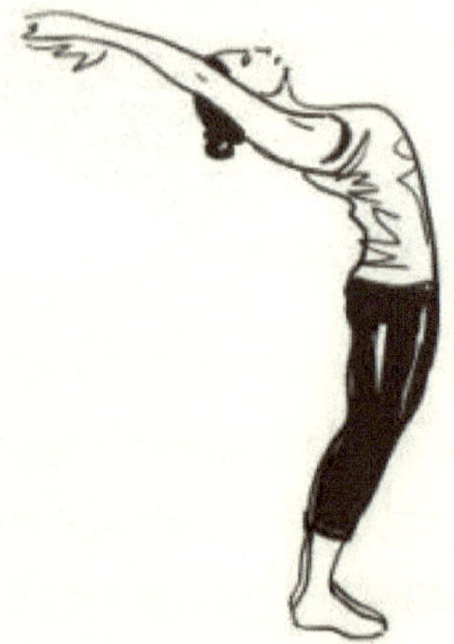

12. **अंतिम चरण - प्रणामासन (प्रार्थना मुद्रा):** साँस छोड़ें और खड़े हो जाएँ | अपनी चटाई के किनारे पर खड़े हो जाएँ, अपने पैरों को एक साथ रखें और अपने वजन को दोनों पैरों पर समान रूप से संतुलित करें। अपनी छाती खोलें और अपने कंधों को आराम दें। इस तरह सूर्य नमस्कार का एक चक्र पूरा हो गया।

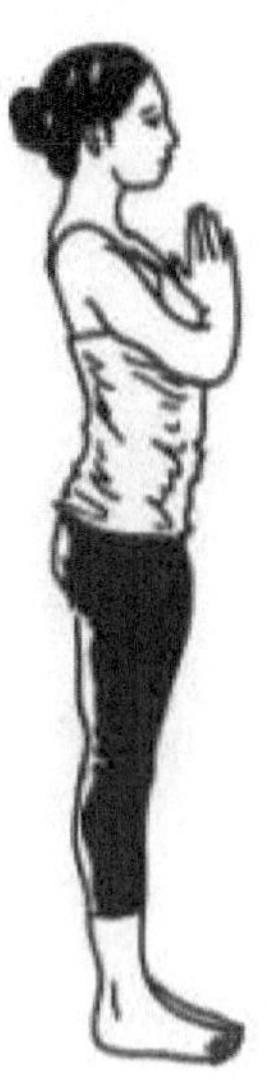

(G) सिद्धासन (आपकी जीवन शक्ति बढ़ाने का अंतिम तरीका) :

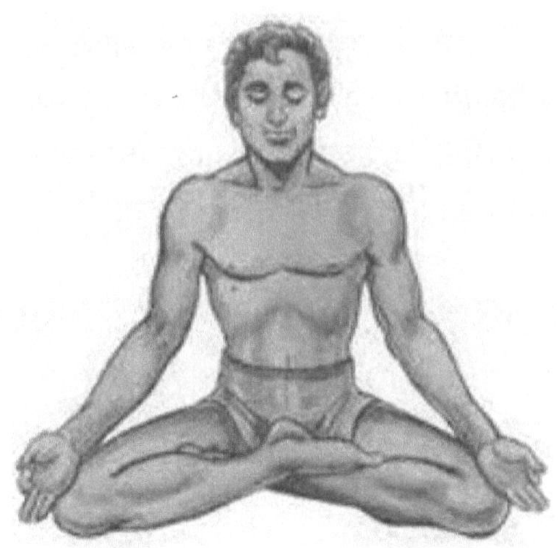

यह प्राचीन ऋषियों की एक गुप्त विधि है। यह आसन 84 अन्य प्रकार के योगों से श्रेष्ठ है। यह ब्रह्मचर्य और प्राणशक्ति के संरक्षण के लिए बहुत सहायक है। कल्पना कीजिए कि धातु और रबर से बनी एक साधारण साइकिल आपको लंबी यात्राओं पर कैसे ले जा सकती है। उस शक्ति को "कुंभक" कहते हैं। कुंभक का अर्थ है कुछ समय के लिए अपनी सांस रोकना। इस

बैठे हुए योग आसन को "सिद्धासन" कहा जाता है। यह सबसे शक्तिशाली और प्रभावी योग है क्योंकि आप इसके सकारात्मक प्रभावों को बहुत जल्द महसूस कर सकते हैं, लेकिन आपको सर्वोत्तम परिणाम प्राप्त करने के लिए सादा और शाकाहारी भोजन खाने की ज़रूरत है।

सिद्धासन कैसे करें?

इसे खाली पेट करें। शांत जगह पर चटाई या दरी पर बैठें । इस आसन से पहले या बाद में नाड़ी शोधन प्राणायाम करें। सीधे बैठें और अपनी बाईं एड़ी को अपने गुदा और जननांगों के बीच के क्षेत्र के पास रखें। अपनी दाईं एड़ी को अपने जननांगों पर रखें। गहरी सांस लें और इसे एक मिनट या जितनी देर तक रोक सकते हैं, रोककर रखने की कोशिश करें। यह तकनीक त्रिबंध से अलग है; सांस को रोककर रखने को कुंभक कहते हैं; इस स्थिति में सकारात्मक पुष्टि (Positive affirmations) का प्रयोग करें। इसे लगातार 2-3 बार करें। जब भी आपको किसी बात को लेकर नकारात्मकता महसूस हो, तो इसे सही तरीके से करें, और आप आश्चर्यजनक परिणाम देखेंगे।

सिद्धासन के लाभ : यह आपकी यौन इच्छाओं को नियंत्रित करता है। यह आपकी कुंडलिनी ऊर्जा को जागृत करता है। यह आपकी सतर्कता और उत्साह को बढ़ाता है, रात्रिकालीन स्खलन और वीर्य संबंधी विकारों को ठीक करता है। यह आपके दिमाग को तेज करता है। जीवन में उत्तम गुणों का विकास करता है। आपके शरीर से अशुद्धियाँ और नकारात्मक ऊर्जा को दूर करता है। एक अच्छी दैनिक दिनचर्या का पालन करने के लिए सकारात्मक विचार पैदा करता है। यह सहजता से ध्यान लगाने में सहायता करता है।

(H) वज्रासन (एक सरल और शक्तिशाली बैठने वाला योग आसन):

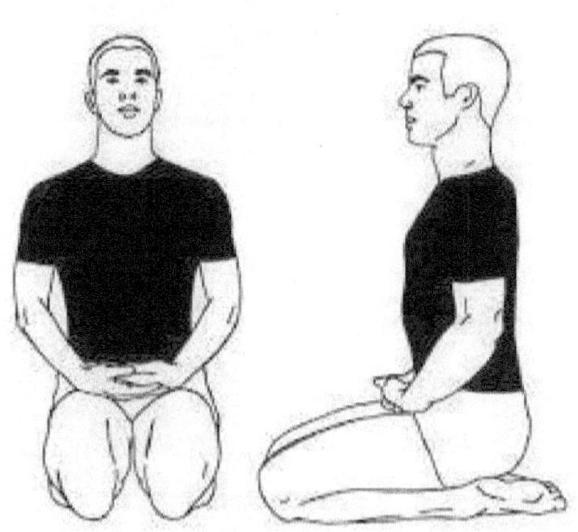

यह एक बुनियादी बैठने वाला योग आसन है जिसका नाम संस्कृत शब्द वज्र से लिया गया है, जिसका अर्थ है हीरा या वज्र। इस आसन में, आप अपने घुटनों को मोड़कर और अपने पैरों को पीछे की ओर करके अपने पैरों पर बैठते हैं। इससे आपके घुटनों पर से दबाव हट जाता है और आप इस स्थिति में सांस लेने और ध्यान लगाने के व्यायाम कर सकते हैं, जिससे आपका शरीर हीरे जैसा मजबूत हो सकता है ।

वज्रासन के लाभ: यह भोजन के पाचन में सहायता करता है। यह कब्ज को कम करता है या इससे बचाता है। यह श्रोणीय (pelvic muscles) मांसपेशियों को मजबूत बनाता है।

वज्रासन के चरण:

फर्श पर घुटने टेकें। आप आराम के लिए योग मैट का उपयोग कर सकते हैं। अपने घुटनों और टखनों को एक साथ लाएं और अपने पैरों के साथ संरेखित करें। आपके पैरों के ऊपरी हिस्से को फर्श की ओर रखना चाहिए और आपके बड़े पैर की उंगलियाँ छूनी चाहिए। अपने पैरों पर बैठते समय साँस छोड़ें। आपके कूल्हे आपकी एड़ियों पर टिके रहेंगे, और आपके पिंडलियाँ आपकी जाँघों पर टिकी रहेंगी। अपने हाथों को अपनी जाँघों पर रखें और अपने श्रोणि को थोड़ा पीछे और आगे झुकाएँ जब तक कि आप सहज न हो जाएँ। अपनी रीढ़ को लंबा करके सीधे बैठते समय धीरे-धीरे साँस लें और छोड़ें।

अपने शरीर को ऊपर उठाने के लिए अपने सिर का उपयोग करें और अपनी टेलबोन को नीचे की ओर धकेलें। आगे की ओर देखने के लिए अपने सिर को सीधा रखें ,अपनी ठोड़ी को ज़मीन के समानांतर रखें। अपनी हथेलियों को अपनी जांघों पर टिकाएँ और अपनी बाँहों को आराम दें।

प्राणायाम का जादू महसूस करें

जैसा कि मैंने ब्रह्मचर्य के 13वें नियम में बताया है, प्राण वह महत्वपूर्ण ऊर्जा है जो मानव शरीर में हमारी सांस (स्वास) के माध्यम से प्रवाहित होती है। प्राणायाम अधिक सचेत रूप से सांस लेने का अभ्यास है। प्राणायाम अष्टांग योग का चौथा चरण भी है । जब आप सचेत रूप से सांस लेने की आदत विकसित करते हैं, तो आप अपने बारे में अधिक जागरूक हो जाते हैं। इससे आपको यह समझने में मदद मिलेगी कि आपके शरीर को क्या चाहिए और क्या आपके ब्रह्मचर्य को नुकसान पहुंचा सकता है।

प्राणायाम का अभ्यास न केवल ब्रह्मचर्य के हनन को रोकता है, बल्कि इसे लंबे समय तक बनाए रखने में भी मदद करता है। यह आपको आध्यात्मिक शांति और मानसिक रूप से बहुत मजबूत रहने के लिए मानसिक दृढ़ता प्रदान करता है।अब मैं आपको कुछ प्राणायाम तकनीकों से परिचित कराऊंगा जो आपकी ब्रह्मचर्य यात्रा के लिए अवश्य बहुत फायदेमंद हो सकती हैं।

1. नाड़ी शोधन प्राणायाम

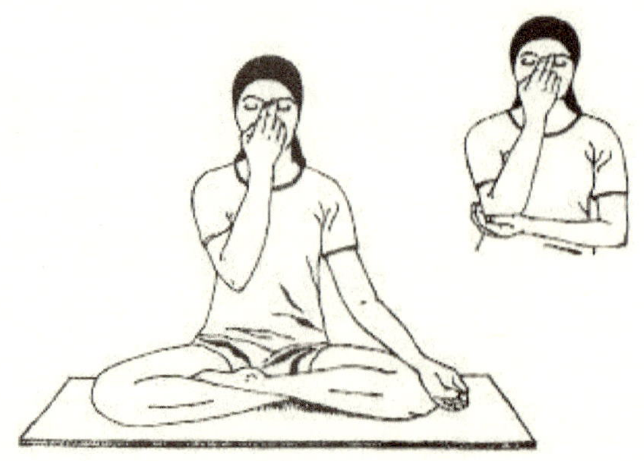

नाड़ी = सूक्ष्म ऊर्जा चैनल; शोधन = सफाई, शुद्धिकरण; आ = साँस लेने की तकनीक। नाड़ियाँ मानव शरीर में सूक्ष्म ऊर्जा चैनल हैं जो विभिन्न कारणों से अवरुद्ध हो सकती हैं। नाड़ी शोधन प्राणायाम एक साँस लेने की तकनीक है जो इन अवरुद्ध ऊर्जा चैनलों को साफ़ करने में मदद करती है, जिससे मन शांत होता है। इस तकनीक को अनुलोम विलोम प्राणायाम के नाम से भी जाना जाता है। (**नोट: x:y = 2:1**)

तरीका: अपनी रीढ़ की हड्डी को सीधा और कंधों को आराम देते हुए आराम से बैठें। अपने चेहरे पर एक सौम्य मुस्कान रखें। अपने बाएं हाथ को बाएं घुटने पर रखें, और हथेलियाँ ऊपर की ओर या ज्ञान मुद्रा में रखें (अंगूठे और तर्जनी के सिरे हल्के से छूते हुए)। दाहिने हाथ की तर्जनी और मध्यमा के सिरे को भौंहों के बीच, अनामिका और कनिष्ठिका को बाएं नथुने पर और अंगूठे को दाएं नथुने पर रखें।

हम बाएं नथुने को खोलने या बंद करने के लिए अनामिका और छोटी उंगली का इस्तेमाल करेंगे और दाएं नथुने के लिए अंगूठे का इस्तेमाल करेंगे। अपने अंगूठे को धीरे से दाएं नथुने पर दबाएं और बाएं नथुने से धीरे-धीरे सांस लें। अब x (अपनी सामर्थ्य अनुसार

कोई एक संख्या ले सकते हैं) सेकंड के लिए अपनी सांस रोककर रखें। अब दाएं नथुने से y सेकंड के लिए सांस छोड़ें और बाएं नथुने को अनामिका और छोटी उंगली से धीरे से दबाएं। अब दाएं नथुने से सांस लें और x सेकंड के लिए अपनी सांस रोकें। बाएं नथुने से y सेकंड के लिए सांस छोड़ें और रोकें । अब आपने नाड़ी शोधन प्राणायाम का एक चक्र पूरा कर लिया है। बारी-बारी से नाक से सांस लेना और छोड़ना जारी रखें । इसी प्रकार सात चक्र पूरे करें ।

हर साँस छोड़ने के बाद, उसी नथुने से साँस लेना याद रखें जिससे आपने साँस छोड़ी थी। अपनी आँखें बंद रखें और बिना किसी तनाव या प्रयास के लंबी, गहरी, सहज साँसें लेना जारी रखें।

फ़ायदे: यह मन को शांत और केन्द्रित करने के लिए एक उत्कृष्ट श्वास तकनीक है। हमारा मन अतीत में उलझा रहता है या भविष्य की चिंता करता है। नाड़ी शोधन प्राणायाम मन को वर्तमान क्षण में वापस लाने में मदद करता है। अधिकांश संचार और श्वसन समस्याओं (Circulatory and respiratory problems) के लिए चिकित्सीय रूप से काम करता है। मन और शरीर में संचित तनाव को प्रभावी ढंग से मुक्त करता है और आराम करने में मदद करता है। अधिकांश लोग तनावग्रस्त होने पर स्खलन करते हैं और पाते हैं कि, अंततः, वे अपना तनाव बढ़ा रहे हैं।

नाड़ी शोधन प्राणायाम इस चक्र को तोड़ने का एक प्राकृतिक तरीका है। यह मस्तिष्क के बाएँ और दाएँ गोलार्धों को संतुलित करने में मदद करता है, जो हमारे व्यक्तित्व के तार्किक और भावनात्मक पक्षों के अनुरूप हैं। यह नाड़ियों - सूक्ष्म ऊर्जा चैनलों को साफ करने और उनमें सामंजस्य स्थापित करने में मदद करता है, जिससे पूरे शरीर में प्राण (जीवन शक्ति) का सुचारू प्रवाह सुनिश्चित होता है। शरीर का तापमान बनाए रखता है।

सावधानी:

1. अपनी सांस को जबरदस्ती न खींचें; प्रवाह को धीमा और स्वाभाविक रखें। सांस लेते समय मुंह से कोई आवाज न निकालें।

2. माथे और नाक पर उंगलियों को बहुत हल्के से रखें। किसी भी तरह का कोई दबाव डालने की जरूरत नहीं है।

2. त्रिबंध प्राणायाम

प्राण, ब्रह्मांड को जीवंत करने वाली प्राचीन शक्ति, मनुष्य में सांस के रूप में प्रकट होती है। सांस को नियंत्रित करके शरीर और मन पर नियंत्रण पाया जा सकता है। त्रिबंध, या 3 ताले, प्राणायाम या सांस नियंत्रण के लिए आवश्यक हैं।

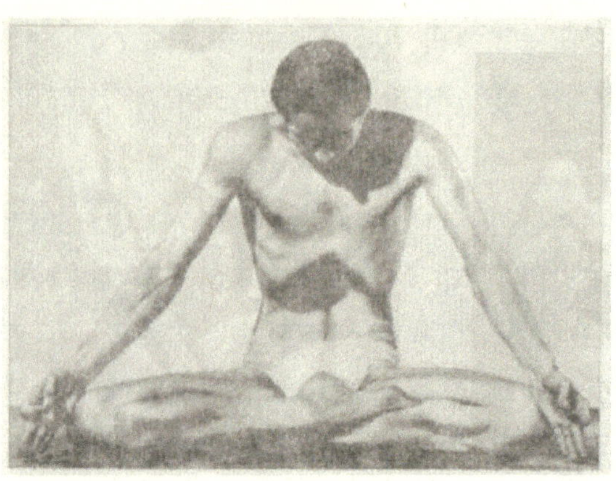

त्रिबंध प्राणायाम में ये तीन बंध शामिल हैं: *जालंधर बंध, उड्डियान बंध,* और *मूल बंध।* ये बंध ग्रंथियों, तंत्रिकाओं और कोशिकाओं को मजबूत करते हैं, शरीर स्वस्थ और फिट रहता है।

जालंधर बंध (ठोड़ी लॉक):

जालन्धर बंध को नाथ परंपरा के महासिद्ध योगी जालन्धर ने सांस रोककर ध्यान केंद्रित करने और मानसिक स्थिरता के लिए तैयार किया था। इसे करने के लिए, अपने हाथों को घुटनों पर टिकाकर, आरामदायक स्थिति में रहें। गहरी सांस लें और सांस को रोककर रखें, धड़ को आगे की ओर झुकाएं। अपना सिर नीचे करें और ठोड़ी को जितना संभव हो सके गले पर दबाएं। ध्यान को आज्ञा पर ले आएं भौंहों के बीच में स्थित चक्र पर ध्यान केन्द्रित करें और 10-15 सेकंड के बाद सांस छोड़ें। इस चक्र को पांच या उससे अधिक बार दोहराएं।

एक अन्य विधि यह है कि सांस को बाहर ही रोककर रखें और ठोड़ी को गले के खोखले भाग में रखें। गले के सिकुड़ने और इड़ा और पिंगला नाड़ियों (ऊर्जा चैनल जो पेट के निचले हिस्से से नाभि के नीचे शुरू होकर माथे के आधार पर समाप्त होते हैं) के बंद होने से गले के

आधार पर विशुद्ध चक्र सक्रिय हो जाता है। सिर के ऊपर ब्रह्मरन्ध्र से निकलने वाला अमृत सुरक्षित रहता है; अन्यथा, यह नाभि के स्तर पर मणिपुर चक्र तक प्रवाहित होता है, तथा जठर अग्नि में जल जाता है।

उड्डियान बंध (पेट का ताला):

उड्डियान का अर्थ है "ऊपर उड़ना"। उड्डियान बंध पेट में अवरुद्ध अपान वायु को सुषुम्ना-नाड़ी की ओर उठाने में मदद करता है, जो रीढ़ की हड्डी के साथ चलने वाली केंद्रीय तंत्रिका चैनल है। आराम से बैठें, अपनी रीढ़ को सीधा रखें और सांस लें, अपने पेट को फैलाएँ, और पेट को अंदर की ओर ऊपर खींचें, इसे सांस के साथ मिलाएँ। इस व्यायाम को कुछ बार दोहराएँ। उड्डियान बंध को मल त्यागने के बाद खाली पेट किया जाना चाहिए। यह मणिपुर चक्र को सक्रिय करता है, और यह चयापचय प्रक्रियाओं (Metabolic processes) को बढ़ाता है।

मूल बंध (रूट लॉक):

जब तीनों लॉक को व्यवस्थित रूप से एक साथ लगाया जाता है, तो उसे महाबन्ध कहा जाता है। मूलबंध गुदा और मूत्राशय को ऊपर की ओर उठाकर किया जा सकता है। इसे पद्मासन और भय कुंभक में करना सबसे अच्छा है, जहाँ साँस को बाहर की ओर रोका जाता है। वैकल्पिक रूप से, बैठते समय, व्यक्ति को बायीं एड़ी से मूलाधार को दबाना चाहिए और दाहिनी एड़ी को जननांगों के ऊपर रखना चाहिए, इसके बाद 15-20 बार पेड़ू का तल (Pelvic floor) की मांसपेशियों को सिकोड़ना चाहिए।

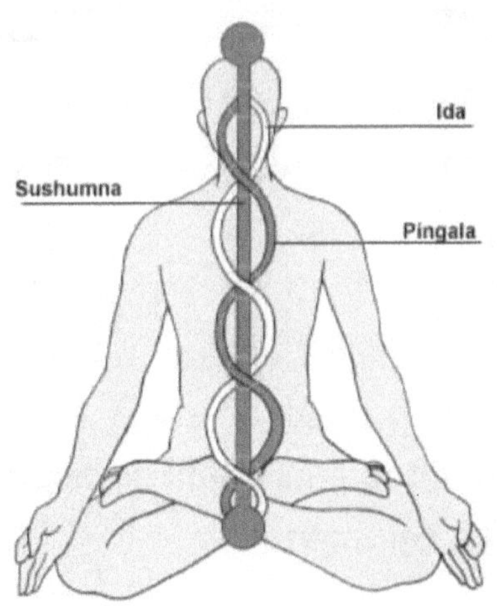

परिणामस्वरूप, अपान वायु, जो स्वाभाविक रूप से नीचे की ओर जाती है, ऊपर उठती है और हृदय केंद्र में प्राण वायु के साथ विलीन हो जाती है। अभ्यास के साथ, दोनों वायु ब्रह्म नाड़ी में मिल जाती हैं, 'जैसे एक सर्प अपने बिल में प्रवेश करता है।' ब्रह्म नाड़ी (सुषुम्ना) कुंडलिनी ऊर्जा की एक सूक्ष्म धारा है जो सिर के मुकुट पर सहस्रार की ओर बढ़ती है। मूलबंध रीढ़ के आधार पर मूलाधार चक्र को संतुलित करता है और एक योगी को उर्ध्वरेता बनाता है जिसकी ऊर्जा ऊपर की ओर बढ़ती है।

3. भस्त्रिका प्राणायाम:

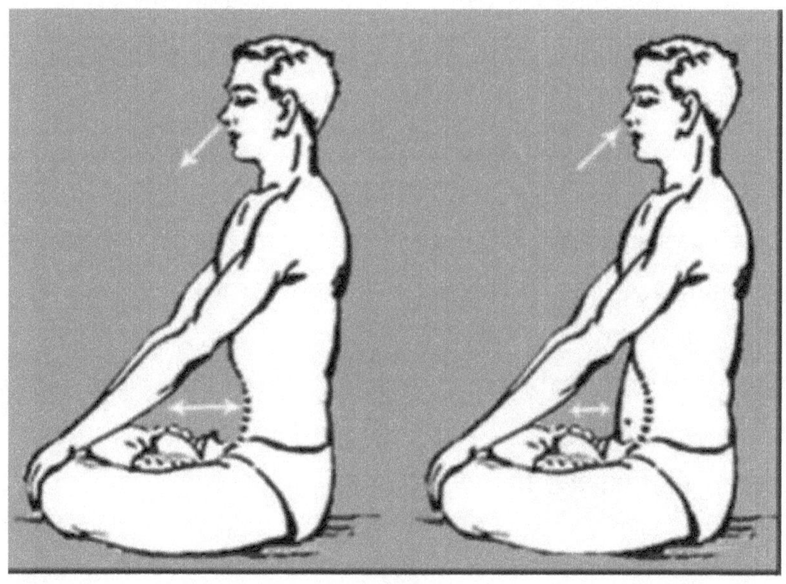

जब हम व्यायाम करते हैं, तो हमारे शरीर को अधिक ऑक्सीजन की आवश्यकता होती है, जिससे हृदय की धड़कन तेज हो जाती है। लेकिन क्या आप जानते हैं कि भस्त्रिका प्राणायाम करने से आप शरीर की मांग के बिना ही अधिक ऑक्सीजन की पूर्ति करते हैं ? भस्त्रिका प्राणायाम एक ऐसी प्रक्रिया है जिसमें स्वास को तेजी से अंदर-बाहर किया जाता है और इससे शरीर में ऊर्जा आती है। इसे योगिक अग्नि श्वास भी कहा जाता है। इसलिए, अगली बार जब आपको लगे कि आपके शरीर में ऊर्जा की कमी है, तो भस्त्रिका प्राणायाम आज़माएँ। भस्त्रिका प्राणायाम अन्य अभ्यासों की तुलना में सबसे अधिक प्रभावी ऊर्जा प्रदाता है। बेहतर ध्यान के लिए ध्यान से पहले इसे आज़माएँ।

तरीका: वज्रासन या सुखासन (पैरों को क्रॉस करके बैठना) में बैठें। अपने शरीर को आराम दें। वज्रासन में प्राणायाम ज़्यादा प्रभावी हो सकता है क्योंकि आपकी रीढ़ सीधी होती है और मध्यपटीय (Diaphragmatic) की हरकत बेहतर होती है।) अपना हाथ अपनी गोद में रखें। भस्त्रिका प्राणायाम तीन गति से किया जाता है: धीमा, मध्यम और तेज़। धीमी तीव्रता (उच्च ऊर्जा) के साथ सांस लें और छोड़ें, इसे धीरे-धीरे शुरू करें और मध्यम और तेज़ गति में बदलें। इसे धीमी गति से 100 बार करें और फिर सांस लेने और छोड़ने की गति को मध्यम और फिर तेज़ गति तक बढ़ाएँ और गिनती को 100 बार तक बढ़ाएँ। बेहतर परिणाम के लिए दौर की संख्या बढ़ाने का अभ्यास करें।

फ़ायदा: शरीर और मन को पुनर्जीवित करने के लिए बहुत बढ़िया है। चूँकि हम इसे करते समय अपने फेफड़ों की क्षमता का पूरा उपयोग करते हैं, इसलिए प्राणायाम जहरीले पदार्थों और अशुद्धियों को खत्म करने में मदद करता है। यह साइनस, ब्रोंकाइटिस और अन्य श्वसन समस्याओं में मदद करता है। यह जागरूकता और संवेदी तीक्ष्णता को बढ़ाता है। यह दोषों को संतुलित करने में मदद करता है।

योग निद्रा - सोते समय ब्रह्मांडीय ऊर्जा को कैसे आकर्षित करें

आप जिस तरह से सोते हैं, उससे यह प्रभावित होता है कि आपको कितनी ब्रह्मांडीय ऊर्जा मिलती है। योग निद्रा नींद का एक बेहतर तरीका है जो आपके थके हुए दिमाग को तरोताजा कर देता है और जागने के बाद आपको अधिक ऊर्जा देता है। यह आध्यात्मिकता के उच्च स्तर के लिए ब्रह्मांडीय ऊर्जा को आकर्षित करता है, भले ही आप सो रहे हों । सोने का सही तरीका - योग निद्रा परमहंस योगानंद द्वारा 1936 में पेश किया गया था। उन्होंने हमें सिखाया कि नींद के दौरान ब्रह्मांडीय ऊर्जा का उपयोग कैसे करें और जीवन की हर मुश्किल परिस्थिति में इसका उपयोग कैसे करें । परमहंस योगानंद ने इस विशेष आसन के महत्व को समझाया। अपने आंतरिक अंगों को अपनी छाती और पेट के कटोरे में आराम दें । यह आपको आंतरिक विश्राम देता है, और आप इस स्थिति में कई रातों तक रह सकते हैं जैसा कि योगी ने दावा किया है। वह आंतरिक रूप से इतना रिचार्ज हो जाता है कि वह अपनी आँखें खुली रख सकता है और कई दिनों तक जाग सकता है। यह ब्रह्मांडीय ऊर्जा की शक्ति है। प्राचीन काल में, कई योगी और योद्धा (महान योद्धा) कई वर्षों तक बिना रुके युद्ध लड़ते थे। यह दर्शाता है कि कैसे ब्रह्मांडीय ऊर्जा उन्हें विभिन्न कार्य करने की क्षमता देती है।

अपनी मांसपेशियों को आराम दें और शव **मुद्रा में लेट जाएँ**; दोनों हाथों को अपने पेट पर रखें। अपनी आँखें बंद करें और सोचें, "मैं अपनी आँखें बंद करके कई रातों तक योग निद्रा में रह सकता हूँ" 20 सेकंड तक रुकें। 20 सेकंड के बाद, अपनी आँखें खोलें। अब सोचें कि आप ब्रह्मांडीय ऊर्जा से सक्रिय हैं, अपनी आँखें ऊपर उठाएँ और महसूस करें कि "मैं अतिचेतन आनंद की अवस्था में प्रवेश कर रहा हूँ" मेरे सभी अंग विश्राम की उस अवस्था में जा रहे हैं। मेरी हृदय गति अब शांत और शिथिल है।

गहन विश्राम की अवस्था में पहुँचने के बाद, मैंने परम-चेतन आनंद प्राप्त कर लिया है। इस अवस्था में बने रहें, और आप स्वाभाविक रूप से अपनी आँखें बंद करके सो जाएँगे। यह योग निद्रा है। यहाँ 20 सेकंड तक रुकें।

योगनिद्रा लाभ:

1. **जीवन ऊर्जा में वृद्धि:** ब्रह्मांडीय ऊर्जा प्राप्त करने के बाद, जीवन ऊर्जा में वृद्धि होती है। जीवन काल और स्वास्थ्य में बहुत सुधार होता है। प्राचीन ऋषि कई सौ वर्षों तक जीवित रह सकते थे। इस आधुनिक युग में महावतार बाबाजी 2000 वर्षों से हिमालय में आज भी जीवित हैं।

2. **अवचेतन मन को शुद्ध करता है:** कमजोर अवचेतन मन वाले व्यक्ति के मन में कई भ्रामक विचार और इच्छाएँ होती हैं, और वह झूठी खुशी, चिंता और दर्द के चक्र में फँस जाता है। भ्रामक सपनों के कारण वह ठीक से सो नहीं पाता। योग निद्रा का अभ्यास करने से अवचेतन मन शुद्ध होता है जो आपकी सोच और क्रिया को सकारात्मक रूप से प्रभावित करता है। व्यक्ति नींद से उठने के बाद ऊर्जावान महसूस करता है।

3. **उदासीनता (Distraction) से मुक्त:** कोई भी उद्विग्नता आपको परेशान नहीं करेगी क्योंकि ब्रह्मांडीय बुद्धि आपकी बुद्धि को प्रभावित करती है। आप जबरदस्त आत्म-नियंत्रण शक्ति प्राप्त करते हैं। आपका मन शांत रहेगा। आसानी से एकाग्र और केंद्रित हो जाएगा।

4. **नाड़ी शुद्धि:** हमारे शरीर की 72000 नाड़ियों या ऊर्जा चैनलों का शुद्धिकरण। नकारात्मक दृष्टिकोण, तनाव या विचार आपके ऊर्जा चैनलों में विभिन्न समस्याओं का कारण बनते हैं जिसके परिणामस्वरूप विभिन्न रोग बढ़ जाते हैं। लेकिन योग निद्रा का अभ्यास करने से आपको ब्रह्मांडीय ऊर्जा मिलती है जो जीवन ऊर्जा को बिना किसी

बाधा के 72000 नाड़ियों के माध्यम से सुचारू रूप से प्रवाहित करने की अनुमति देती है।

आपके शरीर में एक आभा होगी जिसे उन्नत उपकरणों का उपयोग करके देखा जा सकता है।

5.   **आंतरिक अंगों का कायाकल्प:** आंतरिक अंगों की शक्ति और कार्यक्षमता को ब्रह्मांडीय ऊर्जा के प्रभाव से बढ़ाया जाता है। यह कई आंतरिक रोगों को ठीक करता है। यह आपको अत्यधिक जीवन ऊर्जा और आपके आंतरिक अंगों को गहरी शांति देता है। योग निद्रा की तुलना एक आध्यात्मिक स्नान से की जा सकती है जो अमृतमय महासागर में गहराई से होता है। यहां ऊर्जा की कोई कमी नहीं है, और आपका मन किसी भी बेचैनी या कमजोरी का अनुभव नहीं करेगा, बल्कि महान चेतना की अवस्था में खो जाएगा।

यौन इच्छा पर विजय पाने की तकनीकें

अवांछित यौन इच्छाओं पर काबू पाने के प्रयास में, व्यावहारिक रणनीतियों को अपनाना आवश्यक है जो व्यक्ति को अपने मन पर नियंत्रण पाने के लिए सशक्त बनाती हैं। यह अध्याय विभिन्न तरीकों की खोज करता है, जो प्रभावी साबित हुए अभ्यासों से प्रेरणा लेते हैं। अपने आप को ताज़ी हवा में डुबोकर या तेज शारीरिक गतिविधि में शामिल होकर शुरू करें, जैसे कि ताज़ी हवा में टहलना, शारीरिक व्यायाम करना, या यौन इच्छा को शांत करने के लिए आधे से एक मील तक दौड़ना। उन महापुरुषों के आदर्श जीवन पर चिंतन करें जिन्होंने ब्रह्मचर्य का सख्ती से पालन किया है, उनकी प्रतिबद्धता से प्रेरणा लें।

जब यौन इच्छा आप पर हावी हो तो निम्नलिखित उपाय आजमाएं :

1.   अपने हृदय में महान ब्रह्मचारियों का ध्यान करो। उनकी महान आध्यात्मिक शिक्षाओं को स्मरण करने से तुम्हारी कामवासना पर अंकुश लगेगा।

2.   सत्संग या अच्छी संगति करें या आध्यात्मिक विषयों पर किसी महापुरुष से बातचीत करें।

3.   धार्मिक पुस्तकें पढ़ें ताकि आपकी वासना आपको परेशान न कर सके।

4.   जब कामवासना जागृत हो तो कभी भी एकांत में न रहें। यदि आपकी कामवासना आप पर हावी हो रही है तो अपनी इच्छा से अधिक ठंडा पानी पी लें।

5.   ठंडे पानी से नहाएँ। हो सके तो किसी नदी में रगड़-रगड़ कर नहाएँ। जब तक मन स्थिर न हो जाए, ठंडे पानी से सिर धोते रहें।

6.   कोई भी खट्टा फल खाएं, भले ही वह आपको पसंद न हो।

7.   अपने कानों की जोर से मालिश करें।

8.   भस्त्रिका प्राणायाम (श्वास लेना) 15-20 मिनट तक करें।

9.   श्मशान घाट की कल्पना करें या शव को दफनाने या दाह संस्कार के बारे में सोचें।

10.   संसार की व्यर्थता पर विचार करें और अपने शरीर की नाशवान प्रकृति को तुच्छ समझें।

11.   वासना पर काबू पाने का सबसे अच्छा तरीका है कि आप अपना ध्यान संभोग से हटाकर किसी रचनात्मक गतिविधि पर लगाएं जो आपको नुकसान न पहुंचाए।

12.   सृजन, विघटन के रहस्यों (Mysteries of creation, dissolution) पर विचार करें, या किसी प्रियजन की मृत्यु या अतीत की कठिनाइयों जैसे व्यक्तिगत अनुभवों पर चिंतन करें, क्योंकि ये यौन इच्छा को रोकने में सहायक हो सकते हैं।

13.   ईश्वर का ध्यान करें और उसे निरंतर याद करें।

उपर्युक्त समय-परीक्षणित तकनीकों का अभ्यास करके आप संभोग इच्छा को शांत कर सकते हैं।

तांत्रिक संभोग और योग अभ्यास का मार्गदर्शन

मैं स्वामी चिदानन्द द्वारा लिखित पुस्तक 'आध्यात्मिक जीवन में ब्रह्मचर्य की भूमिका' से तांत्रिक संभोग के संबंध में एक महत्वपूर्ण चर्चा प्रस्तुत करना चाहूँगा।

प्रश्न: तंत्र या पवित्र कामुकता का अभ्यास आजकल पश्चिम में बहुत लोकप्रिय हो रहा है। क्या आपको लगता है कि ये शिक्षाएँ एक प्रामाणिक आध्यात्मिक मार्ग प्रदान करती हैं ?

स्वामीजी: नहीं, मुझे नहीं लगता कि ये शिक्षाएँ कोई प्रामाणिक आध्यात्मिक मार्ग प्रस्तुत करती हैं। क्यों ? मानवीय कमज़ोरी, मानवीय दुर्बलता के कारण। मानव मन इस तरह से बना है कि वह हमेशा आसान रास्ता ही चुनता है। तंत्र सभी प्रकार के इन्द्रिय भोगों के माध्यम से ईश्वर तक पहुँचने का एक तरीका है। सब कुछ ईश्वर को अर्पित कर दिया जाता है और इसलिए सब कुछ पवित्र हो जाता है; कुछ भी अशुद्ध नहीं है। व्यक्ति इन्द्रिय तृप्ति का आनंद

लेता है और इसे ईश्वर के आनंद के एक भाग के रूप में भी देखता है। एक दृष्टिकोण है, और इसमें कुछ गुण भी हैं, कि जबकि सभी मानवीय अनुभवों में द्वैत बना रहता है - एक "मैं इस वस्तु का आनंद ले रहा हूँ" भावना होती है - कि एक सच्चे प्रेम करने वाले पुरुष के बीच अंतिम यौन अनुभव में, जो स्त्री के साथ गहन प्रेम में है और स्त्री द्वारा पूरी तरह से प्रत्युत्तर दिया जाता है, व्यक्ति की अलग व्यक्तित्व का कोई बोध नहीं होता है। [150]

प्रत्येक में अलगाववादी चेतना का पूर्ण विलय होता है, और केवल आनंद अनुभव का बोध होता है। कोई अनुभवकर्ता नहीं होता है। वे कहते हैं कि यह एक संभावना है जब इसे पूर्णता तक किया जाता है। दोनों का अस्तित्व समाप्त हो जाता है और केवल एक, अद्वैत अनुभव, निरपेक्ष अनुभव, ब्रह्म-चेतना रह जाती है। इसलिए वे कहते हैं कि मानव शरीर एक उपकरण है, जिसका यदि उचित उपयोग किया जाए, तो यह शरीर की चेतना से ऊपर उठ सकता है। लाखों में से एक के लिए यह काम कर सकता है।

सुख की खोज पश्चिमी जीवन के दृष्टिकोण का हिस्सा है - सुख का त्याग नहीं। और दस में से एक शिक्षक प्रामाणिक शिक्षक हो सकता है जो वास्तव में पश्चिमी स्वभाव के अनुकूल कुछ प्रदान करता है। लेकिन उनमें से नौ बहुत चतुर लोग हैं। वे जानते हैं कि इसकी मांग है, और वे इसके लिए चतुर हैं।

दृष्टिकोण यह है: आप अपना केक ले सकते हैं और उसे खा भी सकते हैं। उन्होंने कहा कि वे तंत्र का अभ्यास कर रहे थे लेकिन यह केवल पीना, खाना और संभोग सुख था। इससे उन्हें कुछ हासिल नहीं हुआ, लेकिन मुझे लगता है कि इससे उन्हें कुछ हासिल हुआ जहाँ वे जाना चाहते थे। इसलिए उस समय के प्रबुद्ध लोगों ने इसे भ्रष्ट मार्ग कहा। तब दो मार्ग अस्तित्व में आए: प्रामाणिक मार्ग जिसे दायाँ हाथ मार्ग कहा जाता था और भ्रष्ट मार्ग जो केवल भोग के पीछे था। इसे बायाँ हाथ मार्ग कहा जाता था। जैसा कि मैंने आपको बताया, काम शक्ति पवित्र है; काम पवित्र है। यह सभी चीजों में सबसे पवित्र है। लेकिन पवित्र कामुकता एक गलत शब्द है। एक बार जब आप कामुकता में शामिल हो जाते हैं, तो पवित्रता चली जाती है। यह मनुष्य की कमजोरी, दुर्बलता के कारण है। इसलिए, मैं इसका समर्थक नहीं बनने जा रहा हूँ।

स्वामी कृपालवानंद ने अपनी पुस्तक 'वैवाहिक साधना का भ्रम' (Illusion of Conjugal Sadhana) में लिखा है कि अनेक साधकों ने दाम्पत्य साधना के विषय में प्रत्यक्ष अथवा

अप्रत्यक्ष रूप से प्रश्न उठाए हैं । चूंकि मैं दो वर्षों से योग और संगीत के क्षेत्र में अनुसंधान का नेतृत्व कर रहा हूं, इसलिए यह उचित है कि मैं साधकों के प्रश्नों के उत्तर प्रदान करूं।

योग का एक कठिन चरण : योग केवल एक ही है। इसके दो प्रकार हैं - सकाम और निष्काम। दोनों की विभिन्न श्रेणियाँ और अलग-अलग आध्यात्मिक उपलब्धियाँ हैं। चाहे वह निष्काम ज्ञान योग हो, निष्काम भक्ति योग हो या निष्काम कर्म योग हो, सभी क्रिया योग से शुरू होते हैं, जो अपने आप में एक महत्वपूर्ण विशिष्ट चरण से शुरू होता है। चूँकि यह योग का एक कठिन चरण है, इसलिए इसमें स्थिर होना बहुत कठिन है । इस चरण तक पहुँचने वाले साधक को बहुत तीव्र कामुक इच्छा द्वारा पीड़ा होती है। जब भी वह अपने ध्यान (meditation) सत्र के लिए बैठता है, तो उसे यौन वृत्ति की तीव्र उत्तेजना का अनुभव होता है। यहां एक पूर्ण योगी गुरु का मार्गदर्शन अत्यंत आवश्यक है।

यदि साधक को उचित मार्गदर्शन न मिले तो वह अपनी साधना जारी रखने का साहस नहीं कर पाता। यहीं से योग के दो मुख्य प्रकार निकलते हैं। पहली शाखा में साधक अपनी पत्नी से ध्यान करने के लिए कहे बिना ही उसके साथ प्राकृतिक तरीके से अपनी यौन इच्छाओं को संतुष्ट करता है। फिर वह उसे अपने गुरु से ध्यान दीक्षा लेने के लिए कहता है और दोनों एक साथ ध्यान करते हैं और जब उनकी यौन इच्छा जागृत होती है तो एक दूसरे की मदद लेते हैं।

वाम संप्रदाय के अनुयायी सामूहिक ध्यान करते हैं। वे एक कार्यक्रम तय करते हैं और फिर अपनी इच्छा को पूरा करने के लिए एक-दूसरे की मदद लेते हैं। दूसरे संप्रदाय के अनुयायी स्त्रियों की मदद नहीं लेते। जब उनकी यौन इच्छा जागृत होती है तो वे अपना ध्यान कक्ष छोड़ देते हैं। वे कई तरीकों का सहारा लेते हैं जो उनके सहज ज्ञान से आते हैं, लेकिन उन्हें केवल असफलता ही हांथ लगती है। इस स्तर पर, केवल एक पूर्ण और सिद्ध गुरु ही सही मार्गदर्शन दे सकता है। ज्ञान, भक्ति या योग पंथ के सभी गंभीर साधक मानते हैं कि ध्यान के उनके अभ्यास से यौन इच्छाएँ कम हो जाती हैं ।

दरअसल वे बढ़ते हैं, और जब ऐसा होता है, तो साधक अपनी आस्था खो देता है। वह इसके कारणों को समझने की कोशिश करता है, लेकिन वह ऐसा कोई उत्तर नहीं दे पाता जिससे वह खुद को संतुष्ट कर सके। यौन इच्छा की उत्तेजना का कारण यह है कि संभोग केंद्र योग का भी केंद्र है। यौन द्रव संभोग और योग दोनों में माध्यम है ।

मैथुन की इच्छा यौन द्रव को स्खलन के माध्यम से नीचे ले जाती है, और योग इसे उदात्तीकरण (Sublimation) के माध्यम से ऊपर ले जाता है।

ध्यान की इस अवस्था में जो इच्छा जागृत होती है, उसे श्रीमद्भगवद्गीता में धर्म या धर्म के नियम के विरुद्ध नहीं बताया गया है। भगवान कृष्ण कहते हैं: "मैं इच्छा और आवेश से रहित, बलवानों का बल हूँ। प्राणियों में मैं वह इच्छा हूँ, जो धर्म के नियम के विरुद्ध नहीं है, हे भरतराज (अर्जुन)"। जिस प्रकार प्रकृति शरद, ग्रीष्म और वर्षा ऋतु में एक विशेष प्रकार की सुंदरता धारण करती है, उसी प्रकार वह विभिन्न जीवन चक्रों के दौरान नए रूप धारण करती है। जिस समय संत और तपस्वियों का बोलबाला था, तब दो अलग-अलग रास्ते अपनाए जाते थे - साधारण और विशेष। साधारण मार्ग में लोग साधारण ब्रह्मचर्य का पालन करते थे और ब्रह्मचारी का जीवन जीने का प्रयास करते थे।

विशेष मार्ग पर चलने वाले लोग योग का अभ्यास करते थे और ऊर्ध्वरेता तथा सिद्ध योगी बनकर सिद्धि प्राप्त करने का प्रयास करते थे। केवल कोई वीर और महान तपस्वी ही विशेष मार्ग पर चलने का साहस जुटा पाता था। साधारण तपस्वी योगाभ्यास के लिए अयोग्य माने जाते थे। ब्रह्मचर्य को इतना महत्व दिया जाता था कि ब्रह्मचर्य का पालन करना सभी तपस्वियों के जीवन का मुख्य उद्देश्य बन गया था और कोई भी ऐसा व्यक्ति नहीं था जो दाम्पत्य योग के अभ्यास में विश्वास करता हो। लोगों के मन में व्याप्त शांति के कारण उस युग में ब्रह्मचर्य का पालन करना आसान हो गया था।

मध्य युग में त्याग और वैराग्य का ह्रास हुआ तथा संचय की प्रवृत्ति बढ़ी। शहरों में आध्यात्मिक उपलब्धि और चमत्कारों की चर्चा आम थी। तांत्रिक और योगिकों के विभिन्न समूह और योग की विभिन्न विधियाँ बनाई जा रही थीं। कभी महंगा मोक्ष बहुत सस्ता हो गया था। इस युग के अंत में योग का वैवाहिक अभ्यास शुरू हुआ। यहीं से वाम मार्ग की उत्पत्ति हुई। भगवान शिव, जिन्होंने यौन शक्ति पर विजय प्राप्त की और फिर कामदेव को भस्म कर दिया, अपना स्थान छोड़कर और एकांत में चले गए, और कामदेव की राख राख नहीं रही बल्कि ईश्वरत्व में बदल गई और उन शहरों में रहने लगी जहाँ उनका सम्मान किया जाता था। आत्म-संयम और सदाचार भी त्याग दिया गया और उनकी जगह भोग और बुरे कर्मों ने ले ली।

वैदिक धर्म का ह्रास हुआ, उसकी जगह अवैदिक गुण आ गए। सत्य की जगह असत्य ने ले ली, ईमानदारी बेईमानी बन गई। योग के नाम पर पाखंड ने धीरे-धीरे भारत को अपनी गिरफ्त में ले लिया। ध्यान के माध्यम से रक्त संचार प्रणाली सक्रिय होती है। इससे यौन द्रव

बनाने वाले अंग सक्रिय होते हैं। यहाँ अपान वायु **प्रमुख** है। अपान की गतिविधियों को रोकने के लिए प्राण नीचे उतरता है और उसे रोकता है। अपान यौन द्रव को जननांगों की ओर खींचता है और प्राण उसे नीचे की ओर जाने से रोकता है। अपान **सुषुम्ना** को बड़ा करता है और प्राण उसे सिकोड़ता है।

एकान्त एवं संयुक्त ध्यान : जब साधक ऊपर वर्णित संकटपूर्ण स्थिति में होता है, तो वह विपरीत लिंग की ओर आकर्षित होता है। इस स्थिति में, यह बहुत महत्वपूर्ण है कि साधक को किसी अनुभवी गुरु द्वारा मार्गदर्शित किया जाए। यदि संभोग से मोक्ष संभव होता, तो यह कहा जाता कि मोक्ष तपस्वी साधक के लिए नहीं, **बल्कि केवल सांसारिक साधक के लिए है।** यदि ऐसा है, तो वैराग्य का गुण निरर्थक है। दूसरी ओर, पवित्र शास्त्रों में केवल वैराग्य साधक को ही मोक्ष के मार्ग के लिए योग्य माना गया है ।

भौतिकवादी साधक इस महान मार्ग के लिए योग्य नहीं है। शास्त्रों में ऐसे हजारों उदाहरण हैं। पुराणों में ऐसे उदाहरण दिए गए हैं, जिनमें एक तपस्वी ने घोर तपस्या और गहन ध्यान किया, जिसके परिणामस्वरूप इंद्रासन (भगवान इंद्र का सिंहासन) हिल गया, जिससे उसे (इंद्र को) अपनी सुरक्षा का डर सताने लगा। इस असुरक्षा को समाप्त करने के लिए, इंद्र ने एक बहुत ही सुंदर अप्सरा को धरती पर भेजा, ताकि वह संबंधित तपस्वी का ध्यान आकर्षित करे और उसकी तपस्या को नष्ट कर दे। अप्सरा जाकर स्वर्गीय संगीत और नृत्य द्वारा तपस्वी को परेशान करती, जिससे उसकी समाधि (सर्वशक्तिमान के साथ मिलन) टूट जाती और वह कामुकता के दायरे में भटक जाता। यदि संभोग से मोक्ष मिलता, तो अप्सरा की उपस्थिति तपस्वी के लिए वरदान होती। लेकिन ऐसा नहीं है; इसके विपरीत, अप्सरा का प्रकट होना अभिशाप बन जाता है। ये उद्धरण साबित करते हैं कि व्यक्ति को केवल साधना का अभ्यास करना चाहिए। समर्पण का अर्थ है वह अवस्था जिसमें स्वतंत्र प्राण, जो ध्यान के दौरान मन के बंधनों से पूरी तरह मुक्त होता है, बिना किसी बाधा के शरीर और अंगों के माध्यम से कार्य करने की अनुमति देता है। प्राण वायु प्रकृति में विद्यमान पाँच तत्वों में से एक है। यद्यपि यह गतिशील प्रतीत होता है, यह स्थिर है। प्राण वायु में जीवन का संचार करने वाला स्रोत परमेश्वर (ईश्वर) है। विपरीत लिंग, यानी किसी अन्य व्यक्ति की सुरक्षा पाने के लिए ईश्वर के प्रति समर्पण की इस स्थिति को छोड़ना उचित नहीं है। संभोग में मन बहिर्मुखी हो जाता है और इंद्रियाँ अनियंत्रित हो जाती हैं। इन सबके बावजूद, साधक - पुरुष और महिला दोनों - कहते हैं कि जब वे संभोग करते हैं तो उन्हें प्राण शक्ति का बलपूर्वक कार्य करने का अनुभव होता है। यह अनुभव यौन सुख में उनकी संलिप्तता का परिणाम है और एक भ्रम है।

यह स्थूल अवलोकन सत्य से कोसों दूर है। उन्हें जो बल अनुभव होता है, वह प्राण का नहीं, मन का होता है। हाँ, ध्यान के समय प्राण कभी-कभी शक्तिशाली हो जाता है, पर वह कभी विचलित नहीं होता। वह सदैव शान्त रहता है। इस अवस्था में वह बाह्य अंगों में उपस्थित नहीं होता। वह नाड़ियों में या शरीर के भीतरी मार्गों में प्रवाहित होता है। जब पति-पत्नी साथ-साथ ध्यान करते हैं, तो उनका मन स्वाभाविक रूप से एक-दूसरे पर केन्द्रित रहता है। इसलिए वे शीघ्र ही काम-बल से प्रभावित होकर उत्तेजित हो जाते हैं। चूँकि ध्यान के समय वस्त्र बाधक होते हैं, इसलिए प्रायः केवल जननांगों को ही कम से कम वस्त्रों से ढका जाता है। अंग-प्रत्यंग खुले रहते हैं। यह भी उत्तेजना का कारण है। इस प्रकार विपरीत लिंग के व्यक्ति की उपस्थिति बाधक होती है।

इसके अलावा, ध्यान के दौरान, जब पुरुष में कामवासना जागृत होती है, तो यह स्त्री में जागृत नहीं हो सकती है और इसके विपरीत भी हो सकता है। ऐसी परिस्थितियों में, वह खुद को दूसरे पर थोपता है, दूसरे के ध्यान को बाधित करता है और दूसरे को अपनी इच्छाओं के आगे झुकने पर मजबूर करता है। इसके साथ ही, साथ में ध्यान का अभ्यास करने वाले जोड़े एक और गलती करते हैं। जब अकेले ध्यान करते समय यौन वृत्ति जागृत होती है, तो यह कुछ ही क्षणों में समाप्त हो जाती है। लेकिन इसके समाप्त होने से पहले, साधक खुद को अधिक उत्तेजित अवस्था में ले जाता है और अपने साथी को भी अपने मार्ग पर ले जाता है। वाममार्गियों (वाममार्ग के अनुयायी) के ध्यान सत्रों में जहां दोनों लिंगों के साधक नग्न अवस्था में ध्यान करते हैं, वासना प्रमुख विशेषता होती है, इसलिए प्रतिभागी जल्दी ही इससे उत्तेजित हो जाते हैं। इसके अलावा, इस मार्ग में मुक्त संभोग प्रचलित है और इसलिए हर बार नए लोगों के संपर्क में आना आसान है। जो लोग इन साधनाओं में संलग्न हैं, वे केवल नए संपर्क और मुक्त संभोग की तलाश में हैं।

इस प्रकार ध्यान का उद्देश्य खो जाता है और उसकी जगह आनंद आ जाता है। ये साधक तर्क देते हैं कि जैसे लोहे को काटने के लिए लोहे की जरूरत होती है, वैसे ही वासना को वासना से जीता जा सकता है। तर्क ठोस लगता है, लेकिन यह सही नहीं है; इसे झूठा साबित किया जा सकता है। यह सच है कि लोहा लोहे को काटता है, लेकिन ऐसा केवल तेज धार वाला लोहा ही कर सकता है। अगर काटने के लिए इस्तेमाल किया जाने वाला लोहा तेज नहीं है, तो उसे काटने के औजार के रूप में इस्तेमाल नहीं किया जा सकता।

जब कोई ध्यान में विपरीत लिंग की सहायता लेता है, तो स्वतंत्र प्राण पराधीन हो जाता है, और योग सुख में बदल जाता है। साधक को यह कभी नहीं भूलना चाहिए कि यौन सुख में पुरुष और स्त्री का मिलन होता है, जबकि योग में साधक और भगवान का मिलन होता है। सिद्धासन और मुद्राओं और प्राणायाम का सहारा अपान को ऊपर उठने और मोक्ष का द्वार खोलने में मदद करता है और पतन की ओर ले जाने वाले मार्ग को बंद कर देता है। संभोग के माध्यम से, अपान अवरोही हो जाता है और मोक्ष की ओर ले जाने वाले बंद द्वार को कभी नहीं खोलता है। विभिन्न यौगिक क्रियाओं के कारण रक्त की शुद्धि होती है।

क्या हैं बाधाएं और उपाय : कुछ लोग कहते हैं, सिद्धासन और मुद्राएं अपनाने से विपरीत लिंग के प्रति आकर्षण और झुकाव बढ़ता है । ऐसी स्थिति में मानसिक अशुद्धियां भी बढ़ती हैं। यदि संन्यासी दम्पति साथ-साथ योगाभ्यास करें तो उनकी प्रगति में तेजी आएगी। ध्यान के समय जब योगाग्नि से स्वाधिष्ठान चक्र प्रदीप्त होता है, तब काम-प्रवृत्ति तीव्र हो जाती है। साधक को इस तीव्र काम-भावना को उदात्त करना होता है। ऐसा करने के लिए उसे विपरीत लिंग की ओर नहीं देखना चाहिए। यदि विपरीत लिंग की सहायता से काम-भावना को उदात्त करना संभव होता, तो यह संपूर्ण विश्व तप के लिए आदर्श स्थान होता और सभी गृहस्थ ऊर्ध्वरेता साधु बन जाते। ध्यान के समय सिद्धासन और अपान को ऊपर की ओर ले जाने वाली मुद्राओं के अभ्यास से जननांगों पर नियंत्रण प्राप्त होता है। संभोग में न तो सिद्धासन आता है और न ही महत्वपूर्ण मुद्राएं । परिणामस्वरूप अपान पर नियंत्रण नहीं रह जाता और इस प्रकार केवल भोग प्राप्त होता है, मुक्ति नहीं। ध्यान के दौरान जननांग क्षेत्र बहुत संवेदनशील हो जाता है, इसलिए साधक का मन कामुक विचारों से भर जाता है। इस अपरिहार्य स्थिति को धैर्यपूर्वक सहन करना चाहिए।

भगवान कृष्ण ने ध्यान की इस अवस्था का उल्लेख किया है: "अर्जुन! भले ही कोई व्यक्ति योग का अभ्यास करने का प्रयास करता है और हमेशा विवेकशील रहता है, फिर भी उसकी इन्द्रियाँ उसके मन को बलपूर्वक दूर ले जाती हैं।" साधक ध्यान के दौरान प्राण द्वारा की जाने वाली विभिन्न क्रियाओं को साक्षी के रूप में देखता है। उसी तरह, उसे मन की दुष्ट कामुक भटकन को भी देखना चाहिए। मूलाधार चक्र और स्वाधिष्ठान चक्र एक दूसरे से संबंधित हैं। अपान वायु इन दोनों क्षेत्रों पर शासन करती है। अपान वायु के समूह में 72,000 नाड़ियों (शारीरिक मार्ग) का संग्रह है। कुंडलिनी की सहायता के बिना, इन नाड़ियों की शुद्धि संभव नहीं है, इन नाड़ियों की शुद्धि प्राप्त करना वैतरणी नदी को पार करने जैसा है, एक नदी जिसे पुराणों में मृत्युलोक (पृथ्वी) और यमलोक (दूसरा संसार) के बीच स्थित बताया गया

है। यह बहुत गर्म रक्त, हड्डियाँ, बालों आदि से भरी हुई है। पापी इस नदी में डूब जाते हैं, तैरकर पार नहीं कर पाते। पवित्र लोग इसे गाय की पूंछ पकड़कर पार कर जाते हैं। योगी रक्त, हड्डियों और बालों से भरे शरीर को वैतरणी नदी मानते हैं। वे नदी पार करने और अमर होने के लिए कुंडलिनी के रूप में गाय की पूंछ का उपयोग करते हैं।

हज़ारों बार रोते हुए और अनिच्छा से मरने से बेहतर है कि एक बार मुस्कुराते हुए चेहरे के साथ मर जाएँ। जीवित मृत्यु का अर्थ है अपने आप को ईश्वर के प्रति समर्पित करना और उनके चरण कमलों में खुद को बलिदान कर देना। वज्रोली मुद्रा की सिद्धि के बाद, साधक का यौन द्रव नष्ट नहीं होता है, और इसलिए वह उध्वरेता बन सकता है और एक दिव्य शरीर, दिव्य चेतना और पूर्ण वैराग्य प्राप्त कर सकता है।

भारत में आज भी शिव, वैष्णव और शक्ति के कुछ गुप्त संप्रदाय हैं जहाँ पुरुष और महिलाएँ एक साथ ध्यान का अभ्यास करते हैं और योग में पूर्णता प्राप्त करने का प्रयास करते हैं। इस मार्ग को वाम मार्ग कहा जाता है। यह केवल वासना फैलाता है, और आने वाली पीढ़ी सुस्त और असभ्य हो जाती है। सामान्य व्यक्ति के लिए योग के अभ्यास में आत्म-संयम और महिलाओं या पुरुषों की सीमित संगति को प्राथमिक महत्व दिया जाना चाहिए। जितना अधिक संयम कोई व्यक्ति अपनाता है, उतनी ही अधिक आध्यात्मिक शक्ति उसे प्राप्त होती है। इस शक्ति से वह धन, जीवनसाथी, बच्चे, प्रसिद्धि और अन्य भौतिक उपलब्धियाँ प्राप्त करता है। उसे अपने यौन द्रव को संरक्षित करने के तरीके खोजने चाहिए। यदि कोई गृहस्थ व्यक्ति शक्तिपात (गुरु से शिष्य को ऊर्जा का हस्तांतरण) प्राप्त करता है और उसका उत्साहपूर्वक अभ्यास करता है, तो वह बिखरा हुआ, अनियंत्रित और बातूनी हो जाता है। परिणामस्वरूप, वह समाज की नज़रों में विफल हो जाता है और निराश हो जाता है।

एक तांत्रिक साधक का चेतावनी भरा अनुभव: हग मिल्ने नामक एक तंत्र साधक जो प्रसिद्ध ओशो पंथ का एक वफादार अनुयायी था, उन्होंने बताया कि कैसे तंत्र के अभ्यास के साथ अनियंत्रित संभोग "संभोग से समाधी" पुस्तक में सिखाया जाता है जिससे गंभीर मानसिक विकार, पागलपन, एसटीडी और यहां तक कि मौत भी हो सकती है। अपनी पुस्तक "भगवान - द गॉड दैट फेल्ड " (Bhagwan - The God that failed) में उन्होंने अपना अनुभव इस प्रकार साझा किया है ।

मुझे एक हफ़्ते बाद अस्पताल से छुट्टी मिल गई, लेकिन मैं अभी भी वैलियम (Valium) ले रहा था। मैं गहरी निराशा की स्थिति में था । मैंने अपने जीवन की सारी खुशियाँ और मौज-

मस्ती खो दी थी, और मुझे लगा कि मैं हमेशा के लिए असफल हो जाऊँगा। मुझे भगवान के साथ बिताए शुरुआती दिन याद आ गए, जो कभी वापस नहीं आएंगे। जब मैं इस जोखिम भरी मानसिक स्थिति में था, तो मैंने अपनी जान लेने की कोशिश की। मैंने लंदन के एक मनोचिकित्सक से सलाह ली, जिन्होंने सुझाव दिया कि मेरे लिए सबसे अच्छी बात यह है कि मैं क्षेत्र (Osho Ranch) पर वापस लौट जाऊं। मैं उनके मूल्यांकन से भयभीत था।

मैं मनोरोग अस्पताल में तीन और सप्ताह तक रहा, पहले मुझे लगा कि मैं कभी बाहर नहीं निकल पाऊंगा। 1984 में महोत्सव में शीला ने घोषणा की कि तीन संन्यासी एड्स से मर गए हैं, हालांकि उनकी पहचान नहीं हो पाई। शीला ने भगवान से सिफारिश की कि वायरस के संक्रमण को रोकने के लिए कंडोम और रबर के दस्ताने का इस्तेमाल किया जाना चाहिए। उन्होंने अपने शिष्यों के बीच यौन गतिविधियों को सीमित करने के लिए कुछ नियमों के साथ सहमति व्यक्त की। यह बॉम्बे के रोमांचक दिनों से कितना अलग था जब उन्होंने घोषणा की थी कि संभोग पवित्र है !

जब कृष्णमूर्ति ने भगवान को अपराधी करार दिया, तो मुझे लगता है कि वे कानूनी उल्लंघन के बारे में बात नहीं कर रहे थे। वे सम्मोहन और मानसिक शक्तियों के दुरुपयोग के बारे में बात कर रहे थे। शायद संन्यासियों का भगवान के साथ सबसे स्पष्ट मानसिक संबंध उनकी माला थी, और यह जानकर आश्चर्य नहीं हुआ कि जब संन्यासियों को दर्शन के समय उनकी माला मिली, तो उन्हें निर्देश दिया गया था कि अगर वे इसे कभी उतारते हैं तो उन्हें इसे व्यक्तिगत रूप से भगवान को वापस कर देना चाहिए।[151]

इस कहानी से हम जो सीख सकते हैं, वह है तांत्रिक शिक्षाओं और प्रथाओं का अंधकारमय पक्ष। ह्रग मिल्ने ने यह कहते हुए पर्दाफाश किया है कि ओशो ने अपने अनुयायियों को सम्मोहन और मानसिक शक्तियों से प्रभावित किया, और कैसे उनके संभोग और तंत्र के दर्शन ने शारीरिक और मानसिक नुकसान पहुँचाया। उन्होंने ओशो के करीबी लोगों के पाखंड और भ्रष्टाचार और आत्मज्ञान के नाम पर उनके द्वारा किए गए अपराधों का भी खुलासा किया। यह अध्याय उन लोगों के लिए एक चेतावनी है जो किसी भी ऐसे तांत्रिक गुरु के करिश्मे और उसके वादों के आकर्षण से मोहित हो जाते हैं, और यह याद दिलाता है कि हर चमकने वाली चीज सोना नहीं होती।

अध्याय 25

ब्रह्मचर्य के लिए क्या और कैसे खाएं

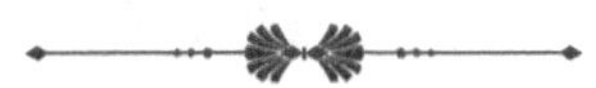

जैसा कि हमने पहले ही बताया है, अस्वस्थ भोजन खाने से आप स्वस्थ नहीं हो सकते। बहुत से लोग कम पौष्टिक भोजन से संतुष्ट हो जाते हैं क्योंकि उन्हें लगता है कि इसे बनाना और स्टोर करना महंगा और मुश्किल है। हालाँकि, खराब स्वास्थ्य के कारण होने वाले मेडिकल बिल स्वस्थ भोजन कीमत से कहीं ज़्यादा हैं। इस अध्याय में हम ब्रह्मचारी या स्वस्थ जीवन जीने के इच्छुक किसी भी व्यक्ति के लिए आदर्श भोजन विकल्पों पर चर्चा करेंगे।

शारीरिक शक्ति और अच्छे स्वास्थ्य के लिए पौष्टिक नाश्ता

1. **किशमिश कैसे खाएं:** किशमिश को खाने से पहले अच्छी तरह से धोना चाहिए, क्योंकि उस पर धूल और गंदगी हो सकती है। उन्हें कम से कम 1-2 बार धोएँ और आप देखेंगे कि पानी गंदा हो रहा है। उन्हें अच्छी तरह से धोने के बाद, उन्हें एक साफ कपड़े पर रखें और सूखने दें। निर्दिष्ट मात्रा में निम्नलिखित सामग्री को मिलाएँ: 20-25 किशमिश, 5 बादाम, 10 मूंगफली, एक छोटी कटोरी अंकुरित मोठ, 10 मेवे(Dry fruit) और एक छोटी कटोरी मूंग । इस कटोरे में पानी भरें और इसे रात भर के लिए छोड़ दें। याद रखें, आपको किशमिश को एक अलग कटोरे में भिगोना है। सुबह, दोनों कटोरी से पानी निकाल दें, लेकिन किशमिश के कटोरे से पानी न फेंकें। यह पानी पोषक तत्वों से भरपूर है और पीने के लिए अच्छा है। यह त्वचा और रंग को बेहतर बनाने में भी मदद करता है। अब सभी छह सामग्रियों को मिलाएँ और नाश्ते के रूप में खाएँ। इस रेसिपी में सुझाया गया आहार मात्रा आपके सेवन के लिए उपयुक्त है, न बहुत कम और न बहुत अधिक।

2. **मोठ बीन नाश्ता:** मोठ बीन सबसे सरल और पौष्टिक नाश्ते में से एक है। हालाँकि, बहुत से लोग नहीं जानते कि उन्हें सही तरीके से कैसे खाना चाहिए। अगर आप इन नियमों का पालन करते हैं तो आपको सर्वोत्तम परिणाम मिलेंगे।

सही तरीका यह है: सबसे पहले उन्हें एक कटोरी में पानी से धो लें, फिर उन्हें 3-4 घंटे के लिए पानी से भरे एक कटोरे में भिगो दें। फिर, मोठ की फलियों से पानी निकाल दें और उन्हें एक साफ कपड़े पर फैला दें। फिर, बीन्स को कपड़े में लपेटकर बीन्स की एक थैली बना लें। उन्हें रात भर के लिए छोड़ दें। सुबह आप देखेंगे कि बीन्स अंकुरित हो गए हैं। आप उन्हें बिना नमक के खा सकते हैं, जो सबसे अच्छा विकल्प है, या आप चाहें तो थोड़ा नमक भी डाल सकते हैं।

शरीर में महत्वपूर्ण तरल पदार्थ (वीर्य) बढ़ाने के लिए सुझाव

1. **चूना पत्थर का प्रयोग:** युवा लड़के-लड़कियों में कैल्शियम की कमी बहुत आम है। इससे शरीर को दो बड़ी समस्याएं होती हैं। पहला, हड्डियाँ कमज़ोर हो जाती हैं और दूसरा, शुक्राणुओं की संख्या कम हो जाती है। चूना पत्थर कैल्शियम का एक अच्छा स्रोत है, जो इन दोनों समस्याओं का समाधान कर सकता है। हालाँकि, आपको इसका इस्तेमाल सीमित मात्रा में करना चाहिए, क्रमरहित मात्रा में नहीं। आपको गेहूं के दाने जितना छोटा चूना पत्थर का एक टुकड़ा लेना चाहिए और इसे एक चम्मच पानी में घोलना चाहिए। आप इस पानी को एक कटोरी दही, किसी भी सब्जी की तरकारी या किसी भी जूस में मिला सकते हैं । यह अभ्यास आपकी हड्डियों की ताकत को बढ़ा सकता है और आपके शुक्राणुओं की संख्या में वृद्धि कर सकता है ।

2. **गुड़ का उपयोग:** आपको नाश्ते या रात के खाने के बाद नींबू जितना बड़ा गुड़ खाना चाहिए। गुड़ के कई फायदे हैं, लेकिन यहाँ उनमें से कुछ हैं: यह आपकी पाचन शक्ति को बढ़ाता है, यह आपके रक्त उत्पादन और परिसंचरण को बढ़ाता है।

3. **आमला :** आमला रक्त शोधन और मूलाधार चक्र की सफाई के लिए बहुत अच्छा है। बेहतर त्वचा रंग , चेहरे की त्वचा के लिए आपको रोजाना एक या दो आमला खाना चाहिए। चमक, तथा त्वचा और रक्त परिसंचरण से संबंधित अन्य लाभ भी होते हैं ।

सभी यौन समस्याओं के लिए एक बेहतरीन घरेलू उपाय: इस युग में पुरुष और महिलाएं अपने स्वास्थ्य और कम जीवन शक्ति से निराश हैं। पुरुषों को पेशाब के दौरान

या कभी-कभी थोड़ी सी उत्तेजना से भी वीर्यस्राव की समस्या का सामना करना पड़ता है। महिलाओं को श्वेत प्रदर की समस्या का सामना करना पड़ता है। आप इस समाधान का उपयोग करके इन सभी समस्याओं को हल कर सकते हैं।

250 ग्राम त्रिफला चूर्ण, 250 मिली काले तिल का तेल, और 250 मिली शुद्ध शहद मिलाएं और इसे एक कांच के जार में रखें। इस मिश्रण को सुबह 10 ग्राम और रात को 10 ग्राम लें। इसे पीने के बाद आपको एक गिलास गर्म पानी पीना चाहिए। यह आपकी जीवन शक्ति को बढ़ा सकता है और आपके शरीर को सभी आवश्यक पोषक तत्व प्रदान कर सकता है। इसे इस्तेमाल करने के एक महीने में ही आपको बदलाव नज़र आएगा और 3 महीने में आप अपनी सारी जीवन शक्ति वापस पा लेंगे जो आपने गलत आदतों के कारण खो दी थी।

खाने की आदतें: मैं आपको सलाह देता हूँ कि देर रात को खाना खाने से बचें। जब आप खाना खाते हैं, तो यह आपके शरीर में पचना शुरू कर देता है, इस प्रक्रिया में गर्मी पैदा होती है। मनुष्य इस गर्मी को झेलने के लिए नहीं बना है, और इससे पाचन से होने वाली गर्मी के कारण ब्रह्मचर्य खो सकता है। पाचन एक ऐसी प्रक्रिया है जो गर्मी छोड़ती है। शरीर इस गर्मी को स्वाभाविक रूप से छोड़ता है, लेकिन इस गर्मी के दो प्रभाव हो सकते हैं। एक, यह मानव शरीर के नींद चक्र को बाधित करता है और शरीर को गर्मी छोड़ने के लिए उत्तेजित करता है, जो अप्रत्यक्ष रूप से स्वप्नदोष और वीर्य हानि के अन्य रूपों का कारण बन सकता है। मैं सभी को भोजन के समय के बारे में अनुशासित रहने की सलाह देता हूँ। अपना रात का भोजन शाम 7 बजे से पहले करने की कोशिश करें या जब भी संभव हो आप अपना रात का भोजन छोड़ सकते हैं।

प्राण ऊर्जा के उर्ध्वपातन के लिए अद्भुत व्यायाम

आपकी जीवन शक्ति आपके आहार, विचार और जीवनशैली पर निर्भर करती है। हम प्राचीन और आधुनिक ऋषियों द्वारा दिए गए जीवनशैली संबंधी दिशा-निर्देशों का पता लगाएंगे। वीर्य आवश्यक महत्वपूर्ण ऊर्जा है, और हम इस रहस्य को उजागर करेंगे कि किस तरह से जीवन जिया जाए जिससे आपकी महत्वपूर्ण ऊर्जा सुरक्षित रहे। यह सुझाव काम करने का आश्वासन देता है। यह आपको एक ऊर्जावान जीवन प्राप्त करने में मदद करेगा, जो जीने का एकमात्र सार्थक तरीका है।

तरीका: आपको एक ही जगह पर दौड़ना है। अपनी छाती को ऊपर रखें। आपको अपने पंजों पर दौड़ना है। आपकी एड़ियाँ ज़मीन को नहीं छूनी चाहिए, और आपके पैरों से आवाज़ नहीं आनी चाहिए। एक-एक करके अपने पैर को अपने नितंबों तक ले आएँ। दौड़ते समय एक ही जगह पर रहें। इस व्यायाम को धीरे-धीरे शुरू करें, और फिर गति बढ़ाएँ।

चेतावनी: हृदय संबंधी समस्याओं वाले लोगों को यह काम सावधानी से करना चाहिए।

यह व्यायाम आपके लिए क्यों अच्छा है: यह व्यायाम सुस्ती को पूरी तरह से खत्म कर देता है। यह आपको अधिक ऊर्जावान बनाता है। यह आपके दिल और फेफड़ों को मजबूत करता है और उन्हें स्वस्थ रखता है। यह वीर्य को ऊपर चढ़ने देता है। आपकी जीवन ऊर्जा (यौन ऊर्जा) उच्च स्तर पर पहुँच जाती है जहाँ यह ओजस बन जाती है। यह आपकी आंतों को साफ करता है और आपकी भूख को बढ़ाता है। एक महीने के बाद स्वप्नदोष बंद हो जाएगा, और कई अन्य बीमारियाँ ठीक हो जाएँगी।

अधिक महत्वपूर्ण ऊर्जा कैसे बनाए रखें: बहुत से लोग स्वादिष्ट भोजन अधिक खा लेते हैं, जो उनके लिए बहुत बुरा है। अगर आप फिट या अधिक वजन वाले हैं तो भूख से कम खाएं। कोशिश करें कि जब आपका मन शांत और खुश हो तो अच्छी जगह पर खाना खाएं। रात को पेट भरकर न खाएं। इससे आपके शरीर के अंगों पर दबाव पड़ता है जो गंभीर बीमारियों का कारण बन सकता है। यह भी स्वप्नदोष का एक कारण है। रात को हल्का खाना खाएं। अपने खाने को अच्छे से चबाएं और खाने से पहले पानी न पिएं। खाने के 45-60 मिनट बाद पानी पिएं। आधी रात के बाद खाना आपके लिए सेहतमंद नहीं है। जिस व्यक्ति को स्वप्नदोष की समस्या है, उसे रात को सोने से पहले दूध नहीं पीना चाहिए।

पालक, हरी पत्तेदार सब्जियाँ, दूध, मक्खन, घी, छाछ, पके ताजे फल और सफेद कद् ऐसे शुद्ध खाद्य पदार्थ हैं जो आपको ब्रह्मचर्य बनाए रखने में मदद करते हैं। ये आपकी सोच को भी सकारात्मक बनाते हैं। हर दो हफ़्ते में एकादशी का उपवास आपके पाचन के लिए अच्छा है और आपको मैथुन और क्रोध के सामान्य विचारों पर काबू पाने में मदद करता है। गीले सपने आमतौर पर रात के आखिरी पहर में होते हैं। इसलिए, सुबह 4 से 4:30 बजे के बीच बिस्तर से उठ जाएँ। जो लोग सुबह जल्दी उठते हैं वे आसानी से आध्यात्मिक हो जाते हैं। शराब, सिगरेट और तंबाकू आपकी भावनाओं को प्रभावित करते हैं। नशीले पदार्थों के सेवन से आपके फेफड़े और दिल कमजोर हो जाते हैं, आपकी सहनशक्ति कम हो जाती है

और आपकी जीवन ऊर्जा कम हो जाती है। आपकी उम्र ढलने की प्रक्रिया तेज़ हो जाती है। विषाक्त पदार्थों के कारण आपका वीर्य पतला हो जाता है। हमेशा खुश रहें। अतीत पर ध्यान न दें और हमेशा अपने मन में ऊर्जा महसूस करें। आपकी मानसिक शक्ति से बड़ी कोई शक्ति नहीं है। वर्तमान में खुद को बेहतर बनाएँ।

अध्याय 26

ब्रह्मचर्य के बारे में गलत धारणाओं का खंडन

मनोविश्लेषण के संस्थापक सिगमंड फ्रायड का मानना था कि यौन इच्छाएँ और छिपी हुई यौन भावनाएँ मानव व्यवहार के लिए बहुत महत्वपूर्ण हैं। उनका मानना था कि यौन ऊर्जा या कामेच्छा मानव व्यवहार के लिए मुख्य प्रेरणा थी और इसने सभी मानवीय सोच और क्रियाकलापों को प्रभावित किया है।

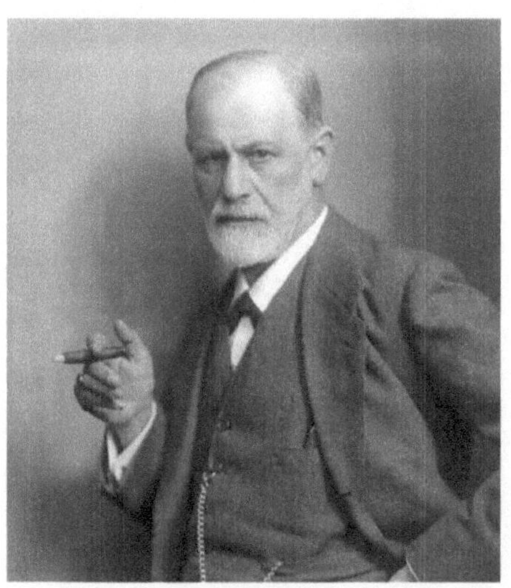

सिगमंड फ्रायड के खुद के साथ कई अनसुलझे यौन मुद्दे थे। उदाहरण के लिए, वैधानिक उभयलिंगीपन (bisexuality) का उनका विचार उनके व्यक्तित्व के कुछ लक्षणों के लिए एक तर्कसंगतता थी। मुझे लगता है कि कई विश्लेषक कुशल और प्रतिबद्ध लोग हैं,

लेकिन विश्लेषण फ्रायड जैसे व्यक्तित्व वाले लोगों को आकर्षित करता है जैसे निष्क्रिय पुरुष और आक्रामक महिलाएँ । नेता के बारे में यह साहसपूर्वक व्यक्त किया गया संदेह आमतौर पर नव-फ्रायडियन बैठकों में बाथरूम की बातचीत तक ही सीमित रहता है। लेकिन यह डॉ. हेरोल्ड एम. वोथ के साथ एक मुलाकात के दौरान कहा गया था, जो एक मनोचिकित्सक हैं जो मेनिंगर फाउंडेशन में पढ़ाते हैं और द अमेरिकन साइकोएनेलिटिक एसोसिएशन के सदस्य हैं। डॉ. वोथ का मानना है कि फ्रायड ने अपने व्यक्तित्व में "काफी हद तक स्त्रीत्व" (Femininity) दिखाया, एक ऐसा गुण जिसने पूरे पेशे को प्रभावित किया है, जिसे वे "विक्षिप्त रूप से परेशान" डॉ. फ्रायड मॉडल कहते हैं।

सिगमंड फ्रायड का व्यक्तित्व, जिनकी मृत्यु लगभग चालीस वर्ष पहले हुई थी, मनोचिकित्सा, मनोविश्लेषण और आधुनिक मनोचिकित्सा के क्षेत्र में आज भी जीवित है। फ्रायड की व्यक्तिगत इच्छाएँ और संघर्ष उनके द्वारा बनाए गए मनोवैज्ञानिक समाज की संपूर्ण संरचना से लगभग अविचारणीय (Indistinguishable) हो गए हैं ।

फ्रायड ने लगभग पंद्रह वर्षों तक कोकेन (Cocaine) का सेवन किया। पहले तो उन्होंने इसे भावनात्मक कारणों से इस्तेमाल किया, लेकिन बाद में कोकेन ने शिरानालशोथ (Sinusitis) के लिए नाक के उपचार के रूप में इस्तेमाल किया, यह उपचार डॉ. फ्लीस ने सुझाया था, जो एक नाक के डॉक्टर थे। (नाक से सांस लेना कोकेन के नशे में आने का एक सामान्य तरीका है) | 1890 के दशक के दौरान, डॉ. मैक्स शूर ने हमें बताया, फ्रायड ने कोकेन का अक्सर स्थानीय उपयोग किया। मनोविश्लेषण के शुरुआती वर्षों के दौरान फ्रायड के दिमाग पर कोकेन के भ्रमकारी प्रभाव का अभी तक कोई आंकलन नहीं कर पाया है। कोकेन के बिना, क्या फ्रायड मानव कल्पना की ऐसी असंभावित कल्पनाओं का आविष्कार कर सकते थे ? कोकेन प्रकरण वियना तंत्रिका चिकित्सक से दार्शनिक (Vienna nerve doctor-turned-philosopher) बने व्यक्ति के कई अवैज्ञानिक कारनामों में से एक था।

फ्रायड का यौन विषाक्तता सिद्धांत - कि यौन असंतोष से शरीर में जहर भर सकता है - एक और वैज्ञानिक गलती थी जो लोकप्रिय धारणा का हिस्सा बन गई। उन्होंने कहा कि पर्याप्त यौन गतिविधि की कमी से कामेच्छा अविरुद्ध हो जाती है और ऐसे रासायनिक पदार्थ बनते हैं जो दिमाग को नुकसान पहुंचाते हैं । फ्रायड ने कहा कि इस प्रक्रिया के शारीरिक प्रभाव से "वास्तविक विक्षिप्त" (Actual neurosis) (जर्मन शब्द था एक्टुएल, या करंट) होता है जबकि इसका मानसिक प्रभाव मनस्तंत्रिका-विक्षिप्ति (Psychoneurosis) होता है।

उन्होंने रोगियों को दो समूहों में विभाजित किया, जो या तो चिंता न्यूरोसिस या स्नायु दौर्बल्य (Neurasthenia) से पीड़ित थे। चिंता विक्षिप्त (Anxiety Neurosis) "संभोग में रुकावट, अधूरी उत्तेजना और यौन संयम की हताशा के कारण होता है।" न्यूरैस्थेनिया में यह यौन दुर्व्यवहार था जैसे "बहुत अधिक हस्तमैथुन और बहुत अधिक गीले सपने।" उपाय सरल था: अधिक संभोग। "यदि यौन दुर्व्यवहार को रोकना और इसे सामान्य यौन गतिविधि से बदलना संभव था, तो स्थिति में उल्लेखनीय सुधार परिणाम था," फ्रायड हमें वादा करता है ।

इस सिद्धांत को अब त्याग दिया गया है, लेकिन यौन असंतोष से विषाक्त शरीर के बारे में फ्रायड का बचकाना विचार आम मनोवैज्ञानिक विश्वास में जारी है। ओडिपल प्रेम त्रिकोण (Oedipal love triangle) इस बात का एक मुख्य उदाहरण है कि कैसे फ्रायड के व्यक्तित्व ने मनोविज्ञान और मनोरोग विज्ञान को विकृत कर दिया है। अपने आत्म-विश्लेषण के दौरान विश्लेषण से पता चला कि फ्रायड को अपनी माँ के लिए प्यार और अपने पिता के प्रति ईर्ष्या महसूस हुई। एक वयस्क के रूप में, उसके मन में बार-बार एक विचार आया जिसमें उसने अपनी "सुंदर और पतली" माँ, अमाली की कल्पना की। आदिम दृश्य (संभोग के दौरान अपने माता-पिता को देखना) के आघात में अपने विश्वास के आधार पर, फ्रायड ने एक लड़के के रूप में अपनी आकर्षक माँ को संभोग करते हुए देखा होगा। जो कम आवेशी बच्चे द्वारा अनदेखा किया जा सकता था, वह फ्रायड को नियंत्रित करता हुआ प्रतीत होता है।

फ्रायड ने स्पष्ट रूप से ओडिपल इच्छा को महसूस किया, एक समस्या जिसे गैर-फ्रायडवादी, जैसे कि न्यूयॉर्क विश्वविद्यालय की बाल मनोचिकित्सक डॉ. स्टेला चेस का मानना है कि यह केवल कुछ बच्चों को ही प्रभावित करता है। तब उन्हें भ्रम हुआ कि उनकी असामान्यता सामान्य और सार्वभौमिक थी। "लड़कों में अपनी माँ से बच्चा पैदा करने की इच्छा हमेशा बनी रहती है," उन्होंने लिखा। अर्नेस्ट जोन्स ने इसे एकल-विचार निर्धारण का नाम दिया है, जिसने फ्रायड को अपनी भावनाओं को सभी लोगों तक फैलाने के लिए प्रेरित किया, जिसे फ्रायड की महान शक्ति और उसकी अपंग कमजोरी दोनों कहा जाता है। ओडिपल सिद्धांत के मामले में, फ्रायड ने अपने बीमार बचपन को आधुनिक समाज पर एक सामान्य स्थिति के रूप में थोपा है, इस प्रकार मनोवैज्ञानिक समाज में मानसिक विकार पैदा किया है। एक युवा लड़के के रूप में, युवा सिगमंड ने अजीब व्यवहार दिखाया। सात साल की उम्र में वह अपने माता-पिता के बेडरूम में गया और जानबूझकर फर्श पर पेशाब कर दिया। उसने खुद को न्यूरैस्थेनिया से पीड़ित बताया, एक ऐसा शब्द जिसमें आधुनिक न्यूरोटिसिज्म और एक तरह का हाइपोकॉन्ड्रिया शामिल था। फ्रायड ने कहा कि जब वह

छोटा था तो उसे "टाइफाइड का हल्का मामला" और "चेचक का हल्का मामला"(A light case of smallpox) था। डॉ. शूर ने दिखाया है कि कई साधारण पेट की बीमारियों को तब "हल्का टाइफाइड" कहा जाता था। एक बार, "साइटिका" के कारण बिस्तर पर रहने के बाद, उसने "साइटिका नहीं होने" का फैसला किया और बस उठ गया। एक अजीब स्नायुजन्य (Neurotic) संकेत उसकी बेहोश होने की आदत थी।

ऐसा माना जाता है कि वह कम से कम चार या पाँच बार बेहोश हो गए थे। एक बार खून बहता हुआ देखने की वजह से ऐसा हुआ था। आमतौर पर ऐसा उनके विशाल अहंकार को ठेस पहुँचाने की वजह से होता था। 1909 में, अमेरिका जाने से ठीक पहले, फ्रायड और जंग ब्रेमेन में थे। फ्रायड ने अपने अनुयायी से कहा कि उसने, जंग ने, मौत को छिपा रखा है। जंग ने इस बात का जोरदार खंडन किया। लड़ाई के दौरान फ्रायड अचानक बेहोश हो गए। 1912 में फ्रायड और जंग के बीच एक लेख को लेकर फिर से बहस हुई जिसमें जंग ने फ्रायड का जिक्र नहीं किया था। जंग को खेद हुआ, लेकिन फ्रायड आलोचना करते रहे, फिर अचानक बेहोश होकर फर्श पर गिर पड़े। जंग उन्हें सोफे पर ले गए। जब फ्रायड जागे तो उनके पहले शब्द थे: "मरना कितना अच्छा होगा।" आधुनिक मनोविश्लेषण, आधुनिक मनोचिकित्सा का अधिकांश भाग और अधिकांश मनोचिकित्सा उन न्यूरोसिस का सटीक प्रतिबिंब हैं।

वे फ्रायड की घातक मृत्यु इच्छा, भाई-बहनों के बीच विनाशकारी संघर्ष, माता-पिता के प्रति छिपी हुई घृणा, उभयलिंगीपन, अनाचार की इच्छा, छिपी हुई समलैंगिकता, प्रेम-घृणा की विपरीत भावनाएं , हठधर्मी विश्वास और हर तरह की अदृश्य घृणाओं के लिए देखभाल करने वाला घर हैं। यह एक अनूठी जीत है। यह एक व्यक्ति के क्रोध का पूरी संस्कृति में स्थानांतरण है। बच्चे आमतौर पर या अक्सर परिवार में नए बच्चों से नफरत नहीं करते हैं। न ही अधिकांश लोग छिपे हुए समलैंगिक या अचेतन उभयलिंगी होते हैं। न ही अधिकांश लड़के अपने पिता की मृत्यु की गुप्त रूप से कामना करते हैं जैसा कि फ्रायड ने किया था। न ही बचकाना यौन अनुभव हमारे व्यक्तित्व का कारण है। न ही मिश्रित प्रेम-घृणा अधिकांश भावनाओं के लिए आदर्श है।

हमें एक सवाल पूछना चाहिए। क्या होता अगर फ्रायड को पेट में ऐंठन (Tight colon), लगातार उदास मूड, नसों की कमजोरी, समलैंगिकता की भावना, खराब मूड, सिरदर्द, कब्ज, यात्रा का डर, मौत का डर, दिल की समस्या, पैसे का डर, संक्रमित नाक, बेहोशी के दौरे और नफरत और हत्या की आक्रामक भावनाएं नहीं होतीं ?

क्या मन का आधुनिक सिद्धांत अधिक सकारात्मक होता ? क्या यह लोगों में अपने भाई-बहनों, अपने माता-पिता, यहाँ तक कि सभी लोगों के लिए सहानुभूति और देखभाल पर जोर देता ? क्या होता अगर फ्रायड विश्वास, जादुई संख्या और बचकानी नासमझी का शिकार नहीं होता ? क्या आज मनोचिकित्सा और मनोरोग चिकित्सा मानव मन पर अधिक वैज्ञानिक और तार्किक दृष्टिकोण का प्रभाव दिखाएंगे ?

फ्रायडियन बीमारी हमारे दिमाग और हमारे समाज में हमारी समझ से कहीं ज़्यादा घुस चुकी है। अगर हम देखें कि इसका बहुत कुछ हिस्सा फ्रायड का ही प्रतिबिंब है, और हम उस व्यक्तित्व दोष की सीमा को समझें, तो यह हमें इसके व्यापक प्रभाव से बचने में मदद कर सकता है। हमें शायद डॉ. फ्रायड के अंधेरे बादल के नीचे नहीं रहना पड़े।[152]

हमने देखा कि फ्रायड ने अपने विचारों का समर्थन करने के लिए दो प्रसिद्ध वैज्ञानिक तरीकों का इस्तेमाल नहीं किया। उन्होंने यह देखने के लिए कि क्या उनकी चिकित्सा काम करती है, प्रयोगात्मक और नियंत्रण समूहों के साथ नैदानिक परीक्षणों का उपयोग करने से इनकार कर दिया। उन्होंने यह भी नहीं सोचा कि बच्चों के विकास के बारे में उनके विचारों का समर्थन करने के लिए उनका निरीक्षण और अध्ययन करना महत्वपूर्ण था। अब, आइए देखें कि वैज्ञानिकों द्वारा उपयोग की जाने वाली तीसरी प्रमुख विधि के बारे में उन्होंने क्या सोचा - प्रयोग जहां आप एक चीज बदलते हैं और देखते हैं कि इसका दूसरी चीज पर क्या प्रभाव पड़ता है ।

प्रयोग, जो कि सबसे महत्वपूर्ण वैज्ञानिक पद्धति है, उसके बारे में फ्रायड की राय 1934 में रोसेनज़वीग को भेजे गए एक पोस्टकार्ड में स्पष्ट है। रोसेनज़वीग ने उन्हें बताया कि किस प्रकार उन्होंने प्रयोगों के माध्यम से दमन का अध्ययन करने का प्रयास किया। फ्रायड ने कहा, 'मैं इन पुष्टियों के बारे में ज्यादा परवाह नहीं करता क्योंकि मेरे पास पहले से ही कई विश्वसनीय अवलोकन हैं जो मेरे विचारों का समर्थन करते हैं, जिससे वे प्रयोगों से स्वतंत्र हो जाते हैं।' उन्होंने विनम्रता से कहा, 'फिर भी, इससे कोई नुकसान नहीं होता।' इससे पता चलता है कि फ्रायड को नहीं लगता था कि अपने विचारों को बदलने या साबित करने के लिए प्रयोगों की आवश्यकता है। किसी भी अन्य क्षेत्र ने खुद को प्रयोगात्मक परीक्षण से पूरी तरह से बंद नहीं किया है, यहां तक कि ज्योतिष या कपालविद्या (Phrenology) ने भी नहीं।

टी.एच. हक्सले के शब्दों में, जिन्होंने विज्ञान की त्रासदी के बारे में बात की थी - एक बदसूरत तथ्य के साथ एक सुंदर सिद्धांत को मारना । फ्रायड ने अपने सिद्धांत को परखना

कठिन बनाकर उसकी रक्षा करने की कोशिश की। 80 साल बाद भी, फ्रायडियन सिद्धांतों का समर्थन करने वाले कोई मजबूत प्रयोगात्मक सबूत, नैदानिक अध्ययन, सांख्यिकी (Statistics) या अवलोकन नहीं हैं। जैसा कि माइकल फैराडे ने कहा, 'वे प्रयोगात्मक रूप से प्रदर्शित किए बिना सैद्धांतिक रूप से तर्क करते हैं, और परिणाम में त्रुटियाँ होती हैं।' ये शब्द एक वैज्ञानिक विचार के रूप में मनोविश्लेषण के अंत के लिए उपयुक्त हो सकते हैं।

मनोविश्लेषण सबसे अच्छे रूप में विचारों का एक प्रारंभिक और गलत समूह है। सबसे बुरे रूप में, यह एक छद्म वैज्ञानिक विश्वास है जिसने मनोविज्ञान और मनोरोग विज्ञान को नुकसान पहुंचाया है और इसमें विश्वास करने वाले कई रोगियों को निराश किया है। इसे इतिहास की चीज़ के रूप में देखने और वास्तव में वैज्ञानिक मनोविज्ञान के निर्माण पर ध्यान केंद्रित करने का समय आ गया है।

फ्रायड की आलोचनाएँ जंग और एडलर जैसे उनके अनुयायियों तक फैली हुई हैं। उनमें से ज़्यादातर जंग की तरह वैज्ञानिक कठोरता से दूर चले गए, जो रहस्यवाद की ओर मुड़ गए। मैं उन लोगों के बारे में ज़्यादा बात नहीं करूँगा जिन्होंने फ्रायड के खिलाफ़ विद्रोह किया, लेकिन जंग, मेलानी क्लेन, विल्हेम स्टेकेल, अल्फ्रेड एडलर और कई अन्य लोग उस सूची में शामिल हैं।

कार्ल जंग जैसे कुछ मनोवैज्ञानिक, अचेतन मन और कामेच्छा जैसी अवधारणाओं पर फ्रायड से असहमत थे। अल्फ्रेड एडलर ने सामाजिक कारकों और श्रेष्ठता की चाह पर ध्यान केंद्रित करते हुए अपना सिद्धांत प्रस्तावित किया। कैरन हॉर्नी ने यौन प्रवृत्ति पर फ्रायड के जोर की आलोचना की, उन्होंने सुझाव दिया कि सामाजिक और सांस्कृतिक कारक व्यक्तित्व को अधिक आकार देते हैं। एरिक एरिकसन ने मनोसामाजिक प्रभावों को जोड़कर फ्रायड के चरणों का विस्तार किया। बी.एफ. स्किनर और जॉन बी. वॉटसन जैसे व्यवहारवादियों ने अचेतन मन पर फ्रायड के ध्यान को खारिज कर दिया, और अवलोकनीय व्यवहार और पर्यावरण पर ध्यान केंद्रित किया।

यौन उदात्तीकरण (sexual sublimation), ओडिपल प्रतिद्वंद्विता और लिंग ईर्ष्या में फ्रायड की रुचि व्यक्तिगत चिंताओं से प्रेरित हो सकती है। अपने सपनों में, वह अपनी पत्नी द्वारा नपुंसक, यौन अधिकारों से वंचित महसूस करता था, और उसके बच्चों ने उसके यौन अंगों को अवशेषों में बदल दिया था। फ्रायड के एक समय के दोस्त कार्ल जंग के अनुसार, वह इस दौरान अपनी साली मिन्ना के साथ शामिल हो गया। जंग के अमेरिकी शिष्य, जॉन

बिलिंस्की ने यह कहानी साझा की, जिसमें जंग के आश्चर्य और पीड़ा को उद्त किया गया था, जब मिन्ना के साथ फ्रायड के अंतरंग संबंध के बारे में पता चला। जंग ने, अपने स्वयं के विवाहेतर संबंधों के बावजूद, फ्रायड की स्थिति को चौंकाने वाला पाया।[153]

आपको यह समझने की आवश्यकता है कि आधुनिक विज्ञान को यौन ऊर्जा के सही अर्थ को समझने और ब्रह्मचर्य की शक्ति की खोज करने में लंबा समय लगेगा, लेकिन वैदिक विज्ञान ने हजारों साल पहले ही वीर्य प्रतिधारण और ब्रह्मचर्य के लाभ को प्रकट कर दिया है। आपके मानसिक स्वास्थ्य पर ब्रह्मचर्य के प्रभाव का वर्णन पहले से ही कई हिंदू शास्त्रों में किया गया है। ब्रह्मचर्य के बारे में सभी मिथक निराधार हैं। कृपया उन पर विश्वास न करें। वेद, शास्त्र, विज्ञान और ब्रह्मचारी विद्वानों के विचारों के व्यावहारिक सिद्धांतों पर विचार करें और उन मार्गों का अनुसरण करें जो जीवन के एक विशिष्ट शाश्वत लक्ष्य की ओर ले जाते हैं।

अध्याय 27

स्त्रियाँ और ब्रह्मचर्य

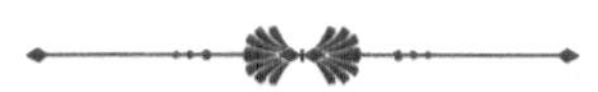

एक साधक पूछता है: "वीर्य के बनने और नष्ट होने की यही व्याख्या क्या महिलाओं पर भी लागू होती है ? क्या उन्हें पुरुषों के समान ही परिणाम भुगतने पड़ते हैं ?" यह एक प्रासंगिक और महत्वपूर्ण प्रश्न है। वास्तव में, यौन क्रियाकलाप महिला प्रणाली और पुरुष जीवन शक्ति को खत्म कर देता है। यह प्रणाली पर बहुत अधिक तनाव भी डालती है ।

अंडाशय, महिला अंग जो वीर्य जैसे पदार्थ का उत्पादन करते हैं, पुरुष वृषण के समान, डिंब नामक एक महत्वपूर्ण शक्ति का निर्माण, विकास और परिपक्वता करते हैं। पुरुषों के विपरीत, जो अपने शरीर से इस शक्ति को खो देते हैं, महिलाएं इसे अंदर ही बनाए रखती हैं। हालाँकि, जब वे मैथुन करते हैं, तो डिंब अंडाशय से निकल जाता है और भ्रूण बनाने के लिए उपयोग किया जाता है। महिलाओं के लिए बच्चे पैदा करना बहुत थका देने वाला और बहुत अपेक्षाएँ रखने वाला होता है। बार-बार इस शक्ति को खोने और प्रसव से गुजरने से महिलाओं का स्वास्थ्य खराब होता है और उनकी ताकत, सुंदरता, लावण्य , यौवन और मानसिक शक्ति को नुकसान पहुँचता है। उनकी आँखों की चमक खो जाती है जो उनकी आंतरिक शक्तियों को दर्शाती है। इस क्रिया की प्रबल कामुक उत्तेजना तंत्रिका तंत्र को क्षति पहुंचाती है तथा कमजोरी भी पैदा करती है। महिलाओं की शारीरिक प्रणाली अधिक संवेदनशील और नाजुक होती है, इसलिए वे प्रायः पुरुषों की तुलना में अधिक प्रभावित होती हैं।

महिलाओं को अपनी कीमती जीवन शक्ति की रक्षा करनी चाहिए। डिंब और अंडाशय द्वारा स्रावित होने वाले हार्मोन महिलाओं के सर्वोत्तम शारीरिक और मानसिक स्वास्थ्य के लिए महत्वपूर्ण हैं। यह स्पष्ट है कि मादा के लिए प्रजनन महंगा है। गर्भवती और स्तनपान कराने के दौरान उन्हें विशेष भोजन की आवश्यकता होती है, जो दर्शाता है कि इसमें लागत शामिल है। प्रजनन के कारण मादा की लागत को समझना आसान है क्योंकि यह ज्यादातर गर्भावस्था

और स्तनपान जैसे कुछ निश्चित समय पर होती है। साथ ही, एक मादा एक निश्चित उम्र के बाद प्रजनन करने में सक्षम नहीं होती है। उनके प्रजनन नमूने (Pattern) का मतलब है कि वे तनाव की छोटी अवधि के दौरान अपने शरीर का उपयोग करते हैं और फिर कुछ समय बाद पूरी तरह से बंद कर देते हैं। इसकी तुलना में, एक नर इंसान मरने तक प्रजनन करता रह सकता है, जिसका अर्थ है कि लागत उसके पूरे जीवन में अधिक समान रूप से फैली हुई है, और किसी विशिष्ट समय पर इतनी ध्यान देने योग्य नहीं है । यह सर्वविदित है कि हर देश और परिस्थिति में एक महिला एक पुरुष से ज़्यादा समय तक जीवित रहती है। बहुत से लोग सोचते हैं कि ऐसा इसलिए होता है क्योंकि पुरुषों में टेस्टोस्टेरोन ज़्यादा होता है। मैं व्यक्तिगत रूप से सोचता हूँ कि ऐसा इसलिए होता है क्योंकि एक महिला मध्य आयु में यौन रूप से उपजाऊ होना बंद कर देती है। रजोनिवृत्ति (Menopause) उन्हें व्यस्त यौन जीवन के बाद वह आराम दे सकती है जिसकी उन्हें ज़रूरत होती है। दूसरी ओर, पुरुष लापरवाह होते हैं और अंत तक खुद को थकाते रहते हैं, जिससे उनकी आयु कम हो जाती है।

महिला प्रजनन लागत को दिखाने के लिए, मैं एक प्रयोग का उल्लेख करूँगा जिसमें स्तनपान कराने वाली माताओं की हड्डियों में कैल्शियम की कमी हो गई, जिनके शरीर में पर्याप्त कैल्शियम नहीं था (स्पेकर, 1994), [154] लेकिन इसलिए कि दूध को हड्डियों से कैल्शियम मिल सके! यह चौंकाने वाला है, लेकिन क्या यह सच है ? महिला शरीर अपने स्वास्थ्य का त्याग कर सकता है ताकि बच्चा भूखा न रहे। यह प्रयोग दर्शाता है कि महिला का मुख्य लक्ष्य उसका अपना लंबा जीवन नहीं, बल्कि उसके बच्चे हैं। इसलिए हमें यह कहना चाहिए कि प्रजनन की लागत महिला के लिए उतनी ही महत्वपूर्ण है जितनी कि पुरुष के लिए।[155]

एक महिला का यौन जीवन उसके व्यक्तित्व और उसके व्यवहार को पुरुषों से कहीं अधिक प्रभावित कर सकता है। कई भागीदारों के साथ संबंध बनाने से एक महिला सख्त हो सकती है, जो उसके हाव-भाव और बातचीत में दिखाई देता है। यह उसकी स्वाभाविक कोमलता को खत्म कर देता है, जिससे वह कम कोमल और देखभाल करने वाली लगती है। दूसरी ओर, जब एक पुरुष बहुत अधिक यौन गतिविधि में संलग्न होता है, तो यह उसके शारीरिक संसाधनों को कम कर देता है, जबकि महिलाओं में, यह तंत्रिका तंत्र को खत्म कर देता है और तंत्रिका संबंधी समस्याएं या न्यूरैस्थेनिया का कारण बन सकता है।

किसी भी अन्य चीज़ से ज़्यादा, बहुत ज़्यादा यौन संबंध बनाने से महिला की उम्र बुढ़ापे की और जल्दी हो सकती है, कभी-कभी तो पुरुषों की तुलना में भी तेज़ी से। यह व्यापक रूप से ज्ञात है कि वेश्याओं की तरह गहन रोमांटिक काम करने से उम्र बुढ़ापा की और बढ़ने

की गति तेज़ हो जाती है। अत्यधिक यौन गतिविधि और अलग-अलग साथी रखने से महिला की योनि और पेरिनेल (Perineal) की मांसपेशियाँ प्रभावित हो सकती हैं, जिससे वे कमज़ोर, अप्रभावीशील और कम संवेदनशील हो जाती हैं ।

अब, महिलाओं को यौन संबंधों के जैविक परिणामों से निपटना पड़ता है, मुख्य रूप से, गर्भवती होने की संभावना। गर्भावस्था को रोकने का सबसे सुरक्षित और पक्का तरीका रोमांटिक गतिविधियों से दूर रहना है। यह पूरी तरह से सुरक्षित है, निश्चित रूप से काम करता है, और यह प्राकृतिक है, इसके कोई दुष्प्रभाव नहीं हैं। साथ ही, यह मुफ़्त में उपलब्ध है, किसी को भी इसके लिए किसी नुस्खे की ज़रूरत नहीं है। गर्भावस्था को रोकने का कोई कृत्रिम तरीका नहीं है जो ये सभी लाभ प्रदान करता हो। सबसे प्रभावी कृत्रिम तरीके भी महिलाओं के लिए गंभीर, हानिकारक दुष्प्रभावों के साथ आते हैं।

डॉक्टरों द्वारा मुख्य रूप से पढ़े जाने वाले एक शीर्ष चिकित्सा जर्नल में दो-पृष्ठ के विज्ञापन के अनुसार, एक लोकप्रिय गर्भनिरोधक गोली को सभी चेतावनी , मतभेद, सावधानी और प्रतिकूल प्रतिक्रियाओं को सूचीबद्ध करने के लिए एक पूरे पृष्ठ की आवश्यकता होती है, जिसमें रक्त के थक्के, यकृत की समस्याएं और यहां तक कि मृत्यु जैसी चीजें शामिल हैं। और, एक प्रतिकूल प्रतिक्रिया है जो सूचीबद्ध नहीं है ।

बहुत ज़्यादा यौन गतिविधियों में शामिल होने से महिलाओं में सर्वाइकल कैंसर होने का जोखिम बढ़ जाता है। साथ ही, जीवन में बहुत कम उम्र में रोमांटिक संबंध शुरू करने से सर्वाइकल कैंसर होने की संभावना बढ़ जाती है। इन चीज़ों के बारे में समझदारी से काम लेना ज़रूरी है।[156]

अध्याय 28

विवाह के बाद ब्रह्मचर्य का अभ्यास कैसे जारी रखें

सनातन धर्म के अनुसार, विवाह दो आत्माओं के बीच एक पवित्र रिश्ता है, न केवल शारीरिक स्तर पर बल्कि आध्यात्मिक स्तर पर भी। यह जब भी मन करे संभोग करने का लाइसेंस नहीं है। यह सभी परिवार के सदस्य, देवता, सितारों और ब्रह्मांड की उपस्थिति में दो आत्माओं का संबंध है। यही कारण है कि हम विवाह करने से पहले भगवान की पूजा करते हैं। सनातन संस्कृति में, सुखी वैवाहिक जीवन के लिए कुछ नियमों का पालन किया जाना चाहिए; यदि कोई इन सभी नियमों का पालन करता है, तो उसे विवाह के बाद भी ब्रह्मचारी माना जाएगा।

यह समझना मुश्किल लग सकता है कि विवाह में ब्रह्मचर्य कैसे बनाए रखें और अपने विवाहित जीवन का आनंद कैसे लें। सबसे पहले, ब्रह्मचर्य का सही अर्थ क्या है? ब्रह्मचर्य अनुशासन, आध्यात्मिकता और धर्म के साथ जीने का एक तरीका है। आपको अपने वीर्य को संरक्षित करना चाहिए और अपने मन को वासना (काम) से मुक्त रखना चाहिए। ये ब्रह्मचर्य के लिए बुनियादी नियम हैं और अन्य नियमों को अध्याय २४ में समझाया गया है। अब आइए देखें कि गृहस्थ आश्रम या गृहस्थ जीवन में ब्रह्मचर्य का पालन कैसे करें।

1.   आप सोच सकते हैं कि शादीशुदा होने के बावजूद संभोग चलन (Sex drive) न होना आपके रिश्ते को नुकसान पहुंचा सकता है। लेकिन हमेशा ऐसा नहीं होता। विवाह सिर्फ़ दो विपरीत लिंग का शारीरिक मिलन नहीं है, बल्कि दो आत्माओं का आध्यात्मिक मिलन भी है। विवाह पारिवारिक और सामाजिक कर्तव्यों को पूरा करने के लिए एक दूसरे का परस्पर सहयोग है, जीवन के हर पहलू में एक होना चाहे वह प्यार हो, सफलता हो, असफलता हो, दुख हो या सुख हो। ब्रह्मचर्य विवाहित जीवन को बेहतर बनाता है और इसके विपरीत भी दम्पति के आध्यात्मिक विकास से संबंधित है।

2. जो कोई भी अपनी शादी को प्रामाणिक और खुशहाल रखना चाहता है, उसे ब्रह्मचर्य का पालन करना होगा। अन्यथा, ये यौन इच्छाएँ और इंद्रियाँ आपके संयम आनंद को बर्बाद कर देंगी। जो जोड़े केवल मौज-मस्ती या आनंद के लिए संभोग करते हैं, उन्हें कभी भी वास्तविक प्रेम और मानव शरीर की सुन्दरता का अनुभव नहीं होगा ।

3. यौन शक्ति प्रकृति द्वारा बनाई गई है, ताकि वंश का पालन हो सके। इसलिए, कई शास्त्रों में यौन शक्ति के पक्ष और विपक्ष पर चर्चा की गई है। अगर दंपत्ति आध्यात्मिक जीवनशैली का पालन करें और महान आध्यात्मिक गुरुओं और संतों की शिक्षा को सुनें, तो विवाह के बाद भी संयमित जीवन जीना मुश्किल नहीं है। कई आध्यात्मिक गुरुओं और शास्त्रों ने स्पष्ट किया है कि यौन शक्ति केवल संतानोत्पत्ति के लिए दी जाती है। अगर हम इसका इस्तेमाल केवल कामुक आनंद के साधन के रूप में करते हैं, तो हम अपने आध्यात्मिक जीवन के भंडार को खत्म करने के अलावा कुछ नहीं कर रहे हैं। दंपत्तियों को यह प्रबंध करना चाहिए कि वे अपने जीवन को अधिक आध्यात्मिक और वैदिक कैसे बनाए रखें, ताकि वे अपने प्रेम जीवन के मूल में यौन आनंद को न रखें। यह प्रबंध उस व्यक्ति के लिए चुनौतीपूर्ण होगा जो अधिक कामुक है, लेकिन एक बार जब आप यह प्रबंध कर लेते हैं। तो आप अपने पूरे विवाहित जीवन में कभी भी कामुक नहीं रहेंगे।

ब्रह्मचर्य का पालन करने वाले दम्पति की मानसिक और आध्यात्मिक स्थिति सबसे अच्छी होती है। जब वे गर्भधारण करते हैं, तो उनकी आध्यात्मिक शक्ति उनके बच्चे में प्रवाहित हो जाती है। यह बच्चा सबसे अच्छे वीर्य और डिंब के साथ पैदा होता है। यही कारण है कि दोनों को बुद्धिमान, मजबूत और प्रतिभाशाली बच्चे पैदा करने के लिए ब्रह्मचर्य अवस्था में कुछ समय बिताने के बाद गर्भधारण करने की सलाह दी जाती है।

बुद्धिमान आध्यात्मिक गुरुओं द्वारा गृहस्थ के लिए दिए गए कुछ दिशानिर्देश इस प्रकार हैं:

1. एक पुरुष को अपनी पत्नी को छोड़कर सभी महिलाओं का माँ के रूप में सम्मान करना चाहिए और कभी भी अन्य महिलाओं के साथ संपर्क नहीं सोचना चाहिए।

2. यदि आप आध्यात्मिक पथ पर आगे बढ़ना चाहते हैं तो यौन जीवन पर कठोर नियंत्रण और अहिंसा का दृढ़ अभ्यास आवश्यक है।

3.   अगर आप गर्भनिरोधकों का इस्तेमाल करते हैं, तो आप कभी भी आत्म-संयम का अभ्यास नहीं सीख पाएंगे। गर्भनिरोधकों का इस्तेमाल करने वाला व्यक्ति अनैतिक है। संयम का गुण सीखिए। इन अप्राकृतिक तरीकों का इस्तेमाल धीरे-धीरे आपकी ऊर्जा खत्म कर देगा। यह सभी संयमों को नष्ट कर देगा।

4.   संभोग और तालू पर नियंत्रण के बीच गहरा संबंध है। जिसने अपने तालू पर नियंत्रण कर लिया है, वह अपने आप को नियंत्रित कर लेता है। तालु ने पहले से ही अन्य सभी अंगों को नियंत्रित कर लिया है ।

5.   सात्विक भोजन से ब्रह्मचर्य का पालन आसान हो जाएगा ।

6.   संयम हानिकारक नहीं है। इसके विपरीत, यह तंत्रिका ऊर्जा को संरक्षित करता है। यह बहुत मानसिक शक्ति और मन की शांति देता है।

7.   यौन भोग से नैतिक और आध्यात्मिक विनाश, शीघ्र मृत्यु, तंत्रिका दुर्बलता, तथा व्यक्ति की क्षमता, प्रतिभा और योग्यताओं का नाश होता है।

8.   मनु कहते हैं: "पहला बच्चा धर्म से और बाकी काम या वासना से पैदा होता है।" केवल आनंद के लिए यौन क्रिया स्वीकार्य नहीं है। शरीर या मांस के लिए वासना शुद्ध या सच्चा प्यार नहीं है। यह केवल अज्ञानता से पैदा हुआ आकर्षण है। आप इस आवेग के कारण बुरे कर्म करते हैं और अपनी आत्मा को मार देते हैं ।

अगर कोई तुरंत विवाह न करने का फैसला करता है और परिवार बनाने के लिए कभी-कभी ही बच्चे पैदा करता है, तो वे ऐसे बच्चों को जन्म दे सकते हैं जो स्वस्थ, बुद्धिमान, मजबूत, आकर्षक और त्याग करने के लिए तैयार हों। भारत में बहुत पहले, बुद्धिमान और पवित्र लोग, जब विवाहित होते थे, तो इस महान नियम का सावधानीपूर्वक पालन करते थे। वे दूसरों को, कर्म और वचन दोनों के माध्यम से, सिखाते थे कि विवाहित होते हुए भी कैसे अनुशासित जीवन जिया जाए। हमारे पूर्वजों ने वास्तव में अपनी मातृभूमि की रक्षा और अन्य महान कार्यों के लिए परिवार बनाने में इन बुद्धिमान व्यक्तियों का अनुसरण किया। यदि आपने श्रीमद्भागवत पढ़ी है, तो आप मनु की पुत्री देवहुति और उनके पति कर्दम ऋषि के बारे में जानते होंगे। सांख्य दर्शन के संस्थापक कपिल मुनि का जन्म देवहुति से हुआ था, जब कर्दम ऋषि एक बार उन्हें पुत्र देने के लिए उनके पास गए थे। पराशर ने वेदांत दर्शन के संस्थापक श्री व्यास को जन्म देने के लिए मत्स्यगंधी का दौरा किया था। अतीत के महान ऋषि विवाहित थे, लेकिन वे आवेग और इच्छा से ग्रस्त जीवन नहीं जीते थे। उनका विवाहित

जीवन धार्मिकता के इर्द-गिर्द केंद्रित था। यदि आप उनकी हूबहू नकल नहीं कर सकते, तो कम से कम अपने जीवन को मार्गदर्शक के रूप में, अनुसरण करने के लिए एक उदाहरण के रूप में उपयोग करें, और सत्य के मार्ग पर चलें। विवाहित जीवन का मतलब इच्छाओं में लिप्त होना और लापरवाह जीवन जीना नहीं है। यह निस्वार्थ सेवा, शुद्ध और सरल धार्मिकता, उदारता, दयालुता, आत्म-सुधार और मानवता के लिए सभी अच्छे और सहायक कार्यों का अनुशासित जीवन है। यदि आप ऐसा जीवन जी सकते हैं, तो विवाहित होना एक साधु की तरह जीने के समान है।

एक संतुलित, संयमित विवाहित जीवन जिएँ। एक विवाहित व्यक्ति के रूप में भी, आप वैवाहिक कर्तव्य के सिद्धांतों का पालन करते हुए, संयम का अभ्यास करते हुए, और नियमित रूप से परमेश्वर की आराधना करते हुए अनुशासित रह सकते हैं। विवाह आपको अपनी आध्यात्मिक यात्रा से दूर नहीं ले जाना चाहिए। आध्यात्मिक ज्योति को जलाए रखें। अपनी पत्नी को आध्यात्मिक जीवन की सच्ची महिमा को समझने में मदद करें। यदि आप दोनों कुछ समय के लिए आत्म-अनुशासन का अभ्यास करते हैं और अति से बचते हैं, तो वह मजबूत बच्चों को जन्म देगी जो देश के लिए गर्व का स्रोत होंगे। ऊर्जा संरक्षण का उपयोग उच्च आध्यात्मिक उद्देश्यों के लिए किया जा सकता है। बार-बार गर्भधारण से बचना भी आपकी पत्नी के स्वास्थ्य को बनाए रखेगा।

वैवाहिक जीवन में अनुशासित होने का मतलब है संयमित यौन संबंध रखना। विवाहित व्यक्तियों को महीने में एक बार सही समय पर एक साथ रहने की अनुमति है, आनंद के लिए नहीं, बल्कि बच्चे पैदा करने और वंश को आगे बढ़ाने के लिए। यह भी अनुशासित जीवन जीने का एक रूप है। वे ब्रह्मचर्य का भी पालन कर रहे हैं। विवाहित व्यक्तियों को अपनी पत्नियों को व्रत रखने और जप, ध्यान और अन्य अभ्यासों में शामिल होने के लिए प्रोत्साहित करना चाहिए, जिससे उन्हें ब्रह्मचर्य बनाए रखने में मदद मिलेगी। अपनी पत्नियों को गीता, उपनिषद, भागवत और रामायण का अध्ययन करने और अपने आहार को विनियमित करने के लिए प्रशिक्षित करें।

अगर आप ब्रह्मचर्य का पालन करना चाहते हैं, तो अपनी पत्नी को अपनी बहन समझें । पति-पत्नी के विचार को हटाकर भाई-बहन के विचार को विकसित करें। इससे शुद्ध और मजबूत प्रेम पैदा होगा, जो वासना की अशुद्धता से मुक्त होगा। अपनी पत्नी से हमेशा आध्यात्मिक मामलों पर बात करें। महाभारत, भागवत की कहानियाँ साझा करें। छुट्टियों में धार्मिक पुस्तकें पढ़ते हुए साथ में समय बिताएँ। धीरे-धीरे उसकी मानसिकता बदल

जाएगी। वह आध्यात्मिक साधना में रुचि लेगी और आनंद प्राप्त करेगी। यदि आप जीवन की परेशानियों से बचना चाहते हैं और आत्मा के शाश्वत आनंद का अनुभव करना चाहते हैं, तो इसे अमल में लाएँ ।

आज की दुनिया में, कई लोग पश्चिमी देशों के लोगों की नकल करते हुए हमेशा अपनी पत्नियों को साथ लेकर बाहर जाते हैं। इससे उन्हें हर समय महिलाओं के आस-पास रहने की आदत हो जाती है। यहां तक कि एक छोटा सा अलगाव भी बहुत दर्दनाक हो सकता है। अपनी पत्नियों को खोना एक बड़ा सदमा हो सकता है, और उनके लिए एक महीने के लिए भी शादी न करने का फैसला करना मुश्किल होता है। यह बहुत मुश्किल है! जिनके विवाह के लम्बे समय हो गए हैं , अपने जीवन साथी के साथ कम समय बिताने की कोशिश करें। बातचीत छोटी रखें। गंभीर रहें। बहुत ज़्यादा हँसें या मज़ाक न करें। शाम को टहलने जाएँ। आपके होशियार पूर्वज क्या करते थे? पश्चिम से केवल अच्छी चीजें ही अपनाओ। उनके फैशन, स्टाइल, कपड़े और खाने की नकल करना अच्छी बात नहीं है ।

अध्याय 29

विपरीत परिस्थितियों पर विजय पाने की मेरी युक्तियाँ

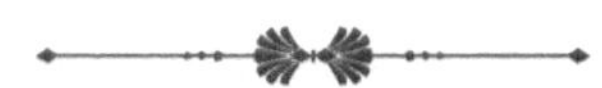

यह अध्याय मुझे बहुत प्रिय है, क्योंकि यह इस पुस्तक के मूल संदेश को दर्शाता है। मैं आपके साथ साझा करूँगा कि कैसे मेरी सुबह की ध्यान दिनचर्या और ब्रह्मचर्य के अभ्यास ने मेरे जीवन को बदल दिया है।

मैंने पहले ही अपनी पहली जीवन बदल देने वाली पुस्तक का उल्लेख किया है - *दिव्य प्रेरणा प्रकाश*, जिसने मुझे विनाश के मार्ग से बचाया और मुझमें प्रेरणा का संचार किया। ये पुस्तक ब्रह्मचर्य जीवनशैली का उत्तम संस्कार है । इस पुस्तक ने मेरी बिखरी हुई जीवनशैली को सुधारने और उसे बेहतर बनाने में मेरी मदद की। मैं ईश्वर और इस पुस्तक के लेखक और प्रचारक का आभारी हूँ, जो मेरे लिए एक वरदान था। यहाँ मेरी जीवनशैली की दिनचर्या है जब मैं भारतीय नौसेना (Navy)में सेवारत था। हालाँकि, मैंने नौसेना (Navy) सेवा से सेवानिवृत्त होने के बाद ही सूर्य नमस्कार करना शुरू किया। नीचे मैंने जो सुझाव और दिनचर्या साझा की है, वे शुरुआती लोगों के लिए उपयुक्त हैं। मैंने अपनी जीवनशैली को एक उच्च स्तर तक बढ़ाया है, जिसे मैंने इस पुस्तक में शामिल नहीं किया है।

मैं हर सुबह सबसे पहले सूर्य-नमस्कार करता हूँ। मैं इसे कभी नहीं भूलता। सूर्य-नमस्कार करने के क्या लाभ हैं ? मैंने इस पुस्तक में पहले ही सूर्य-नमस्कार के लाभ के बारे में बताया है। कृपया उसे फिर से देखें, लेकिन मैं दो आश्चर्यजनक लाभों पर प्रकाश डालना चाहूँगा जो मैंने स्वयं अनुभव किए हैं। सबसे पहले, यदि आप हर सुबह सूरज के सामने सूर्य-नमस्कार करते हैं, तो आप बहुत कम उम्र के दिखेंगे। उदाहरण के लिए, यदि आप 40 या 45 वर्ष के हैं, तो आप अपनी उम्र से 10-15 साल छोटे दिखेंगे। यह सूर्य-नमस्कार का

चमत्कार है। आप स्वस्थ भी रहेंगे और आसानी से बीमार होने से भी बचेंगे। दूसरी बात जो मैंने व्यक्तिगत रूप से अनुभव की है, वह यह है कि सूर्य-नमस्कार करने के बाद, ध्यान तुरंत बहुत आसान हो जाता है। आपका मन तुरंत ध्यान की स्थिति में प्रवेश कर जाएगा। मैं अभी सूर्य नमस्कार के 12 चक्र करता हूँ। आपको भी कम से कम 12 चक्र करने चाहिए। कुछ लोग अपनी क्षमता के अनुसार 20-30-50 चक्र करते हैं।

मेरा दूसरा नियम है एकादशी के दिन उपवास करना। एकादशी हर 15 दिन में आती है। मैं आपको उपवास के लाभ बताऊंगा जो मैंने अनुभव किए हैं। पहले, मुझे हर समय कब्ज और पेट फूलने जैसी कई पाचन संबंधी समस्याएं होती थीं, लेकिन जब से मैंने उपवास करना शुरू किया है, ये समस्याएं दूर हो गई हैं और मेरा शरीर हल्का हो गया है। मेरा वजन भी मेरी उम्र के हिसाब से ठीक है। एकादशी के शारीरिक लाभ के अलावा, कई मानसिक लाभ भी हैं। आप आराम महसूस करेंगे और आपका मन शांत रहेगा। इसके अलावा, इसके कई आध्यात्मिक लाभ हैं। हर 15 दिन में एकादशी का उपवास करने से आपको आध्यात्मिक रूप से बहुत तेज़ी से बढ़ने की शक्ति मिलती है, इसलिए मैं सभी को एकादशी के दिन उपवास करने की दृढ़ता से सलाह देता हूँ क्योंकि यह बहुत आध्यात्मिक महत्व की एक प्राचीन परंपरा है, खासकर ब्रह्मचर्य जीवन शैली के लिए ।

तीसरा नियम है ध्यान। बहुत से महानुभाव लोगों के मन में ध्यान के बारे में संदेह और समस्याएँ होती हैं। आम शिकायत यह है कि जब वे ध्यान लगाने की कोशिश करते हैं तो उनका मन भटकता रहता है। लोग शिकायत करते हैं कि उनका मन सांसारिक मामलों के बारे में सोचता रहता है, बाज़ार, दफ़्तर, सिनेमा हॉल आदि में भटकता रहता है। अगर आप अपनी इच्छानुसार ध्यान नहीं कर पा रहे हैं, तो मेरे पास एक ठोस सुझाव है जिसका मैं अपने दैनिक जीवन में पालन करता हूँ। पूर्ण मौन में प्रवेश करने की मेरी विधि ध्यान से पहले भस्त्रिका प्राणायाम करना है। भस्त्रिका तीन तरह की गतियों में की जाती है: तेज़, मध्यम और धीमी गति। मैं तेज़ गति वाली भस्त्रिका के 100 चक्र करता हूँ और फिर मध्यम और धीमी गति के 100 चक्र करता हूँ, कुल मिलाकर 200 चक्र । आप भस्त्रिका प्राणायाम के तुरंत बाद ध्यान शुरू कर सकते हैं। एक महत्वपूर्ण बात, भस्त्रिका और कपालभाति प्राणायाम में बहुत अंतर है। कपालभाति में, पेट के बल का अधिक उपयोग करके ज़ोर से साँस छोड़ी जाती है, लेकिन भस्त्रिका में, गहरी साँस लेने और छोड़ने के साथ-साथ फेफड़े अधिक सक्रिय होते हैं।

ध्यान करने से पहले इसे आजमाएं और इसके अद्त प्रभाव देखें। कुछ ही समय में आपका मन शांत और स्तिर हो जाएगा। यह विचार रहित ध्यान की अवस्था है। इस अवस्था में 1-2 मिनट तक रहें, चुपचाप ध्यान मुद्रा में बैठें।

इस तरह ध्यान किया जाता है। इस ध्यान का एक मिनट सामान्य ध्यान के एक घंटे के बराबर है। आपका ध्यान सहज और स्वाभाविक होगा, और आपका मन शांत और स्थिर रहेगा। 2 मिनट के बाद, अगर आपका मन फिर से भटकने लगे, तो तुरंत नाड़ीशोधन प्राणायाम करें। हमने आपको पहले ही नाड़ीशोधन प्राणायाम करना सिखाया है। इसे कम से कम 7 बार करें। फिर आप देखेंगे कि आपकी सांस दोनों नथुनों में संतुलित है। इससे आपका मन स्थिर और शांत हो जाएगा। बिना किसी प्रयास के आपके सभी विचार गायब हो जाएंगे। इस शांत अवस्था में आपके मन में कोई विचार, कोई व्याकुलता, कोई डर, कोई चिंता, कोई पछतावा या कोई लगाव नहीं होगा। यह ध्यान की उच्च अवस्था है। आप 5 मिनट के ध्यान से शुरू कर सकते हैं और धीरे-धीरे अपनी इच्छानुसार समय बढ़ा सकते हैं। ध्यान कोई ऐसी चीज़ नहीं है जो आप करते हैं, बल्कि ऐसा कुछ है जो बिना प्रयास के होता है क्योंकि यह विचारों से रहित अवस्था है। यह आपको ब्रह्मचर्य जीवनशैली का पालन करने और आध्यात्मिक रूप से तेज़ी से बढ़ने में बहुत मदद करेगा। आप रात में नाड़ीशोधन भी कर सकते हैं, लेकिन सुनिश्चित करें कि अपने आखिरी भोजन के बाद 2 घंटे का अंतराल रहे। इससे आपको अच्छी नींद आएगी और आप जल्दी उठेंगे। इससे आपको रात में बुरे सपने भी नहीं आएंगे। वातावरण में बहुत ज़्यादा नकारात्मक ऊर्जा होती है।

मेरा सुझाव है कि जो लोग ब्रह्मचर्य में सफल होना चाहते हैं और आध्यात्मिक रूप से आगे बढ़ना चाहते हैं, उन्हें दिन में दो बार या कम से कम एक बार हनुमान चालीसा का पाठ करना चाहिए। आपको शक्तिशाली मंत्र "*ॐ अर्यमायै नमः*" का एक माला (108 बार) भी जपना चाहिए, क्योंकि यह कुछ आध्यात्मिक गुरुओं द्वारा सुझाया गया एक उपचार मंत्र है, जो विशेष रूप से हमें ब्रह्मचर्य खोने से बचाने और ब्रह्मचर्य ऊर्जा की शक्ति को बढ़ाने के लिए है। शाम को एक और माला (108 बार) का सुझाव दिया जाता है और बिस्तर पर जाने से पहले आपको इसे 21 बार जपना चाहिए। यह आपको यौन सपने और स्वप्नदोष से बचाएगा। यह एक व्यावहारिक मंत्र चिकित्सा है क्योंकि लाखों युवाओं ने इसके अविश्वसनीय लाभ का अनुभव किया है और हमारे सोशल प्लेटफॉर्म पर अपनी गवाही साझा की है।

सनातन धर्म की मान्यता के अनुसार इस मंत्र का जाप करने से अर्यमा देवता का आशीर्वाद प्राप्त होता है, जो पितरों के लोक में अग्रणी हैं। अगर हम पूरी आस्था और ईमानदारी

के साथ उपरोक्त मंत्र का जाप करें तो अर्यमा देवता हमारे विचारों और जीवनशैली को बहुत जल्दी बदलने की शक्ति रखते हैं। अर्यमा देवता सूर्य देव और भगवान श्री कृष्ण का भी एक रूप हैं, जैसा कि भगवान श्री कृष्ण ने भगवद गीता में कहा है कि मैं सभी पितरों में अर्यमा हूँ।

अंत में, मैं अपने जीवन से एक और टिप और एक जादुई कहानी साझा करूँगा। मैंने देखा है कि 90% युवा लोगों को अभी भी आध्यात्मिक मार्गदर्शक या गुरु की आवश्यकता है। अगर आपको लगता है कि आपको गुरु की आवश्यकता नहीं है, तो यह बिना किसी नाविक या दिशा नियंत्रक के विशाल महासागर में नाव चलाने जैसा है। यदि आपके पास कोई आध्यात्मिक गुरु है, तो आपको सबसे अधिक गुरु-मंत्र का जाप करना चाहिए। लेकिन अगर आपके पास नहीं है, तो भी चिंता न करें। अपने पसंदीदा भगवान को चुनें, चाहे वह हनुमान हों, भगवान राम, भगवान कृष्ण, देवी दुर्गा, भगवान शिव या भगवान गणेश। अपने चुने हुए भगवान के लिए एक सुंदर नाम चुनें और इसे हर दिन कम से कम 20-30 मिनट के लिए मंत्र के रूप में जपें ।

आपको इस प्रकार जप करना चाहिए कि जब भी आप जीवन की सबसे खराब स्थिति का सामना करें और आपको तत्काल आंतरिक साहस, शक्ति और समर्थन की आवश्यकता हो, तो यह गुरु मंत्र चमत्कारिक रूप से आपकी मदद करेगा। जब भी आप ऐसी परिस्थिति या विपत्ति को आते या घटित होते देखें, तो आपको एक सेकंड से भी कम समय में भगवान का नाम याद करना चाहिए। इसे अपनी आदत बना लें। यही मैंने अनुभव किया है। कृपया इसे लगातार एक महीने तक करें; जब भी ऐसी परिस्थिति या भय आएगा, तो आपको एक सेकंड से भी कम समय में अपने भगवान का नाम याद आ जाएगा। यह आपकी दैनिक प्रार्थना की सख्त दिनचर्या होनी चाहिए। आपको यह आदत धीरे-धीरे विकसित करनी होगी।

मैं आपको अपनी एक कहानी सुनाता हूँ जो 2010 की है। मैं अपने गांव से करीब 45-50 किलोमीटर दूर स्कूटर से दूसरे गांव जा रहा था। रास्ते में एक पुल था जिसे मुझे पार करना था। वापस आते समय मैं एक कच्ची सड़क पर पुल के नीचे था और सामने से एक चार पहिया वाहन आ रहा था। यह वाहन मेरे दाहिनी ओर था और मेरे बाईं ओर 40-50 फीट की एक गहरी घाटी थी। । जाते समय मुझे इस गहरी घाटी का पता नहीं चला, लेकिन वापस आते समय जब मैंने इसे देखा तो मैं डर गया। वह वाहन मेरे दाईं ओर

तेजी से आया और मेरे दाहिने हिस्से को छूते हुए निकल गया। उस स्थिति में, मेरा दिमाग सुन्न हो गया। मुझे समझ नहीं आया कि ब्रेक दबाऊँ या क्लच या हैंडल को कहाँ घुमाऊँ।

मैं घबरा गया। मेरा दिमाग सुन्न हो गया। मेरे होठों पर सिर्फ़ मेरे भगवान का नाम था। बस यही नाम मुझे याद था, उसके अलावा कुछ नहीं, और मैं नीचे गिर गया। स्कूटर घाटी में गिर गया। मैं लगभग 10 फीट नीचे गिर गया था, और स्कूटर 50 फीट नीचे गिर गया था। आप समझ सकते हैं। मेरे पैर में हल्की चोट लगी थी। मैं जिस ऊर्जा से गिरा था, उसी ऊर्जा से उठा और मैंने एक राहगीर से मदद मांगी। राहगीर की मदद से मैंने उसी ऊर्जा से स्कूटर निकाला। स्कूटर बुरी तरह क्षतिग्रस्त हो गया था, लेकिन मैं उसी स्कूटर पर लगभग 12 किलोमीटर वापस आया। मैंने इसे एक गैरेज में ठीक करवाया, लेकिन यह इतना क्षतिग्रस्त हो गया था कि इसे पूरी तरह से ठीक नहीं किया जा सका। फिर मैं अपने गाँव वापस आ गया। मैं आपको बताना चाहता हूँ कि जब से मैं गिरा था और घर वापस आया हूँ, मुझे कोई दर्द महसूस नहीं हुआ, लेकिन मुझे स्पष्ट रूप से याद है कि मेरे अंदर कोई विशेष ऊर्जा थी। मैं इसे मंत्र की शक्ति, स्मरण की शक्ति के कारण महसूस करता हूँ। मेरे जीवन में ऐसी कई घटनाएँ हुई हैं। इस दुर्घटना का स्थान इतना खतरनाक था कि शायद ही कोई बच पाया हो। जिस व्यक्ति ने मेरी मदद की, उसने कहा, आप नहीं जानते क्योंकि आप नए हैं, लेकिन इस स्थान पर कई दुर्घटनाएँ हुई हैं जो आमतौर पर बहुत घातक थीं। मैंने इस अध्याय में जो कुछ भी लिखा है वह सच है और मेरा व्यक्तिगत अनुभव है। ब्रह्मचर्य के प्रति बेहतर मानसिकता प्राप्त करने के लिए आपको इसका महत्व समझना होगा।

अध्याय 30

मठवासी और योगिक परंपराओं में ब्रह्मचर्य की भूमिका

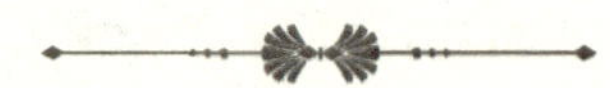

इस अध्याय में, मैं उन असाधारण लोगों के जीवन का पता लगाना चाहता हूँ, जिन्होंने ब्रह्मचर्य के पवित्र व्रत के माध्यम से अपने प्रयासों में उल्लेखनीय ऊँचाइयाँ प्राप्त कीं। प्रतिष्ठित योगियों से लेकर तपस्वी विचारकों तक, हम उन लोगों की कहानियों को उजागर करते हैं जिन्होंने इसे अपनाया, अपने चुने हुए मार्ग में अद्वितीय सफलता प्राप्त की। सदियों पुराने शास्त्रों की शक्तिशाली पंक्तियों/श्लोकों के माध्यम से, यह अध्याय इन आध्यात्मिक दिग्गजों के जीवन पर ब्रह्मचर्य की परिवर्तनकारी शक्ति को दर्शाता हुआ एक चित्रपट बुनता है।

" *ब्रह्मचर्य तपसादेव मृत्युमुपाघ्नता* "—वेदों में कहा गया है कि ब्रह्मचर्य और तपस्या से देवताओं ने मृत्यु पर विजय प्राप्त की है।"[157] हनुमान महावीर कैसे बने ? ब्रह्मचर्य के इस अस्त्र से उन्हें अपराजेय शक्ति और साहस प्राप्त हुआ। पांडवों और कौरवों के पितामह महान भीष्म ने ब्रह्मचर्य से मृत्यु को परास्त किया। केवल आदर्श ब्रह्मचारी लक्ष्मण ने ही अपार शक्ति वाले, तीनों लोकों के शासक, रावण के पुत्र मेघनाद को परास्त किया। ब्रह्मचर्य के बल पर ही लक्ष्मण अजेय मेघनाद को जीत सके। तीनों लोकों में ऐसा कुछ भी नहीं है जिसे ब्रह्मचारी प्राप्त न कर सके। प्राचीन काल में ब्रह्मचर्य के महत्व को पूरी तरह से समझा गया था, उन्होंने ब्रह्मचर्य की महिमा के बारे में सुंदर श्लोक लिखे हैं।

श्रुतियाँ घोषणा करती हैं: *नयं आत्मा बलहीनेन लभ्य* - यह आत्मा एक कमजोर व्यक्ति द्वारा प्राप्त नहीं किया जा सकता है। भगवत गीता में भगवान श्री कृष्ण कहते हैं *त्रिविधम् नरकस्येदम द्वारम् नासानमात्मन:; कामः क्रोधस्थ लोभस्तस्माद एतत् त्रयं त्यजेत्* - हे अर्जुन! काम, क्रोध और लोभ ये तीनों ही नरक के द्वार हैं, ये आत्मा का नाश करने वाले हैं।

अत: मनुष्य को चाहिए कि इन तीनों का त्याग कर दे। [158] *जहि शत्रुं महाबाहो कामरूपं दुरासदम्* --ब्रह्मचर्य का पालन करके इस प्रबल शत्रु काम का नाश कर दे। [159] जिस प्रकार बाती में रखा तेल तेज प्रकाश से जलता है, उसी प्रकार योग साधना के अभ्यास से वीर्य ऊपर उठता है और तेजस या ओजस में परिवर्तित हो जाता है। ब्रह्मचारी के मुख पर ब्राह्मी आभा चमकती है। ब्रह्मचर्य वह तेज प्रकाश है जो मानव शरीर रूपी घर में चमकता है। यह पूर्णतया शुद्धि का मार्ग है।

जीवन का खिला हुआ फूल जिसके चारों ओर शक्ति, धैर्य, ज्ञान, पवित्रता और धृति की मधुमक्खियाँ यहाँ-वहाँ भिनभिनाती फिरती हैं। दूसरे शब्दों में, जो ब्रह्मचर्य का पालन करता है, उसे उपरोक्त गुणों का आशीर्वाद प्राप्त होगा। शास्त्रों में ज़ोर देकर कहा गया है: *आयुस्तेजो बलं वीर्यम् प्रज्ञा श्रीश्च यशस्तथा पुण्यं च सत्प्रियतम च वर्धते ब्रह्मचर्यया।* ब्रह्मचर्य का पालन करने से आयु, यश, बल, ओज, विद्या, धन, अमर यश, सद्गुण और सत्य के प्रति समर्पण बढ़ता है। ब्रह्मचर्य काया सिद्धि की प्राप्ति का आधार है। पूर्ण ब्रह्मचर्य का पालन करना चाहिए। यह अत्यंत महत्वपूर्ण है। योग के अभ्यास से वीर्य ओज-शक्ति में परिवर्तित हो जाता है। योगी का शरीर पूर्ण होगा। उसकी चाल में आकर्षण और लावण्य होगा। वह जब तक चाहे जीवित रह सकता है (इच्छा मृत्यु)। इसीलिए भगवान कृष्ण अर्जुन से कहते हैं: *तस्मात् योगी भवार्जुन* -इसलिए, हे अर्जुन, योगी बनो। पवित्र महिलाओं को ब्रह्मचारिणी कहा जाता है। ब्रह्मचर्य के बल पर, प्राचीन काल की कई स्त्रियों ने चमत्कारिक कार्य किए हैं और दुनिया को सतीत्व की शक्ति दिखाई है। नलयनी ने सतीत्व के बल पर, अपने पति के जीवन को बचाने के लिए सूर्योदय को रोक दिया था। अनसूया ने सूर्य को अस्त होने से रोक दिया था। त्रिमूर्ति- ब्रह्मा, विष्णु और महेश्वर जब निर्वाण भिक्षा चाहते थे, तो वे शिशु बन गए। केवल सतीत्व की शक्ति से ही वह महान देवताओं को शिशु बना सकती थी। सावित्री ने अपने सतीत्व से यम के पाश से अपने पति सत्यवान के प्राण वापस लाए। नारीत्व की महिमा ऐसी ही है। सतीत्व या ब्रह्मचर्य की शक्ति ऐसी ही है।

जो महिलाएं गृहस्थ जीवन को पवित्रता के साथ जीती हैं, वे भी अनसूया, नलयनी या सावित्री बन सकती हैं। वास्तविक संस्कृति पूर्ण शारीरिक और मानसिक ब्रह्मचर्य की स्थापना है। वास्तविक संस्कृति प्रत्यक्ष अनुभव के माध्यम से व्यक्तिगत आत्मा की परमात्मा के साथ एकता का बोध है।

एक भावुक सांसारिक सोच वाले व्यक्ति के लिए, ये शब्द जैसे आत्म-साक्षात्कार, ईश्वर, आत्म-वैराग्य, त्याग, मृत्यु, श्मशान बहुत ही अरुचिकर और डरावने हैं क्योंकि वह वस्तुओं में

आसक्त है। गायन, नृत्य और स्त्रियों की बातचीत जैसे शब्द बहुत ही मनभावन हैं। यदि कोई संसार की अवास्तविक प्रकृति के बारे में गंभीरता से सोचना शुरू कर दे तो वस्तुओं के प्रति आकर्षण धीरे-धीरे गायब हो जाएगा।

शुद्ध जीवन जीकर जीवन के उद्देश्य को प्राप्त करने के लिए, व्यक्ति को अशुद्ध जीवन के गंभीर नुकसानों का गंभीर एहसास होना चाहिए और अपने मन को ईश्वरीय विचारों, केंद्रित वस्तु, ध्यान, सीखने और दूसरों की मदद करने में व्यस्त रखना चाहिए। ब्रह्मचर्य नियमों के कारण वैदिक हिन्द अपराजेय थे; उन्होंने 3000 वर्ष पहले पृथ्वी पर शासन किया था।

मैं चाहता हूँ कि आप कल्पना करें कि अगर आप लंबे समय तक संयम का पालन करते हैं तो आपका भविष्य कैसा होगा। यहाँ ब्रह्मचर्य पर महान पुरुषों के कुछ सबसे मूल्यवान विचार दिए गए हैं।

स्वामी विवेकानंद: स्वामी जी का दुनिया भर के लोगों के जीवन पर विशेष प्रभाव है। लोग उन पर आँख मूंदकर भरोसा करते हैं, और उनके शब्द आज भी उन्हें शांतिपूर्ण जीवन जीने के लिए मार्गदर्शन करते हैं। उनकी अदत स्मरण शक्ति और अविचलित ध्यान ने लाखों लोगों के जीवन को प्रभावित किया है। उन्होंने हमेशा युवाओं को अपनी वास्तविक क्षमता की खोज करने के लिए कम से कम 12 साल तक ब्रह्मचारी रहने की सलाह दी है। अपने छोटे से जीवन में, उन्होंने युवाओं के लिए एक मिसाल कायम की है। यह सब सिर्फ़ ब्रह्मचर्य के कारण ही संभव है। आपको उनके कुछ शक्तिशाली उद्धरण बाद के अध्याय में मिलेंगे।

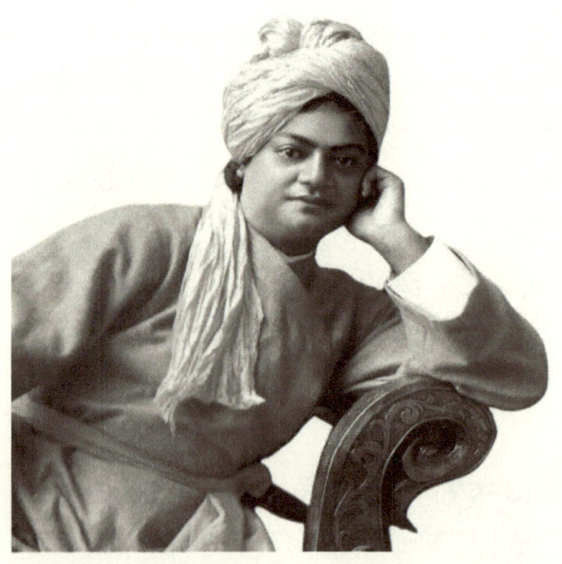

स्वामी दयानंद सरस्वती: वे 1876 में स्वराज के लिए सबसे पहले 'भारत भारतीयों के लिए' का आह्वान करने वाले व्यक्ति थे, जिसे बाद में लोकमान्य तिलक ने अपनाया। मूर्तिपूजा और कर्मकांड पूजा को अस्वीकार करते हुए, उन्होंने वैदिक विचारधाराओं को पुनर्जीवित करने की दिशा में काम किया। उन्होंने सभी बच्चों के लिए शिक्षा के महत्व पर जोर दिया और महिलाओं के लिए सम्मान और समान अधिकारों का प्रचार किया। उन्होंने 7 अप्रैल, 1875 को आर्य समाज की स्थापना की। इस सुधार आंदोलन के माध्यम से, उन्होंने एक ईश्वर पर जोर दिया और मूर्ति पूजा को अस्वीकार कर दिया। उन्होंने हिंदू धर्म में पुजारियों की प्रशंसित स्थिति का भी विरोध किया। स्वामी दयानंद सरस्वती ने कई राज्यों में जाकर आर्य समाज आंदोलन को बढ़ावा दिया। लोग उनसे प्रभावित हो रहे थे। उनकी सभाओं में भारी भीड़ उमड़ती थी। स्वामीजी को सुनने के लिए लोग विभिन्न प्रांतों से पैदल, घोड़े या बैलगाड़ियों पर सवार होकर आते थे। ऐसी ही एक सभा में स्वामीजी का व्याख्यान चल रहा था। वे ब्रह्मचर्य विषय पर अपना व्याख्यान दे रहे थे तथा लोगों को उसका महत्व समझा रहे थे। वे लोगों को बता रहे थे कि ब्रह्मचर्य का पालन करने वाले व्यक्ति की शारीरिक तथा बौद्धिक शक्ति बढ़ती है। सभा में उपस्थित लोग स्वामी दयानंद सरस्वती की बातें बड़े ध्यान से सुन रहे थे। जब सभा समाप्त हुई तो सभी उठकर जाने लगे। जैसे ही स्वामीजी मंच से उतरकर आगे बढ़ने लगे तो एक व्यक्ति ने उन्हें रोक लिया। वह अपनी बैलगाड़ी लेकर आया था। वह स्वामीजी के सामने आया तथा कहने लगा, 'स्वामीजी! आप ब्रह्मचर्य पर बड़े-बड़े व्याख्यान देते हैं। आपकी बातें भी प्रभावित करती हैं। आप ब्रह्मचारी हैं तथा मैं गृहस्थ जीवन जीने वाला व्यक्ति हूं। इस मामले में हम दोनों में कोई तुलना नहीं है। फिर भी मैं आपमें और अपने में कोई अंतर नहीं देखता। बैलगाड़ी वाले व्यक्ति की बातें सुनकर स्वामी जी केवल मुस्कुराये। उनसे उत्तर की प्रतीक्षा करने के बाद वह व्यक्ति आगे बढ़ गया। बाहर आकर वह अपनी बैलगाड़ी पर बैठ गया और उसे चलाने लगा। पर यह क्या? गाड़ी टस से मस नहीं हो रही थी। दोनों बैल जोर लगा रहे थे, पर गाड़ी आगे नहीं बढ़ रही थी। वह व्यक्ति परेशान हो गया। उसे कुछ समझ में नहीं आ रहा था। उसने पीछे मुड़कर देखा तो उसके आश्चर्य की सीमा नहीं रही। उसने देखा कि स्वामी जी बैलगाड़ी का पहिया पकड़े हुए हैं। उसे अपनी गलती और ब्रह्मचर्य की शक्ति का एहसास हो चुका था। वह बैलगाड़ी से उतरा और स्वामी जी के चरणों में गिर पड़ा।

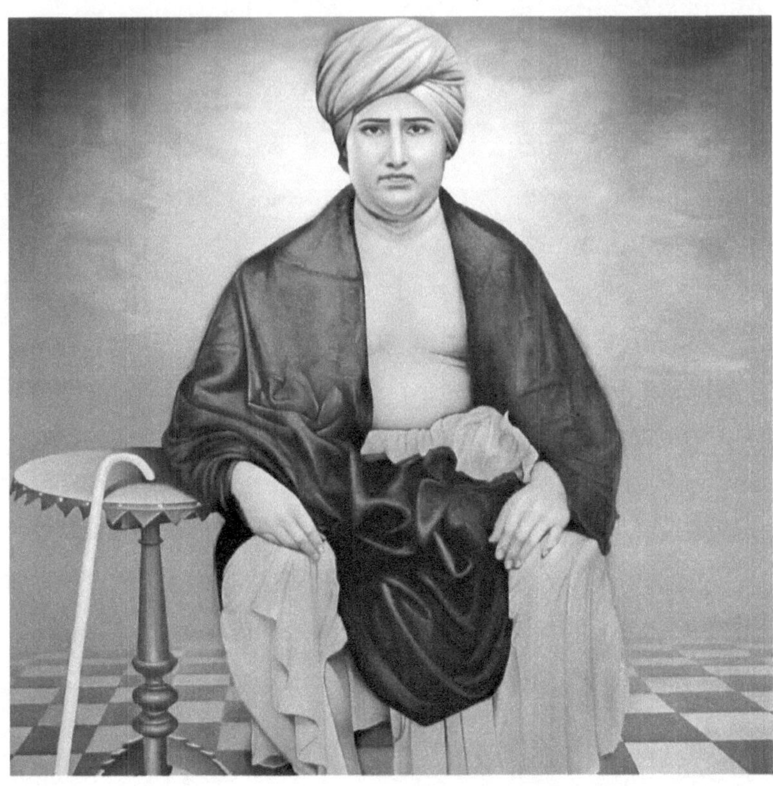

स्वामी रामतीर्थ: वे संयुक्त राष्ट्र अमेरिका में व्याख्यान देने वाले हिंदू धर्म के प्रथम शिक्षकों में से थे, उन्होंने 1902 में वहां की यात्रा की थी, उनसे पहले 1893 में स्वामी विवेकानंद और उसके बाद 1920 में परमहंस योगानंद वहां गए थे। अपने अमेरिकी दौरे के दौरान, स्वामी रामतीर्थ अक्सर 'व्यावहारिक वेदांत' की अवधारणा और भारतीय युवाओं की शिक्षा पर बात करते थे। उन्होंने युवा भारतीयों को अमेरिकी विश्वविद्यालयों में लाने का सुझाव दिया और भारतीय छात्रों के लिए छात्रवृत्ति स्थापित करने में मदद की। ब्रह्मचर्य पर उनके विचार बहुत व्यावहारिक थे; वह हमेशा युवा मन को योग की शक्ति और ब्रह्मचर्य के ज्ञान को सिखाना पसंद करते थे। उनका विचार युवा मिट्टी को आकार देना था, न कि कठोर मिट्टी को मजबूर करना। उनकी सभी उपलब्धियाँ ब्रह्मचर्य की कृपा हैं। ब्रिटिश शासन के समय, संयुक्त राष्ट्र अमेरिका जाकर उन्हें भारतीय छात्रों को छात्रवृत्ति प्रदान करने के लिए सहमत करना कोई आसान काम नहीं था। सहमति की यह शक्ति केवल ब्रह्मचर्य से ही संभव है।

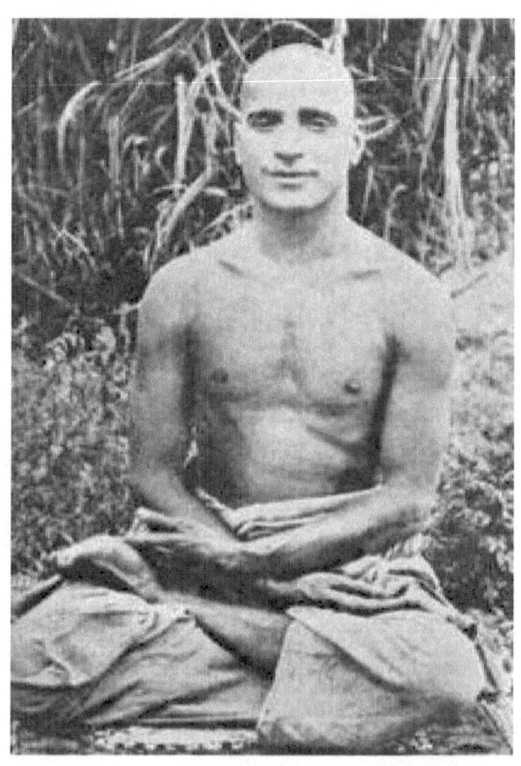

स्वामी शिवानंद: उन्होंने तत्वमीमांसा, योग, वेदांत, धर्म, पश्चिमी दर्शन, मनोविज्ञान, परलोक विद्या, ललित कला, नैतिकता, शिक्षा, स्वास्थ्य, कहावतें, कविताएँ, पत्र, आत्मकथा, जीवनी, कहानियाँ, नाटक, संदेश, व्याख्यान, संवाद, निबंध और संकलन जैसे विषयों पर 296 पुस्तकें लिखीं। उनकी पुस्तकें सैद्धांतिक ज्ञान पर योग दर्शन के व्यावहारिक अनुप्रयोग पर केंद्रित थीं। यह काम किसी साधारण व्यक्ति का काम नहीं है। ऐसी चीजें संभव बनाने के लिए सभी इंद्रियों का तालमेल होना जरूरी है। ब्रह्मचर्य ही ऐसा करने का एकमात्र तरीका है। मुझे उम्मीद है। यह आपको अध्ययन में दृढ़ता की शक्ति का एहसास कराता है।

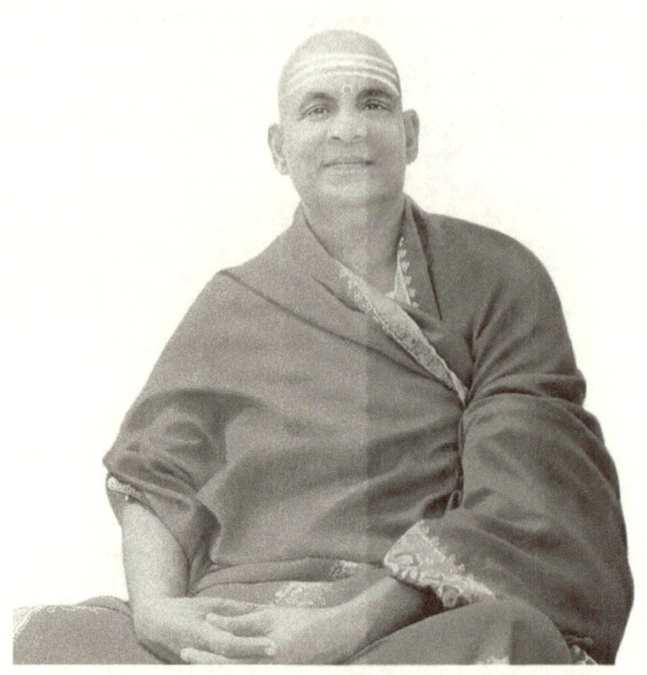

परमहंस योगानन्द: सर्वाधिक बिकने वाली आध्यात्मिक कृति 'योगी की आत्मकथा' के लेखक, इस विश्व प्रिय गुरु ने लाखों पाठकों को पूर्व के शाश्वत ज्ञान से परिचित कराया है। अब उन्हें पश्चिम में योग के जनक के रूप में व्यापक रूप से मान्यता प्राप्त है। उन्होंने 1917 में योगदा सत्संग सोसाइटी ऑफ इंडिया और 1920 में सेल्फ-रियलाइज़ेशन फ़ेलोशिप की स्थापना की, जो श्री श्री स्वामी चिदानंद गिरि के नेतृत्व में दुनिया भर में उनकी आध्यात्मिक विरासत को आगे बढ़ा रहे हैं, जिन्होंने श्री श्री मृणालिनी माता के बाद पांचवें अध्यक्ष के रूप में कार्यभार संभाला। परमहंस योगानंद ने क्रिया योग के विज्ञान पर अपनी व्यापक शिक्षाओं से लाखों लोगों के जीवन को गहराई से प्रभावित किया है। ध्यान, सभी सच्चे धर्मों की अंतर्निहित एकता, शरीर, मन और आत्मा में संतुलित स्वास्थ्य और कल्याण की कला। उनके सारे काम इतने अद्वितीय थे कि हर जगह उनका बहुत सम्मान है। ब्रह्मचर्य में बिताए समय के साथ सम्मान अपने आप बढ़ जाता है।

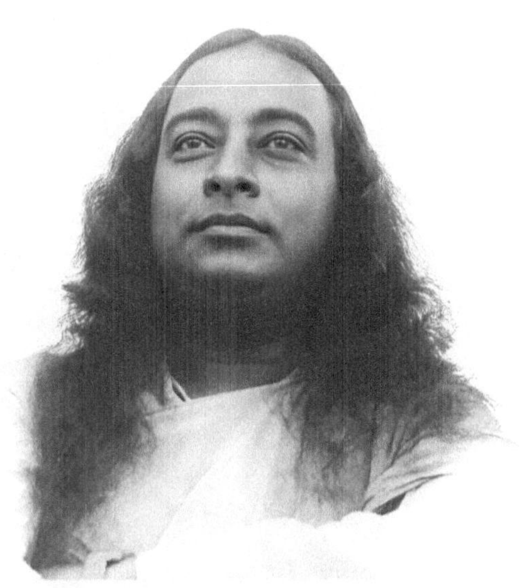

स्वामी लीलाशाह जी: संत लीलाशाह बहुमुखी प्रतिभा के धनी थे। वे योग गुरु, आयुर्वेद चिकित्सक, वैदिक विद्वान और महान संत थे। श्री लीलाशाह का जन्म 1880 में पाकिस्तान के सिंध प्रांत के हैदराबाद के एक छोटे से गाँव में हुआ था। उनका जन्म का नाम लीलाराम था। छोटी उम्र में ही उनके माता-पिता की मृत्यु हो गई, इसलिए उनका पालन-पोषण उनके रिश्तेदारों ने किया। अपनी आध्यात्मिक प्यास के कारण, वे अविवाहित रहे, संत बन गए और लोगों के बीच राम भक्ति का प्रचार किया। उन्होंने अपना जीवन गरीब, शोषित और अशिक्षित लोगों के उत्थान के लिए समर्पित कर दिया। वे कई भाषाओं के अच्छे जानकार थे और वेदों, शास्त्रों और हिंदू पुराणों के विशेषज्ञ थे। वह संत श्री केशवराम के शिष्य बन गए और बाद में मुसलमानों ने उनका नाम लीलाशाह रख दिया क्योंकि उन्होंने अपने शब्दों से नीम के पेड़ को हिलाने का चमत्कार किया था जो हिंदू और मुसलमानों के बीच विवाद का कारण था।

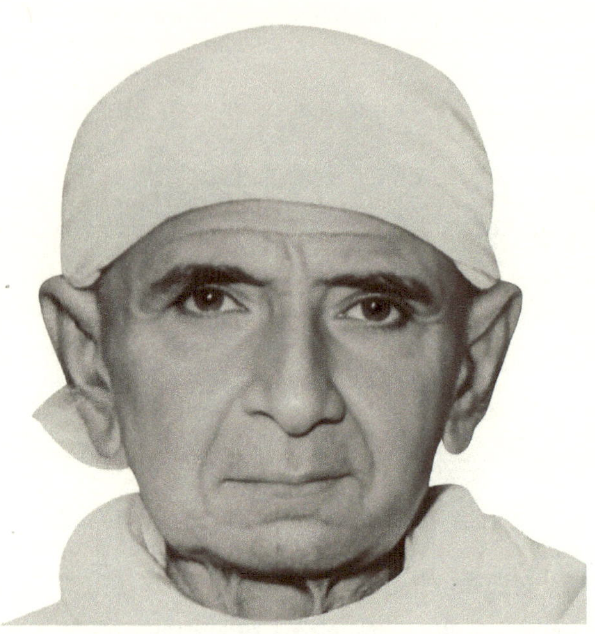

उन्होंने उत्तर भारत की यात्रा की, कई पवित्र मंदिरों के दर्शन किए, हिमालय पर्वत की गुफाओं में तपस्या की और उसके माध्यम से महान योगिक शक्तियाँ प्राप्त कीं। कुछ समय बाद, स्वामी सिंध लौट आए और आध्यात्मिक पत्रिकाएँ प्रकाशित कीं। उन्होंने पूरे भारत की यात्रा की, लोगों के बीच भक्ति भावना फैलाई और गरीब बच्चों को शिक्षित किया।

उन्होंने पूरे भारत में अन्नदान कुटिया, गौशाला, आयुर्वेद अस्पताल, योग केंद्र, विवाह भवन और आध्यात्मिक पुस्तकालय स्थापित किए। स्वामीजी ने विदेशों की यात्रा की और आयुर्वेद दवाओं के माध्यम से लोगों को ठीक किया, योग केंद्र शुरू किए और उन्हें योग और ध्यान सिखाया। उन्होंने महिलाओं के कल्याण के लिए लड़ाई लड़ी और अपने खर्च पर सामूहिक विवाह आयोजित किए। उन्होंने पवित्र और सादा जीवन जिया।

संत आशाराम बापू: आधुनिक युग में, ब्रह्मचर्य के सबसे बड़े प्रचारकों में से एक दादू दीन दयाल गुरु परंपरा के सबसे प्रभावशाली व्यक्तित्वों में से एक हैं आदरणीय संत आशाराम बापू जिन्होंने अपने जीवन के पिछले पाँच दशक भारतीय सनातन संस्कृति के पुनरुद्धार और उन्नति के लिए समर्पित कर दिए हैं। स्वामी लीलाशाह महाराज के शिष्य, संत आशाराम बापू ने ब्रह्मचर्य के सिद्धांत को अपने उपदेश और कार्य में सबसे ऊपर रखा है। अपने व्यापक साहित्यिक कार्य, परोपकारी प्रयास और ज्ञानवर्धक प्रवचनों के माध्यम से, संत आशाराम बापू

ने निस्संदेह ब्रह्मचर्य के ज्ञान के प्रसार में महत्वपूर्ण भूमिका निभाई है। उनके प्रयास से समाज में एक क्रांति आई है, तथा लोगों में ब्रह्मचर्य की गहरी भावना पैदा हुई है। उल्लेखनीय रूप से, 1980 के दशक में, उन्होंने युवाधन सुरक्षा नामक एक अभियान शुरू किया, जिसके तहत ब्रह्मचर्य पर एक पुस्तक, जिसे शुरू में निःशुल्क वितरित किया गया था, हर घर, शैक्षणिक संस्थान, स्कूल और कॉलेज में पहुँची। यह नेक पहल, जो अभी भी जारी है, बाद में पुस्तक का नाम बदलकर दिव्य प्रेरणा प्रकाश कर दिया गया है। आज तक, इस पुस्तक की लगभग 2 करोड़ प्रतियाँ भारत और विदेशों में वितरित की जा चुकी हैं, जिसने ब्रह्मचर्य की शिक्षाओं को अपनाने वाले अनगिनत व्यक्तियों के जीवन को बदल दिया है।

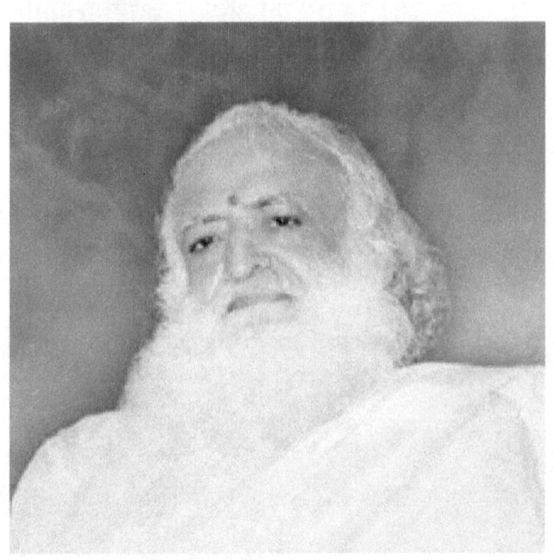

इसके अलावा, वासना के हानिकारक प्रभाव और वैलेंटाइन डे के कारण ब्रह्मचर्य की हानि को पहचानते हुए, संत आशाराम बापू ने 14 फरवरी को मातृ पितृ पूजन दिवस की शुरुआत की। इस आयोजन का उद्देश्य युवाओं के पतन को रोकना और युवाओं में अपने माता-पिता के प्रति श्रद्धा और भक्ति पैदा करना था, जिससे किसी भी राष्ट्र की प्रगति के लिए आवश्यक एक नया नैतिक और सांस्कृतिक रूप तैयार हो सके। भारत और विदेशों में माता-पिता पूजन दिवस के आयोजन ने युवा व्यक्तियों में सद्गुणों के विकास को बढ़ावा दिया है। परिणामस्वरूप, ऐसे व्यक्ति ब्रह्मचर्य के प्रति अपनी प्रतिबद्धता में दृढ़ रहते हैं, अपने भीतर की रक्षा और पोषण करते हैं। संत आशाराम बापू की प्रेरणा से पूरे देश में हजारों बाल संस्कार केंद्र और कई गुरुकुल स्थापित किए गए हैं। ये संस्थान बच्चों को छोटी उम्र से ही व्यापक

आध्यात्मिक और नैतिक शिक्षा प्रदान करते हैं, जिससे वे विवाह के समय तक सहज रूप से ब्रह्मचर्य को अपनाने में सक्षम होते हैं। विवाह के बाद भी, ये व्यक्ति संयम और अनुशासन का जीवन जीते हैं।

स्वामी समर्थ रामदासः उनके पास अदृत आध्यात्मिक और शारीरिक शक्ति थी। उन्होंने अपने ब्रह्मचर्य और साधना के कारण कई बार भगवान हनुमान को देखा है। उन्होंने 12 वर्ष की आयु में अपनी ब्रह्मचर्य और आध्यात्मिक साधना शुरू की और 12 वर्षों तक राम नाम का जाप किया। वे प्रतिदिन 1200 सूर्य नमस्कार करते थे। उन्होंने मराठी और हिंदी पाठकों के लिए रामायण और अन्य वैदिक ग्रंथ लिखे। उसके बाद वे 12 वर्षों तक पैदल चलते हुए भारत के अन्य राज्यों का दौरा करने लगे। 36 वर्ष की आयु में, वे हिमालय पहुँचे और अपने शरीर को त्याग कर वैराग्य लेने का विचार किया। यह जीवन के प्रति उनकी संतुष्टि थी। वह 1000 फीट से कूद गए, लेकिन भगवान राम ने उन्हें बचा लिया और उन्हें पवित्र कार्य करने और भगवान के बारे में जागरूकता फैलाने के लिए कहा। उनके बारे में कई जादुई कहानियाँ हैं लेकिन यह समझने के लिए पर्याप्त है कि ब्रह्मचर्य कितना शक्तिशाली है। वे शिवाजी महाराज के गुरु थे और उन्हें हिंदू राष्ट्र की धार्मिक प्रथा और विचारों की शिक्षा दी थी।

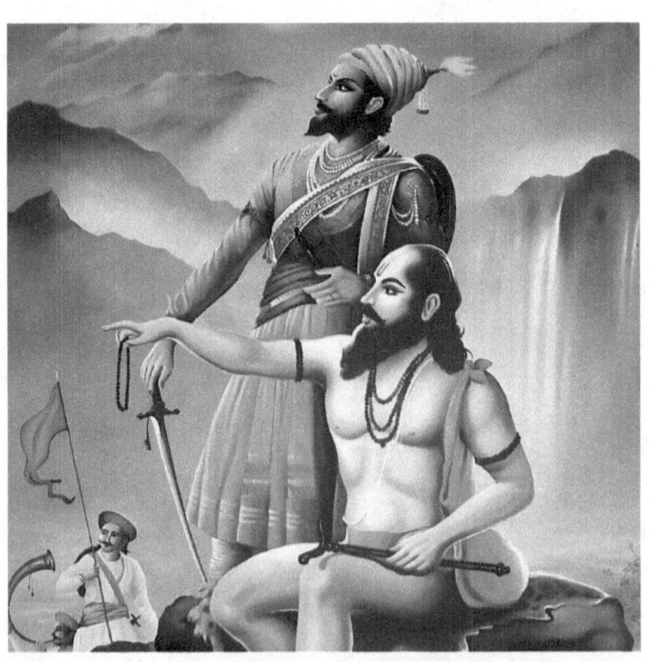

मैंने आपको ब्रह्मचर्य का महत्व बताकर प्रेरित करने की पूरी कोशिश की है। लेकिन ब्रह्मचर्य और इसे अनुभव करने वाले महामानवों के लाभ भी अनंत हैं। हम ऐसी अनगिनत आत्माओं के प्रति अपनी कृतज्ञता और आदर व्यक्त करते हैं, जिनके नाम हम इस पुस्तक में नहीं बता पाए, लेकिन उन्होंने ब्रह्मचर्य का पालन किया और मानवता के लिए महान कार्य किए। हम एक छोटी सी पुस्तक में केवल कुछ ही बातें बता सकते हैं। यह पुस्तक आपको अनुसरण करने के लिए असीम उत्साह से भर देगी | ब्रह्मचर्य के बारे में ज्ञान और विश्वास में निरंतर वृद्धि के लिए उपर्युक्त महापुरुषों के बारे में अधिक से अधिक जानने की आदत डालें। आइये अगले अध्याय में ब्रह्मचर्य पर कुछ सबसे शक्तिशाली उदाहरण पढ़ें।

अध्याय 31

आध्यात्मिक गुरु और धर्मग्रंथों से प्रेरक उदाहरण और विचार

स्वामी विवेकानंद: जो व्यक्ति 12 वर्ष तक अखंड ब्रह्मचर्य का पालन करता है, उसे शक्ति प्राप्त होती है। पूर्ण संयम से महान बौद्धिक और आध्यात्मिक शक्ति प्राप्त होती है। नियंत्रित इच्छा से सर्वोच्च परिणाम प्राप्त होते हैं। यौन ऊर्जा को आध्यात्मिक ऊर्जा में बदल दें, यह शक्ति जितनी प्रबल होगी उतना ही अधिक कार्य किया जा सकता है। केवल पानी की एक शक्तिशाली धारा ही हाइड्रोलिक खनन कर सकती है। केवल कठोर ब्रह्मचर्य (संयम) के पालन से, सभी विद्याओं में शीघ्रता से महारत हासिल की जा सकती है - एक बार सुनने या जानने के बाद भी व्यक्ति को उसकी अचूक स्मृति बनी रहती है। निरंतरता की इस कमी के कारण, हमारे देश में सब कुछ बर्बादी के कगार पर है। यदि कोई व्यक्ति 12 वर्षों तक ब्रह्मचर्य का पालन कर सकता है, तो उसकी स्मृतियाँ(memory power) असाधारण हो सकती हैं। व्यक्ति को ब्रह्मचारी होना चाहिए और स्वप्न में भी अपने ब्रह्मचर्य का पालन करना चाहिए।" हमारी मातृभूमि को अपने कुछ बच्चों से ऐसे शुद्ध-आत्मा वाले ब्रह्मचारी और ब्रह्मचारिणी बनने की आवश्यकता है।

श्री रामकृष्ण परमहंस: 12 वर्षों तक अखंड ब्रह्मचर्य का पालन करने वाले व्यक्ति में एक विशेष शक्ति विकसित होती है। जब कोई पुरुष अपनी यौन ऊर्जा को संरक्षित करने में सफल हो जाता है, तो उसकी बुद्धि ब्रह्म की छवि को प्रतिबिंबित करती है। यदि आप ईश्वर को पाना चाहते हैं, तो आपको ब्रह्मचारी होना चाहिए। ब्रह्मचर्य का पालन किए बिना, कोई व्यक्ति ईश्वर पर स्थिर रूप से ध्यान केंद्रित नहीं कर सकता। प्रजनन तत्वों की हानि से व्यक्ति की शक्ति क्षीण हो जाती है। वे ब्रह्मचर्य का उल्लंघन करके इसे बर्बाद कर देते हैं। इसलिए वे

आध्यात्मिक शिक्षा पर टिके नहीं रह पाते। आपको खुद को 'वासना और लालच' की गंदगी से साफ करना होगा।

श्री अरविंद : ब्रह्मचर्य का पालन करके, उन्होंने शरीर की सारी ऊर्जा को, जो शरीर के कामों के लिए ज़रूरी नहीं थी मस्तिष्क को समर्पित कर दिया। इस तरह उन्होंने न केवल मानसिक शक्ति, या ग्रहण करने की शक्ति, मन, या सोचने की सूक्ष्मता,तीव्रता,स्मृति ओर रचनात्मक बौद्धिक शक्ति को बढ़ाया| जिसने स्मृति, आविष्कार और निर्णय की त्रिगुण शक्ति को पूर्ण और विश्लेषणात्मक बना दिया, बल्कि उन्होंने मानसिक गतिविधियों के दायरे और तीव्रता को भी बहुत बढ़ा दिया, जो अवशोषित, संग्रहीत और उत्पन्न कर सकती थीं । ब्रह्मचर्य का अभ्यास अंदर की शक्ति को बढ़ाने और ऐसे उद्देश्यों के लिए इसका उपयोग करने की पहली और सबसे ज़रूरी शर्त है, जो मालिक या मानवता को लाभ पहुँचा सकते हैं।

ब्रह्मचर्य पर अन्य प्रेरक उदाहरण

- ब्रह्मचर्य का अर्थ है सभी प्रकार के मैथुन या यौन भोग से हमेशा के लिए दूर रहना, सभी स्थानों और सभी स्थितियों में, शारीरिक, मानसिक और मौखिक रूप से - *याज्ञवल्क्य*

- किसी महिला या उसकी तस्वीर के बारे में सोचना, किसी महिला या उसकी तस्वीर सोचना या तारीफ करना, किसी महिला के साथ खेलना या उसके चित्र को देखना, स्त्री से गुप्त मे बात करना, कामवासना से प्रेरित होकर स्त्री के प्रति पाप कर्म का विचार करना, पाप कर्म का निश्चय करना तथा वीर्य के स्खलन के साथ शारीरिक क्रिया करना, यह संभोग के आठ लक्षण हैं। ब्रह्मचर्य इन सभी आठ संकेतों के बिल्कुल विपरीत है। - *दक्ष स्मृति*

- जान लें कि जो जन्म से लेकर मृत्यु तक पूर्ण ब्रह्मचारी बना रहता है, उसके लिए कुछ भी अप्राप्य नहीं रह सकता। एक व्यक्ति में चारों वेदों का ज्ञान, और दूसरे में पूर्ण ब्रह्मचर्य- इनमें से पहले जो श्रेष्ठ है वो ब्रह्मचारी– *महाभारत*

- ब्रह्मचर्य या निष्कलंक शुद्धता सभी तपस्याओं में सर्वश्रेष्ठ है; ऐसा निष्कलंक ब्रह्मचारी कोई जती मनुष्य नहीं, बल्कि ईश्वर है। जो ब्रह्मचारी पुरुषार्थपूर्वक वीर्य का संरक्षण करता है, उसके लिए इस संसार में क्या अप्राप्य है? संयम के बल पर वीर्य से मनुष्य मेरे जैसा हो जाएगा - *भगवान शंकर*

- जो छात्र ब्रह्मचर्य के माध्यम से ईश्वर के संसार को पाते हैं, उनके लिए वह स्वर्गीय देश है; वे, चाहे जिस भी संसार में हों, स्वतंत्रता उन्हीं की होती है। - *छांदोग्य उपनिषद*

- एक बुद्धिमान व्यक्ति को विवाहित जीवन से उसी प्रकार बचना चाहिए जैसे जलते हुए अंगारों के गड्ढे से। संपर्क से संवेदना उत्पन्न होती है, संवेदना से तृष्णा, तृष्णा से आसक्ति; इससे विरत होने पर, आत्मा सभी पापपूर्ण अस्तित्व से मुक्त हो जाती है - *भगवान बुद्ध*

- ये यौन प्रवृत्तियाँ, यद्यपि पहले लहरों के समान होती हैं, किन्तु बुरी संगति के कारण समुद्र का रूप ले लेती हैं - *नारद मुनि*

- कामुकता जीवन, तेज, बल, स्फूर्ति, स्मृति, धन, यश, पवित्रता और मेरे प्रति भक्ति को नष्ट कर देती है।– श्री कृष्ण

- वीर्य को शरीर से बाहर निकालने से मृत्यु शीघ्र होती है; वीर्य को सुरक्षित रखने से जीवन की रक्षा होती है तथा आयु बढ़ती है। वीर्य को शरीर से बाहर निकालने से लोग अकाल मृत्यु को प्राप्त होते हैं, इसमें कोई संदेह नहीं है; ऐसा जानकर योगी को चाहिए कि वह सदैव वीर्य को सुरक्षित रखे तथा कठोर ब्रह्मचर्य का पालन करे - *शिव संहिता में*.

- खान-पान में सावधानी तीन गुना मूल्यवान है, लेकिन संभोग से परहेज चार गुना मूल्यवान है। संन्यासी का नियम था, और है कि वह कभी किसी स्त्री की ओर न देखे - *महर्षि आत्रेय*

- ब्राह्मण को स्त्री को नग्न नहीं देखना चाहिए - *मनु ऋषि*

- क्योंकि कुछ नपुंसक ऐसे हैं जो अपनी माँ के गर्भ से ही पैदा हुए हैं; कुछ नपुंसक ऐसे हैं जो मनुष्य हैं; और कुछ नपुंसक ऐसे हैं जिन्होंने स्वर्ग के राज्य के लिए अपने आप को नपुंसक बना लिया है। वह इसे प्राप्त कर सकता है। - *बाइबल से*

- (मैथ्यू। xix. 12) "यदि तुम्हारी आँखें अशुद्ध हैं तो यह मत कहो कि तुम्हारा मन पवित्र है क्योंकि एक अशुद्ध आँख एक अशुद्ध हृदय को प्रकट करती है- *सेंट ऑगस्टीन, ईसा मसीह*

- आध्यात्मिक जीवन इस बात को समझने से शुरू होता है कि जब तक आप संतुष्टि और आनंद की भावना की खोज में लगे रहेंगे, तब तक आप एक कदम भी आगे नहीं बढ़ पाएंगे - *स्वामी चिदानंद*

- ऐसा प्रतीत होता है कि किसी साहसी व्यक्ति की आवश्यकता है जो स्पष्ट रूप से कह सके कि क्या सर्वोत्तम है... सबसे शक्तिशाली वासनाओं का विरोध करे और केवल तर्क का अनुसरण करे - *प्लेटो, कानून, VIII, 835*

- आध्यात्मिकता के बिना भौतिक विज्ञान पर जोर देने से मनुष्य की नैतिक शक्ति और जिम्मेदारी की भावना कम हो गई है - *सॉकमैन, मोरल्स ऑफ टुमॉरो, I, III, 68*

- उस विकास की प्रक्रिया में, सभी मानवता को वासना पर विजय प्राप्त करना चाहिए, धीरे-धीरे मैथुन के दुरुपयोग को कम करना चाहिए। आज आप जैसे मनुष्य हैं, आधे मनुष्य, आधे जानवर... क्या आप अपनी कमीनेपन और अपूर्ण मानवता से इतने संतुष्ट हैं कि आपकी गलती पर कोई लगाम नहीं है ? - *पापिनी, लाइफ़ ऑफ़ मसीह, 123*

- मानव शरीर में एक छोटा सा अंग है जो हमेशा भूखा रहता है यदि कोई उसे संतुष्ट करने की कोशिश करता है, और हमेशा संतुष्ट रहता है यदि कोई उसे भूखा रखता है - *ताल्मूड, सैन्हेड्रिन, 107A; उद्‌त: ताल्मी, लव, XXIV, 403*

- शरीर को जो कुछ भी दिया जाता है वह आत्मा से लिया जाता है - *किंग्सफोर्ड, द परफेक्ट वे, वीएम, 217*

- जब एक बार आप अपने प्राणों में समाहित इस गुप्त विनाश की हिंसा से बच निकलते हैं, तो हर अन्य इच्छा आपको बिना किसी नुकसान के पार कर जाएगी - *सेनेका, "टू हेल्विया ऑन कंसोलेशन", XIII, 3; उनके नैतिक निबंध में*

- यौन संभोग में हमारे शरीर का विनाश होता है, जीवन छोटा होता है - *अरस्तू*

- ब्रह्मचर्य का अर्थ है यौन ऊर्जा के बारे में गहन स्पष्टता - *जूडिथ हैनसन लासेटर, पीएच.डी*

- लोग अक्सर इस बारे में भ्रमित हो जाते हैं। वे हमेशा सोचते हैं कि यह वीर्य स्खलन ही है जो अवांछनीय है, लेकिन वास्तव में यह यौन उत्तेजना के दौरान तंत्रिका तंत्र की सक्रियता है। और यह पुरुषों और महिलाओं दोनों पर लागू होता है। - *जॉर्ज फ्यूअरस्टीन*

- विकासात्मक लाभ और संभावनाओं का पूरा लाभ उठाने के लिए यह स्पष्ट है कि युवाओं को पूर्ण परिपक्वता तक अपने जीवन की सभी ऊर्जा को शरीर और मस्तिष्क के विकास के लिए संचित करना चाहिए। - *किशोरावस्था, अध्याय XXIV*

- उस समय जब मानवजाति प्रजनन उद्देश्य के बिना यौन कृत्यों के अभ्यास के आदी हो गई, उसी समय इसने अपने विकास के मार्ग में एक अवरोध डाल दिया। जब तक यह अवरोध दूर नहीं होता, तब तक मानवता, व्यक्तिगत और सामूहिक रूप से, उन महान

क्षमताओं और शक्तियों की प्राप्ति की ओर नहीं बढ़ सकती, जो विकास ने मनुष्य के लिए संग्रहीत की हैं। - *भविष्य, अध्याय LXXXIV*

- मनुष्य की वास्तविक दिव्यता आध्यात्मिक विकास की संभावना में छुपा है। यह यौन में नहीं है। इसके विपरीत, "पूर्णतः आध्यात्मिक मनुष्य ... पूरी तरह से यौन से असंबंधित होता है - *ब्लावत्स्की, गुप्त सिद्धांत, III, 438*

- ऐसा यौन कार्य जो प्रजननात्मक नहीं है, उसे प्रकृति के उद्देश्यों के साथ सामंजस्य में नहीं माना जा सकता। प्रजननहीन यौन क्रिया को सही ठहराने का हर प्रयास केवल मानवता की यौन दुरुपयोग की लत को उजागर करने की इच्छा का परिणाम हो सकता है। - *विकृति, अध्याय XXIX*

- जहां जानवर केवल लैंगिक होते हैं, मनुष्य ने प्रजनन यौन उत्तेजना को अप्रजननशील इंद्रिय संतोष की इच्छा में परिवर्तित करके कामुकता को प्राप्त कया है। कामुकता मानव निर्मित है। लाखों वर्षों से प्रजनन क्षमता को अत्यधिक उत्तेजित करके, मनुष्य केवल अपने आप को यौन आवेग की प्रेरक शक्ति के लिए दोषी ठहरा सकता है। और केवल वही इस शक्ति को कम कर सकता है और इसे अपनी वैध सीमाओं में वापस ला सकता है: जो मनुष्य जाति के संरक्षण के लिए अनिवार्य है - *कुण्डलिनी सर्प, प्रवृत्ति*

- महान कलाकार हैं जो यौन संबंध से पूरी तरह से रोक कर खुद को काम के लिए सबसे अधिक फिट महसूस करते हैं - *सेनाटर - कॉमिनर, स्वास्थ्य और रोग, ii, 20*

- मनुष्य जाति के सुधार में सबसे बड़ी बाधा को दूर करने के लिए 'मनुष्य को अपनी प्रजनन कार्यों पर अधिक पूर्ण नियंत्रण रखना चाहिए और अपनी प्रवृत्तियों को अपने वंशजों के भविष्य के हित के अधीन करना चाहिए'" - *मार्शल, यौन शारीरिकी का परिचय, VIII, 148*

- यदि यौन गतिविधि जिस देश के युवाओं के बीच नियम है, तो पूरे राष्ट्र का बौद्धिक जीवन प्रभावित होगा" - *पॉपनो, परिवार का संरक्षण, II, ii, 63*

- जीवन की इतनी अधिक ऊर्जा यौन स्तर पर बर्बाद होती है कि उसे ऊर्जाओं में परिवर्तित नहीं किया जा सकता, जिस पर आकांक्षा और आदर्शवाद निर्भर करते हैं। इस प्रकार 'संयम... आदर्श आकांक्षाओं के साथ-साथ शारीरिक शक्ति' और मानसिक स्पष्टता के साथ जुड़ा हुआ है। इसलिए जीवन भर मजबूत और शुद्ध आदर्शवाद को बनाए रखने का

तरीका संयम का पालन करना है" - *हेस्टिंग्स, धर्म और नैतिकता का विश्वकोश, III, 484 और मानसिक स्पष्टता के साथ - कुण्डलिनी सर्प, किशोरावस्था*

- सही सोच और सही जीवन के तहत, वीर्य द्रव केवल तभी उत्पन्न होगा जब प्रजनन की मांग होगी" - *आर्मिटेज, सेक्स फोर्स, III, ii, 17*

- प्रजनन के प्रकृति के उद्देश्य के साथ मेल नहीं खाने वाले यौन आवेग की हर अभिव्यक्ति को विकृत माना जाना चाहिए - *क्रैफ्ट-एबिंग, मनोविकृति यौनिकता*

- जो व्यक्ति यौन असामान्यताओं को दिखाता है, वह संभावित रूप से सबसे खतरनाक आकस्मिक अपराधी हो सकता है - *कूपर, यहाँ अपराध के लिए, XIV, 293*

- "जितना अधिक संयमित जीवन जिया जाए, उतना बेहतर काम किया जा सकता है, क्योंकि शरीर और मन में 'संयम की स्थापना से ऊर्जा प्राप्त होती है'" - *पतंजलि, योग सूत्र, II, 38*

- यौन आवश्यकता की परंपरा एक खतरनाक झूठ है, विशेषकर यह इस झूठे अनुमान पर आधारित है कि यौन स्वास्थ्य के लिए आवश्यक है" - *कोवान, एक नई जीवन की विज्ञान, XXIII, 243*

- प्रजनन के उद्देश्य के परे यौन क्रिया का हर उपयोग एक दुरुपयोग, एक अतिशय है। और 'अतिशय...रोग, दुख, पीड़ा, मानसिक और शारीरिक' को लाता है" - *महात्मा पत्र, X, 57*

- यौन शक्ति के दुरुपयोग के माध्यम से ही 'मनुष्य अधिक बीमार है... किसी भी जानवर की तुलना में'" - *नीट्शे, नैतिकता की वंशावली, III, 13*

- संयम मानवता की बीमारी के खिलाफ संघर्ष में सबसे बड़ी सहायता होगी, क्योंकि संयमित व्यक्ति में अपरिवर्तित आंतरिक स्राव होते हैं" - *ग्रंथ और स्राव, अध्याय XXIV*

- शारीरिक शक्ति से अधिक आत्मा में ताकत होना चुनें" - *याम्बलिकस, पायथागोरस का जीवन, 186*

- यौन संबंध की आदत और विचार को छोड़ देने के बाद, उसका जीवन शुद्ध है" - *बेक, एशिया की चमक, xvii, 210*

- शारीरिक रूप से मन लगाने से मृत्यु होती है, लेकिन आध्यात्मिक रूप से मन लगाने से जीवन होता है - *रोमियों, VIII, 6*

- आध्यात्मिक आराम सभी विश्व की खुशियों और शरीर की सभी सुख-सुविधाओं से अधिक हैं - *थॉमस ए केम्पिस, मसीह की अनुकरण, II, x, 1*

- परहेज शुद्धता की ओर ले जाता है और शुद्धता पवित्रता की ओर - *तामुद, अबोडाह ज़ाराह, 20b; VII, 220*

- आध्यात्मिक ज्ञान इंद्रिय सुखों के प्रति उदासीनता का फल है - *आद्यात्म उपनिषद, I, 5*

- वेदों का सर्वोच्च रहस्य उन लोगों को नहीं बताना चाहिए जिनकी इंद्रियां नियंत्रित नहीं हैं - *स्वेतस्वतरा उपनिषद, VI, 22; इन: पूर्व की पवित्र पुस्तकें, XV, 267 I, देखें: मैत्री उपनिषद, VI, 29; और बृहदारण्यक उपनिषद, VI, iii, 12*

- वासना के पूरे वन को काट डालो! जब तुम हर पेड़ और हर झाड़ी को काट डालोगे, तब तुम मुक्त हो जाओगे! - *बुद्ध, धम्मपद, XX, 283*

- केवल वही व्यक्ति जो जानता है कि वासनाओं का स्वाद क्षणिक होता है और दुख लाता है, वह ज्ञानी है" - *धम्मपद, XIV, 186; इन: पूर्व की पवित्र पुस्तकें, X (I), 51*

- वासना से मुक्ति... यह वास्तव में सर्वोच्च खुशी है - *महावग्गा, I, III, 3; इन: पूर्व की पवित्र पुस्तकें, XIII, 85*

- जब वासना की आंतरिक आग बुझ जाती है, तब व्यक्ति निर्वाण में प्रवेश करता है। यह पाठों का पाठ है - *बेक, एशिया की चमक, XVIII, 226*

- जो इंद्रियों और इच्छाओं की वस्तुओं में आनंदित होता है, वह प्यासे आदमी के समान है जो अपनी प्यास बुझाने के लिए विष पीता है" - *शंकराचार्य, महावाक्यदर्पण, 207; इन: थियोसॉफिस्ट, XIV, 18*

- यदि तुम मुक्ति के लिए उत्कट इच्छा रखते हो, तो इंद्रिय इच्छाओं को दूर रखो" - *शंकराचार्य, ज्ञानमणि, 84*

- केवल यदि वासना से मुक्त हो ... और ज्ञान की अग्नि में शुद्ध हो, मनुष्य सर्वोच्च की अनुभूति में प्रवेश करते हैं - *भगवद गीता, IV, 10*

- पायथागोरस के दर्शन का मुख्य उद्देश्य और डिजाइन था कि मन को शरीर की बंधनों से मुक्त किया जाए" - *डेसियर, पायथागोरस की जीवनी, 29*

- संयम हर अच्छाई की प्राप्ति से पहले आता है - *डेमोफिलस, पायथागोरिक वाक्य; इन: साल्लस्ट, देवताओं और दुनिया पर, 111*

- प्रकृति ने बीज को संतान उत्पन्न करने के लिए उत्पन्न किया, और वासना के लिए नहीं - *घरोक्सडास, "कानूनों के एक treatise की प्रस्तावना": इन: टेलर, प्राचीन पायथागोरियन के राजनीतिक अंश, 45*

- सुकरात ने अपने साथियों को यौन सुख के मामले में आत्म-नियंत्रण का अभ्यास करने की सलाह दी - *ज़ेनोफ़न, मेमोराबिलिया, II, ii, 1*

- हम ज्ञान के सबसे निकट होते हैं जब हम ... शरीर की स्वभाव से संतुष्ट नहीं होते बल्कि खुद को शुद्ध रखते हैं" - *प्लेटो*

- पशुवादी सुख की प्रवृत्तियों से बचो, क्योंकि ... ऐसा सुख आत्मा पर धब्बे लाता है - *अरस्तू सिक्रेटा सेकरेटोरम, IX; उद्त: बेकन, ऑपस माजस, II, 680*

- स्व-नियंत्रित व्यक्ति अभिलाषा के खिलाफ दृढ़ रहता है - *अरस्तू निकोमाचियन नैतिकता, VII, IX, 2*

- असंतोष और दुखी जीवन का कारण यह है कि लोग ... निचले पशु सिद्धांत का अनुसरण करते हैं और इसे अपने ऊपर हावी होने देते हैं - *बेवन, स्टोइक्स और स्सेप्टिक्स, III, 103*

- यौन इच्छा मनुष्य को सुख के संतोष के लिए नहीं बल्कि मानव जाति के दीर्घायु के लिए दी गई है - *सेनेका, "हेल्विया पर सांत्वना", xiii, 3; उनके नैतिक निबंधों में। II, 463*

- आध्यात्मिकता ... एक स्वभाव द्वारा अनुकूलित होती है जो तपस्विता और त्याग में प्रशिक्षित होता है - *संतायाना, प्लेटोनिज़्म और आध्यात्मिक जीवन, xi, 38*

- मांस केवल आत्मा की कमजोरी में ही मजबूत होता है - *सोलोव्योव, द गुड की न्यायसंगतता, I, ii, 47*

- आत्मा की मांस पर प्रधानता आवश्यक है ताकि मनुष्य की नैतिक गरिमा को बनाए रखा जा सके - *सोलोव्योव, द गुड की न्यायसंगतता, I, ii, 57*

- सच्चा भला अधिक से अधिक स्पष्ट होता जाता है ... जब कोई समझता है कि इंद्रिय सुख केवल एक बाधा है - *स्पिनोजा, समझ की सुधार पर; उनके प्रमुख कार्यों में, II, 6*

- यौन आवेग को कुशलता से नियंत्रित करना हमेशा और हमेशा मानव ज्ञान की सर्वोच्च परीक्षा माना जाएगा - *कांट, पॉज़िटिव पॉलिटी की प्रणाली, III, 380*

- यौन आवेग एक दुष्ट राक्षस के रूप में प्रकट होता है जो सब कुछ विकृत, भ्रमित और पलटाने का प्रयास करता है - *शोपेनहावर, विल और आइडिया की दुनिया, IV, xliv, 339*

- हम जानवर हैं और जानवर बने रहते हैं, और यदि कोई मार्ग है हमारी पुनः उत्पत्ति और खुशी के लिए, तो वह हमारे जानवर के स्वभाव के माध्यम से ही है - *रसेल (श्रीमती), द राइट टू बी हैप्पी, VI, 241*

- धातुओं के परिवर्तन से रसायनविद् का मतलब था कि मनुष्य को एक नीच स्तर से एक उच्चतर स्तर पर, एक प्राकृतिक जीवन से आध्यात्मिक जीवन में बदलना - *हिचकॉक, अलकेमी और अलकेमिस्ट, 280*

- दुनिया की कम से कम आधी दुख की स्थिति किसी न किसी तरीके से ... यौन क्षेत्र से जुड़ी है - *रॉबिन्सन, आज के यौन समस्याएँ*

- योग का अध्ययन उन बिखरे हुए विचार, इच्छा और भावनाओं की स्थिति में असंभव है जिसमें एक सामान्य व्यक्ति जीता है - *औस्पेन्स्की, अ न्यू मॉडल ऑफ़ द यूनिवर्स, VI, 248*

- योगी जानते हैं कि यौन ऊर्जा को संचित करना और शरीर और मन के विकास के लिए उपयोग करना आवश्यक है, न कि इसे बेकार करना - *रामाचारक, द हिंदू साइंस ऑफ़ ब्रीथ, IX, 38*

- जितनी जल्दी जानवर की यौन प्रवृत्तियों को छोड़ दिया जाएगा ... उतनी ही जल्दी उच्च गुप्त शक्तियां प्रकट होगी - *ब्लावत्स्की, "द फ्यूचर ओकुलिस्ट"; इन: थियोसॉफिस्ट, V, 264*

- मृत्यु वह नहीं है जो प्रजनन को आवश्यक बनाती है, बल्कि प्रजनन का दुरुपयोग का परिणाम मृत्यु है - *गोएटे, उबेर डेन उर्स्प्रुंग डेस टोडेस, iii, 52*

- जो यौन पर विजय प्राप्त करेगा वह मृत्यु पर विजय प्राप्त करेगा - *मरेजकोव्स्की, द सीक्रेट ऑफ़ द वेस्ट, II, viii, 322*

अंतिम विचार

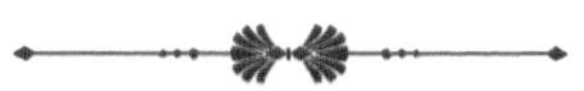

जैसे ही आप इस परिवर्तनकारी मार्गदर्शिका के अंतिम पन्नों तक पहुँचते हैं, समझें कि आपने केवल एक पुस्तक नहीं, बल्कि एक प्रकाशस्तम्भ को थामा है—एक मार्गदर्शक प्रकाश जो उच्च अस्तित्व की ओर जाने वाले पथ को उजागर करता है।

ब्रह्मचर्य, जिसे प्राचीन काल के साधक आध्यात्मिक उन्नति के लिए अपनाते थे, अब हमें नये सिरे से आमंत्रित करता है। एक ऐसी दुनिया में जहाँ यौन संकट, बीमारियाँ और नैतिक पतन जैसी चुनौतियाँ हैं, हम एक मोड़ पर खड़े हैं। चुनाव हमारा है: ठहरना या उठ खड़ा होना।

इन पवित्र शब्दों में समाधान छिपे हुए हैं—हमारी जन्मजात शक्ति को फिर से प्राप्त करने की कुंजियाँ हैं । कल्पना करें कि एक ऐसा जीवन जहाँ शरीर स्वस्थ है, मन ऊँचा उड़ रहा है, और आत्मा नृत्य कर रही है। एक समाज की कल्पना करें जो वासना, किशोर गर्भधारण और पतन से मुक्त हो। एक भविष्य की कल्पना करें जहाँ मानवता न केवल जीवित रहती है, बल्कि पराक्रमी होती है—उत्कृष्ट मानव बनने के लिए ।

वैज्ञानिक, ऋषि, संत, और आध्यात्मिक गुरु ने इस पथ पर अपने अद्वितीय गुणों और ज्ञान के साथ कदम रखा है, जो हमें समय के साथ प्रेरित करते हैं। जैसे ही आप इस पुस्तक को बंद करें, उनके पदचिह्नों से प्रेरित होकर हर कदम उठाएँ ।

और इन पन्नों के पार, डिजिटल क्षेत्र में अन्वेषण करें। YouTube चैनल ManthanHub पर जाएँ, जहाँ 700 से अधिक वीडियो में ज्ञान प्रवाहित होता है। आपके जीवन के मार्गदर्शन के लिए वहाँ, ब्रह्मचर्य की सारगर्भिता प्रतीक्षा करती ह । आप इस वेबसाइट (https://selfdefinition.org/celibacy) पर भी जा सकते हैं, जहाँ इस विषय पर मूल्यवान पुस्तकें डाउनलोड की जा सकती हैं।

आपके प्रयास सफल हों, और आप केवल एक उत्तरजीवी के रूप में नहीं, बल्कि एक विजेता के रूप में उभरें—मानवता के विकास का जीवित प्रमाण बनें ।

अडिग संकल्प के साथ,

राधेश्यम मोरे

प्रिय पाठक, याद रखें कि यात्रा इन शब्दों के पार भी जारी रहती है । इसी उद्देश्य, साहस, और परिवर्तन की आग के साथ चलें।

महत्वपूर्ण विवरण:

वेबसाइट: (http://www.manthanhub.com)

YouTube चैनल (हिंदी): [https://www.youtube.com/@manthanhub]

YouTube चैनल (English): [(https://www.youtube.com/@ thesuperhumanlifestyle]

संपर्क ईमेल: brainrewire@manthanhub.com, manthanhubservices@gmail. com

इंस्टाग्राम: (https://www.instagram.com/manthanhub/)

ManthanHub Brain Rewire सत्र व्यक्तियों को यौन addictions, पोर्न addiction, और मानसिक स्वास्थ्य चुनौतियों पर काबू पाने में सक्षम बनाता है। हिंदी और अंग्रेज़ी दोनों में उपलब्ध, यह परिवर्तनकारी कार्यक्रम प्रतिभागियों को पूर्ण मानसिक पुनर्प्राप्ति और एक अलौकिक जीवनशैली की ओर मार्गदर्शित करता है। अधिक जानकारी के लिए, ManthanHub वेबसाइट पर जाएँ या लेखक से सीधे संपर्क करें।

संदर्भ (References)

1. Unprotected by Dr Miriam Grossman

2. The Role of Celibacy in Spiritual Life by Swami Chidanandda

3. Science Discovers the Physiological Value of Continence, By RW Bernard, Page 1 Source link - https://selfdefinition.org/celibacy/bernard/contents.htm

4. Ibid, Page 2

5. Ibid, Page 2

6. Ibid, Page 2

7. Ibid, Page 3

8. Ibid, Page 5

9. Ibid, Page 5

10. Practice of Brahmacharya By Swami Shivananda, Page 21

11. Sushruta Samhita, Chapter 14, Verse 10 and Atrideva, Atrideva; Ghanekar, Bhaskar Govindji; Vaidya, Lalchandraji (2007), Motilal Banarsidass Publishers Pvt. Limited. P 50

12. Textbook of Medical Physiology, 11th Edition, Guyton, Page 997

13. Semen Retention Miracle By Joseph Peterson, Page 22

14. Conservation Therapy By Mark Jaqua, Page 3

15. Ibid

16. Ibid

17. Ibid

18. Conservation Therapy By Mark Jaqua, Page 4

19.   Science Discovers the Physiological Value of Continence, By RW Bernard, Page 5

20.   Ibid, Page 6

21.   Ibid, Page 6 & 7

22.   Ibid, Page 9

23.   Ibid, Page 10

24.   Ibid

25.   Ibid, Page 11

26.   Ibid

27.   Ibid, Page 12

28.   Ibid, Page 14

29.   Ibid, Page 15

30.   Ibid

31.   Ibid, Page 16

32.   Ibid, Page 17

33.   Ibid, Page 41

34.   Ibid, Page 40

35.   Ibid, Page 43

36.   Ibid, Page 36

37.   Ibid

38.   Ibid

39.   Ibid, Page 37

40.   Ibid, Page 22

41.   Ibid, Page 37

42.   Ibid

43.   Ibid, Page 38

44.   Ibid, Page 32

45.   Ibid, Page 30

46.   Ibid, Page 27

47.   Ibid, Page 28

48.   Ibid, Page 21

49.   https://www.forbes.com/health/mind/mental-health-statistics/

50.   Sexually Active Teenagers Are More Likely To Be Depressed and To Attempt Suicide. A Report of the Heritage Center for Data Analysis By Robert E. Rector, Kirk A. Johnson, Lauren R. Noyes Source - https://www.researchgate.net/publication/234738096

51.   An Unacknowledged Harm of Masturbation By Michael Shelton MS, LPC https://www.psychologytoday.com/intl/blog/sex-life-the-american-male/201403/unacknowledged-harm-masturbation

52.   Your Brain and Masturbation By Reclaim Team #R015 - https://www.reclaimsexualhealth.com/pdfs-to-share

53.   H.P. Blavatsky, The Secret Doctrine, Pasadena, CA: Theosophical University Press (TUP), 1977 (1888), 2:411.

54.   'Sexually transmitted infections (STIs)', https://www.who.int/news-room/fact-sheets/detail/sexually-transmitted-infections-(stis)   And Infection risks associated with oral sex', 1 March 2016, http://www.netdoctor.co.uk/conditions/sexual-health/a12020/infection-risks-associated-with-oral-sex

55.   webmd.com/sexual-conditions/guide/sexual-health-stds;   webmd.com/genital-herpes/guide/what-is-it;   webmd.com/sexual-conditions/guide/genital-warts.

56.   cdc.gov/msmhealth/std.htm; cdc.gov/std/life-stages- populations/stdfact-msm.htm.

57.   Public Health England, Promoting the health and wellbeing of gay, bisexual and other men who have sex with men, 2014, p. 7, gov.uk.

58.   'The birth control pill: a history', June 2015, plannedparenthood.org; 'Are there side effects of birth control pills?', webmd.com.

59.   Ashley Welch, 'Report finds nearly half of all abortions worldwide are unsafe', 27 Sep 2017, cbsnews.com.

60.   D.A. Grimes et al., 'Unsafe abortion: the preventable pandemic', Sexual and Reproductive Health 4, World Health Organization, Oct 2006, who.int.

61.   'Possible physical side effects after abortion', americanpregnancy.org; 'Abortion emotional side effects', americanpregnancy.org.

62.   'Pornography statistics', familysafemedia.com.

63.   Yourbrainonporn.com.

64.   nofap.com; reddit.com/r/NoFap.

65.   Havelock Ellis, Psychology of Sex, New York: Mentor, 1963, pp. 28-30.

66.   'The dark side of the big "O"', 2011, sexualhealthsite.info; Marnia Robinson and Gary Wilson, 'Men: Does frequent ejaculation cause a hangover?', reuniting.info; Marnia Robinson and Gary Wilson, 'Women: Does orgasm give you a hangover?', reuniting.info; Marnia Robinson, Peace Between the Sheets:Healing with sexual relationships, Berkeley, CA: Frog, 2004; Walter Last, 'Healing with sexual energy: sex for health, relationships and spirituality', health-science-spirit.com.

67.   Lauren Slater, 'True love', National Geographic, Feb 2006, nationalgeographic.com.

68.   Gabrielle Brown, The New Celibacy: A journey to love, intimacy, and good health in a new age, New York: McGraw-Hill, 2nd ed., 1989, pp. 8-9 (see section 9, 'Chastity links').

69.   Liz Hodgkinson, Sex is Not Compulsory, London: Sphere Books, 1988, PP. 8-9.http://www.lizhodgkinson.com/lifesexx.htm

70.   Aarathi Prasad, Like a Virgin: How science is redesigning the rules of sex, Oxford: Oneworld, 2012, p. 33; Raymond W. Bernard, Science Discovers the Physiological Value of Continence, Mokelumne Hill, CA: Health Research, 1957 (see 'Chastity links').

71.   Donald E. Tyler, The Other Guy's Sperm: The cause of cancers and other diseases, Ontario, OR: Discovery Books, 1994 (see 'Chastity links').

72.   'Prostatitis', patient.info/doctor/prostatitis.

73.   Edwin Flatto, Warning: Sex may be hazardous to your health, New York: Arco, 2nd ed., 1977, pp. 29-40 (see 'Chastity links'); Edwin Flatto, Super Potency at Any Age, New York: Thorsons,1993, pp. 37-44.

74. R.B. Hayes et al., 'Sexual behaviour, STDs and risks for prostate cancer', British Journal of Cancer, v. 82, 2000, pp. 718-25, ncbi.nlm.nih.gov; K.A. Rosenblatt et al., 'Sexual factors and the risk of prostate cancer', American Journal of Epidemiology, v. 153, 2001, pp. 1152-8, ncbi.nlm.nih.gov; L.K. Dennis and D.V. Dawson, 'Meta-analysis of measures of sexual activity and prostate cancer', Epidemiology, v. 13, 2002, pp. 72-9, ncbi.nlm.nih.gov.

75. G.G. Giles et al., 'Sexual factors and prostate cancer', BJU International, v. 92, 2003, pp. 211-6, blackwell-synergy.com; Comment on Giles et al. by S. Brody, blackwell-synergy.com; Comment on Giles et al. by R.T.D. Oliver, blackwell-synergy.com;Douglas Fox, 'Masturbating may protect against prostate cancer', 16 July 2003, newscientist.com.

76. Raymond Bernard, The Physiological Enigma of Woman: The mystery of menstruation, Health Research, n.d.; Hilton Hotema, Secret of Regeneration, Health Research, 1963, ch. 179-185, 188- 189.

77. Sex is Not Compulsory, pp. 167-75; Raymond W. Bernard, Nutritional Sex Control & Rejuvenation, Health Research, n.d.; Swami Sivananda, Practice of Brahmacharya, 1997, P 18, sivanandadlshq.org.

78. Elizabeth Abbott, A History of Celibacy, New York: Scribner, 2000, P 85.

79. Warning: Sex may be hazardous to your health, By Dr Edwin Flatto, PP 133-4.

80. Ibid., P 17; Secret of Regeneration, Ch. 193.

81. Emily Walker-Monash, 'Sperm production is costly, crickets show', 31 January 2012, futurity.org.

82. A.T. Barker (comp.), The Mahatma Letters to A.P. Sinnett, TUP, 2nd ed., 1975, pp. 122, 274 / Wheaton, IL: Theosophical Publishing House (TPH), chron. ed., 1993, pp. 161, 137; The Secret Doctrine, 2:295-6; H.P. Blavatsky Collected Writings, TPH, 1950-91, 12:702.

83. G. de Purucker, The Esoteric Tradition, TUP, 3rd ed., 2013, pp. 495-6; H.S. Olcott, Old Diary Leaves, TPH, 1974, 2:218.

84.   The Secret Doctrine by Helena Blavatsky, 2:302.

85.   G. de Purucker, Man in Evolution, TUP, 2nd ed., 1977, P.202-4.

86.   Practice of Brahmacharya by Swami Sivananda, page 19

87.   Practice of Brahmacharya by Swami Sivananda, Page 78

88.   The Gospel of Sri Ramakrishna by Mahendranath Gupta, P. 436

89.   Raymond Bernard, Nutritional Sex Control & Rejuvenation, Mokelumne Hill, CA: Health Research, n.d. (see 'Chastity links'). Link https://davidpratt.info/sex.htm#s9

90.   Maulana Abdullah Ismail, Madrasah Arabia Islamia, Azaadville South Africa. Source: archive.org/details/MasturbationByShaykhAbdullahIsmail

91.   Office of Juvenile Justice and Delinquency Prevention, Juvenile Justice Bulletin, December 2009

92.   Torkom Saraydarian (1917–1997) about Sex, Family and the Woman in Society, https://en.wikipedia.org/wiki/Torkom_Saraydarian

93.   Warning: Sex may be hazardous to your health! by Dr Edwin Flatto; New York: Arco, 2nd ed., 1977. Link: https://davidpratt.info/flatto.htm#10

94.   Ibid

95.   Ibid

96.   Ibid

97.   The American Sex Revolution by Pitirim Sorokin, Page 56

98.   Ibid, Page 59

99.   Ibid, Page 60

100.   Ibid, Page 61

101.   Ibid

102.   Ibid

103.   Ibid

104.   Modern Biological Theory & Experiment on Celibacy, Jatin Shankar

105.   Ibid

106.   Sane Sex Order By Pitrim Sorokin

107. The American Sex Revolution, Pitirim A. Sorokin, PP 106-130

108. Unicef (2001) A league table of teenage births in rich nations, Innocenti Report Card No 3, Florence: Innocenti Research Centre.

109. Arney, W.R. and Bergen, B.J. (1984) 'Power and visibility – the The Invention of Teenage Pregnancy, Social Science & Medicine, vol 18, no 1, pp 11–9

110. Furstenberg, F.F., Jr (1991) 'As the pendulum swings: teenage childbearing and social concern', Family Relations, vol 40, no 2, pp 127–38.

111. Wong, J. (1997) 'The "making" of teenage pregnancy', International Studies in the Philosophy of Science, vol 11, no 3, pp 273–88.

112. Selman, P. (1998/2001) 'Teenage pregnancy, poverty and the welfare debate in Europe and the United States, Paper presented at the seminar Poverty, fertility and family planning, Mexico City, Mexico, 2–4 June 1998.

113. Macleod, C. (2003) 'Teenage pregnancy and the construction of adolescence: scientific literature in South Africa', Childhood, vol 10, no 4, pp 419–37.

114. Selman, P. (1998/2001) 'Teenage pregnancy, poverty and the welfare debate in Europe and the United States, Paper presented at the seminar Poverty, fertility and family planning, Mexico City, Mexico, 2–4 June 1998.

115. SEU (Social Exclusion Unit) (1999) Teenage pregnancy, London: The Stationery Office.

116. Singh, S. and Darroch, J.E. (2000) 'Adolescent pregnancy and childbearing: levels and trends in developed countries, Family Planning Perspectives, vol 31, no 1, pp 14–23.

117. Chandola, T., Coleman, D.A. and Hiorns, R.W. (2001) Heterogeneous fertility patterns in the English-speaking world. Results from Australia, Canada, New Zealand and the United States, presentation, EAPS Population Conference, Helsinki, 7–9 June.

118. SEU (Social Exclusion Unit) (1999) Teenage pregnancy, London: The Stationery Office.

119. Whitehead, E. (2001) 'Teenage pregnancy: on the road to social death', International Journal of Nursing Studies, vol 38, no 4, pp 437–46.

120. ONS (2007) Population trends 130 – births in England and Wales 2006, London: The Stationery Office.

121. Cunnington, A.J. (2001) 'What's so bad about teenage pregnancy?', The Journal of Family Planning & Reproductive Health Care, vol 27, no 1, pp 36–41 And Breheny, M. and Stephens, C. (2007b) 'Irreconcilable differences: Health professionals' constructions of adolescence and motherhood', Social Science & Medicine, vol 64, no 1, pp 112–24.

122. Knudsen, L.B. and Valle, A.-K. (2006) 'Teenage reproductive behaviour in Denmark and Norway: lessons from the Nordic welfare state', in A. Daguerre and C. Nativel (eds) When children become parents: The welfare state responses to teenage pregnancy, Bristol: The Policy Press, pp 161–81.

123. Jones, E.F., Darroch Forrest, J., Goldman, N., Henshaw, S., Lincoln, R., Rosoff, J.I., Westoff, C.F. and Wulf, D. (1986) Teenage pregnancy in industrialized countries, Alan Guttmacher Institute, New Haven, CT: Yale University Press.

124. Bennett, S.E. and Assefi, N.P. (2005) 'School-based teenage pregnancy prevention programs: a systematic review of randomized controlled trials', Journal of Adolescent Health, vol 36,no 1, pp 72–81.

125. DCLG (Department for Communities and Local Government) (2007) Common themes: Local Strategic Partnerships and teenage pregnancy, London: DCLG. Page 6

126. BBC News Online (2006) 'Blair to tackle "menace" children',BBC News Online, 31 August. Available online at: http://news.bbc.co.uk/1/hi/uk_politics/5301824.stm [accessed 29 October 2008].

127. The Sex Industrial Complex, Judith A. Reisman, Ph.D. The Institute for Media Education Author, Kinsey, Crimes & Consequences (2003), Draft

Report- The Indiana State Legislature, Ways and Means Committee, February 2005. (Read Executive Summary)

128. Ibid

129. Ibid

130. Ibid

131. Ibid

132. Ibid

133. Ibid

134. The embattled Catholic American Thinker. Welcome to America's Protected Billion-Dollar Masturbation Industry. https://catholicamericanthinker.commasturbation-industry.html)

135. American Sex Revolution by Pitirim Sorokin, page 19

136. The Psychological Society by Martin L . Gross, page 6

137. American Sex Revolution by Pitirim Sorokin

138. Source Link - http://www.nytimes.com/2010/05/27/health/policy/27contraceptive.html?_r=0

139. Shrimad Bhagavad gita 7.11

140. Shrimad Bhagavatam, 11.5.13

141. Innocenti Report Card 3, July 2001 Issued by UNICEF

142. American Sex Revolution by Pitirim Sorokin

143. The Coil Serpent by C. J. VanVliet (Chapter 23 on Eugenics)

144. The Autobiography of a Yogi, Paramahansa Yogananda

145. American Sex Revolution by Pitirim Sorokin, P 124

146. Ibid, Page 94

147. The Coil Serpent by C. J. VanVliet (Chapter 23 on Eugenics) And Brahmacharya Vivek by Babu Kailasnath Bhargav, Page-423

148. Brahma-Randhra: The Evolving Center in the Brain, Michael Bradford https://www.icrcanada.org/research/kundalinievolution/brahmarandhra

149. Brahma-Randhra: The Evolving Center in the Brain, Michael Bradford https://www.icrcanada.org/research/kundalinievolution/brahmarandhra

150. The role of Celibacy in Spiritual life by Swami Chidananda.

151. Bhagwan - The God that failed" by Hugh Milne, Chapter - Life After Bhagwan

152. The Psychological Society by Martin L . Gross, The Shadow of Dr. Freud, P 233

153. Decline and Fall of the Freudian Empire by Hans J Eysenck, P 149

154. The American Journal of Clinical Nutrition, VOLUME 59, ISSUE 5, P1182S-1186S, MAY 1994 by Specker BL,Link : https://ajcn.nutrition.org/article/S0002-9165(23)19590-6/fulltext

155. The cost of reproduction in Female, Modern Biological Theory & Experiment on Celibacy by Jatin Shankar

156. Warning: sex may be hazardous to your health! by Dr Edwin Flatto, New York: Arco, 2nd ed., 1977, Link: https://davidpratt.info/flatto.htm#10

157. The Atharva Veda: Kanda 11 Sukta 7 Mantra 19

158. Shrimad Bhagwat Geeta, Chapter 16 Verse 21

159. Shrimad Bhagwat Geeta, Chapter 3 Verse 43